睡眠無呼吸症

―広がるSASの診療―

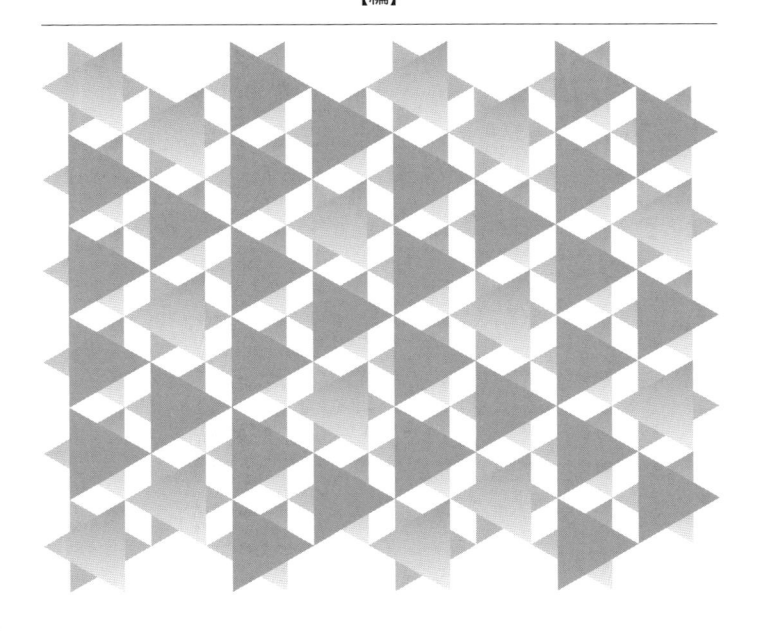

塩見利明
【編】

朝倉書店

巻 頭 言
—睡眠時無呼吸症候群（SAS）—

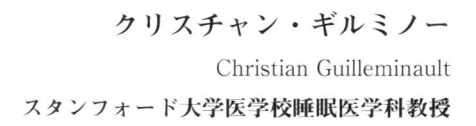

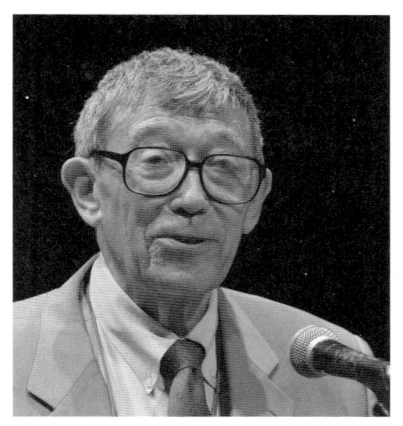

クリスチャン・ギルミノー
Christian Guilleminault
スタンフォード大学医学校睡眠医学科教授

　睡眠時無呼吸症候群（SAS：sleep apnea syndrome）はこの40年の間に，健康上重要な疾患であると認識されるようになってきた．閉塞性睡眠時無呼吸（OSA：obstructive sleep apnea）は幼児から高齢者までのすべての年齢層に認められ，少なくとも人口の8％がこの疾患に罹患していると推計されている．しかし有病率が非常に高い疾患であるにもかかわらず，多くの患者がいまだ未治療状態であり，また，診断されたとしてもその多くが関連疾患の合併症として見つけられている．これは非常に不幸な状況であり，本書『睡眠無呼吸症—広がるSASの診療—』出版のように睡眠時無呼吸に対する知識や診断法を進歩させる取り組みは，公衆衛生に多大なる貢献となるものである．

　SASを診断するためには，綿密な問診，臨床診査に加えて適切な睡眠検査が必要である．睡眠医学が比較的新しい分野であることから，睡眠検査やその所見に関してこれまでさまざまな議論がなされてきたところであり，結論の得られていない点も多い．歴史上，睡眠中の呼吸異常が最初に認識されたのは，「ピックウィック」と呼ばれる重度肥満患者が研究されたことにさかのぼる．実際のところ，重度肥満は一般のSAS患者に必ずしも認められる所見ではないのだが，最初の睡眠ポリグラフ検査はこのような肥満の被験者を対象に行われ，以下の2つの臨床所見が観察された．1つは完全な換気中断であり，もう1つはその換気中断に伴う明らかな酸素飽和度の低下である．

　このような背景からこれまで換気停止に伴う低酸素血症こそが睡眠呼吸障害

（SDB：sleep disordered breathing）の症状と理解されてきた．そのため，若い女性患者に認められるような，酸素飽和度の低下を伴わないフローリミテーションを主体としたSDBの診断や治療が遅れてしまった．私はSDBの定義は低酸素血症に縛られずとらえられるべきだと考えている．

　睡眠中の呼吸異常は，睡眠中の間欠的フローリミテーションという現象から始まるものと考えられる．そもそも呼吸とは，さまざまな反射機構が適切に機能して初めて実現する複雑な動態である．眠るときには呼吸調節を助けるいくつかのコントロール機構が休止し，さらには休息時に身体を横たえるため，呼吸にとっては体位変化が加わるものである．上気道は，この睡眠というシグナルに対し通常は的確に対応している．複雑な調整機構は病態の発症や進行に影響を及ぼす因子にもなっているが，生理的にわずかな影響しか与えない小さな不調和に対しては，生体はほぼ正常に補完し機能することができるだろう．たとえば換気量がわずかに減少し，正常の分時換気量を維持するために必要な呼吸努力が増加した際に，これらの補正を行うために呼吸数を増加させるというようなことである．しかし小さな障害でもそれが遷延化するならば，睡眠時には対応不可能な呼吸努力が生じるようになり，睡眠構築にも影響を及ぼすようになってくる．その結果，睡眠は徐々に障害され，覚醒閾値に異常をきたすことにより患者は容易に覚醒するようになる．また，熟眠感の欠如，倦怠感，疲労感を訴えるようになってくる．一方では，覚醒閾値の異常に伴い，ノンレム睡眠が不安定化し，悪夢や睡眠時遊行症といったノンレム睡眠時随伴症を引き起こすことにもなるだろう．

　酸素飽和度の低下を伴わないSDBについては，長いフローリミテーションが出現することにより説明できるが，その際のノンレム睡眠の不安定化は，the cyclic alternating pattern（CAP）におけるA2やA3フェーズ量の異常としても評価される．最近の研究では，計算流体力学を応用した技術により，上気道のさまざまな部位で生じる異常な流速変化が，上気道「チューブ」の表層に機能障害を引き起こすことも示されている．具体的には，イビキによる振動で生じた機械的受容器やその他の感覚受容器の損傷が，これらとつながった微小な運動神経と知覚線維にまで障害を引き起こす．そして局所の神経障害が，結果として呼吸筋の共調不全を生じさせるというものである．

　OSAの発症機序については，いまだ多くの研究課題が残っている．小児期の顎顔面の発達はSDB発症へと導く因子の1つであり，近年，発達の過程におけ

る危険因子の評価やOSA発症の予防策などに多くの検討がなされてきた．OSAの早期予防を目的に，形態的危険因子について矯正歯科医とともに研究や治療が行われていることが，最新のアプローチの中でも特筆すべき点である．

　その他の取り組みとしては，小児期や思春期において，ライフスタイルの変化に伴い増加している"肥満"への対応が挙げられる．肥満の影響が深刻なのは，上気道の脂肪組織の増加，舌扁桃肥大，仰臥位での肺気量の減少をはじめとするさまざまな機序により，誰でも容易に狭窄状態に陥りやすくなるためである．

　OSAは，種々の研究により高血圧の独立した危険因子であり，ほかにも脳卒中，勃起不全，睡眠時遊行症，不眠症，歯ぎしりの発生の独立した因子であることが報告されている．また，女性の心筋梗塞や，不整脈としては心房細動の独立した危険因子であることも示されている．神経認知機能障害については，日中の眠気に関連して自動車事故や産業事故の危険度が高まるだけでなく，小児での注意欠陥多動性障害や，成人での記憶力および集中力の低下につながることもわかってきている．不幸なことに，OSAはそのほとんどが発見された時点で，すでに局所の神経障害を伴った段階まで進行しており，持続陽圧呼吸（CPAP：continuous positive airway pressure）療法だけが対応可能な状態になってしまっている．しかし，CPAP療法は前記のOSAの合併症についても，なお改善が期待できる治療法でもある．

　長期的予後に関する治療法の検討では，発症してしまったOSAの本態を完治させるのは非常に困難で，ほとんどの場合，患者はCPAP療法を一生涯続けなくてはならない．外科的療法について米国睡眠医学会（AASM：the American Academy of Sleep Medicine）は，OSAの治療として，口蓋垂口蓋咽頭形成術（UPPP：uvulo-palato-pharyngo-plasty）を推奨していない．唯一，外科的療法で確実な効果が得られそうなのは，上下顎前方移動術（MMA：maxillamandibular advancement）である．舌下神経刺激に関する研究が再び行われはじめているが，現状ではまだその結果が待たれる段階である．薬物療法についてはそのほとんどが奏功しないという結果であった．

　公衆衛生上の重要な目標として，OSAにかかわるリスク要因の早期発見と早期治療介入が挙げられるだろう．本書は，国際的に認められた睡眠分野の専門家により，前述してきたような目的のもとに著されている．編集者の塩見利明先生は，SAS臨床研究を長年にわたり先導してきた，睡眠医学の第一人者である．

私は本書の編纂において，彼の豊富な知識と経験が遺憾なく発揮されているものと考えている．可能な限り迅速に SAS の知識と治療の重要性が認知されるためには，SAS についての教科書となりうる本書の存在が重要であることは異論のないところと考える．本書は，SAS について厳選，熟慮された内容により構成されており，その主旨に不足のないものとなっている．医学書としても素晴らしい貢献をもたらすものと確信している． （訳：塩見利明・德永　豊）

刊行にあたって

　本書の表題である「睡眠無呼吸症」は，sleep apnea disorders（SAD）の意訳であるが，睡眠時無呼吸症候群（SAS）とまったくの同義語で，その略名とも位置づけている．SASという略語は，これまで慣れ親しまれてきたので，いまさら略語のSASをSADに変換することには抵抗があり，それは本書の中でも到底できず，文中では従来のSASをそのまま使用することとした．「症」とは病気の性質や状態，あるいは特定の症状の現れる病気の意味であるが，「不眠と不眠症」や「高血圧と高血圧症」の違いのように，SASもこれからは「睡眠（時）無呼吸と睡眠無呼吸症」に区別して使い分ける時代が到来したものと考えている．

　睡眠障害の1つに睡眠無呼吸症（別名：睡眠時無呼吸症候群；SAS）がある．SASは，2003（平成15）年2月JR西日本新幹線運転士の居眠り騒動から，SAS（サス）という呼び名でその病名が日本中に知れわたった．SASは肥満に伴う生活習慣病やメタボリックシンドロームと密接に関連し，高血圧，脂質異常，耐糖能異常を高率に合併するため，心血管病，脳卒中，慢性腎疾患（CKD：chronic kidney disease）も併発しやすいことが徐々に明らかとなってきた（図）．また，消化器科の領域では胃食道逆流症（GERD：gastroesophageal reflux disease），泌尿器科では夜間頻尿や勃起不全（ED：erectile dysfunction），産科領域では妊娠高血圧症候群，産業医では居眠り事故の成因の1つとしてSASが関連する可能性があるため，あらゆる病気の背後に潜むSASについての正確な知識をできるだけ多くの医療関係者に広める必要がある．医科（内科，小児科，耳鼻科，産婦人科，泌尿器科，精神科，など）のみならず歯科，矯正科，口腔外科，臨床検査技師，看護師，臨床工学技士，心理士，介護士，さらに医療を学んでいるすべての学生たちにも，SASの診療の重要性を広めたい．本書ではSASの歴史，病態，診断・治療基準，医療連携のあり方，経過と予後，さらに今後の展望をわかりやすく説明している．本書はSASについての専門書として，幅広い知識を収載しているので，これらの知識の普及によって，わが国におけるSASの診療レベル

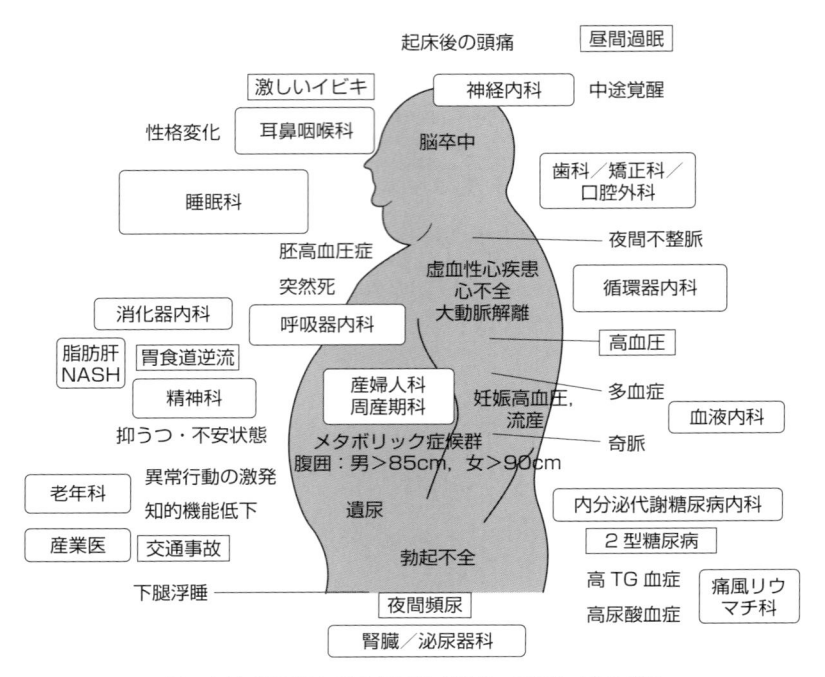

図　広がる睡眠時無呼吸症候群（SAS）の研究・診療分野

が少しでも向上すれば幸いである．

　なお，本書は2010年7月に名古屋で開催された日本睡眠学会第35回定期学術集会（JSSR35：the 35th annual meeting of Japanese Society of Sleep Research；Sleep Heart 10）を記念して企画された．

　今回の刊行にあたっては，JSSR35の実行委員の皆様をはじめ，巻頭言を頂戴した恩師のクリスチャン・ギルミノー先生（スタンフォード大学）ならびにご協力を賜った執筆者各位に，この場を借りて厚く御礼を申し上げます．

2013年10月

愛知医科大学睡眠科　塩見利明

● 編集者 ●

塩見　利明　愛知医科大学睡眠科

● 執筆者 ●（執筆順）

粥川　裕平　岡田クリニック睡眠障害研究室／名古屋工業大学名誉教授
榊原　博樹　SRAとくしげ呼吸器クリニック
赤柴　恒人　日本大学医学部睡眠学・呼吸器内科学分野
塩見　利明　愛知医科大学睡眠科
磯野　史朗　千葉大学大学院医学研究院呼吸・循環治療学研究講座麻酔科学
安藤　真一　九州大学病院睡眠時無呼吸センター
佐藤　　誠　筑波大学医学医療系睡眠医学寄附講座
田中　春仁　岐阜メイツ睡眠障害治療クリニック
山口　美香　千葉メディカルセンター
葛西　隆敏　順天堂大学医学部循環器内科
弓野　　大　ゆみのハートクリニック／東京女子医科大学病院循環器内科
篠邉龍二郎　愛知医科大学睡眠科
麻野井英次　射水市民病院
小池　茂文　豊橋メイツ睡眠障害治療クリニック
伊藤　朝雄　愛知医科大学睡眠医療センター
佐藤　雅子　愛知医科大学睡眠医療センター
今井　正人　愛知医科大学睡眠医療センター
八木　朝子　太田睡眠科学センター
難波　晋治　株式会社デンソー
徳永　　豊　徳永呼吸睡眠クリニック
中田　誠一　藤田保健衛生大学坂文種報徳曾病院耳鼻咽喉科
菊池　　哲　コスモス矯正歯科医院
早野順一郎　名古屋市立大学大学院医学研究科医学・医療教育学分野
苅尾　七臣　自治医科大学内科学講座循環器内科学部門
大竹　一生　おおたけニコニコクリニック
椎名　一紀　東京医科大学循環器内科
高田　佳史　東京医科大学循環器内科

執筆者一覧

山科　　　章	東京医科大学循環器内科
河島　剛彦	愛知医科大学大学院医学研究科臨床医学系睡眠医学
百村　伸一	自治医科大学附属さいたま医療センター循環器科
櫻井　　　滋	岩手医科大学医学部睡眠医療学科
髙橋　　　進	岩手医科大学医学部睡眠医療学科
西島　嗣生	岩手医科大学医学部睡眠医療学科
山田　史郎	愛知医科大学名誉教授
津田　緩子	九州大学病院口腔総合診療科
外木　守雄	日本大学歯学部口腔外科学講座
佐藤　一道	東京歯科大学口腔がんセンター
有坂　岳大	東京歯科大学オーラルメディシン・口腔外科学講座
中山　明峰	名古屋市立大学病院睡眠医療センター
近藤　知史	名古屋市立大学病院小児・移植外科
加藤　稲子	埼玉医科大学総合医療センター小児科
田ヶ谷浩邦	北里大学医療衛生学部健康科学科
有田　亜紀	愛知医科大学睡眠医療センター
堀　　礼子	愛知医科大学医学部衛生学
村上　陽子	愛知医科大学睡眠医療センター
前久保亜希子	愛知医科大学睡眠科
池上あずさ	くわみず病院
宮尾　悦子	アルスきょうせい歯科

目　　次

1. **SASの概念** ―――――――――――――――――――〔粥川裕平〕― *1*
   1.1 睡眠と呼吸が同時にはできない人がいる？ ―――――――――― *1*
      1.1.1 睡眠呼吸障害（SDB）研究の歴史／1.1.2 SASの提唱
   1.2 SASの定義の変遷 ―――――――――――――――――――― *4*
      1.2.1 AI≧5ならすべてSAS？／1.2.2 SASの定義の変遷／1.2.3 OSASの診断と治療
   1.3 SAS医療の展望：わが国のSAS臨床の課題 ――――――――― *6*

2. **睡眠呼吸障害/睡眠時無呼吸症候群の疫学・予後** ――〔榊原博樹〕― *8*
   2.1 SDB/SASの有病率 ――――――――――――――――――― *9*
   2.2 SDB/SASの予後 ――――――――――――――――――― *11*
      2.2.1 受診したSASの生命予後：年齢および性差の影響／2.2.2 一般人口でみられるSDB/SASの生命予後／2.2.3 SASに合併する血管障害および代謝障害のリスク要因／2.2.4 高血圧症および心血管障害，脳血管障害に合併するSDB/SASの影響／2.2.5 慢性心不全に合併するSDB/SASの影響

3. **SASの臨床症状** ――――――――――――――――――〔赤柴恒人〕― *17*
   3.1 症状・徴候 ―――――――――――――――――――――― *17*
      3.1.1 イビキ／3.1.2 日中過眠／3.1.3 肥満／3.1.4 起床時の倦怠感，熟眠感の欠如／3.1.5 夜間頻尿／3.1.6 性機能障害

4. **SASの分類と病態** ――――――――――――――――――――― *22*
   4.1 SASの病態生理 ――――――――――――――――〔塩見利明〕― *22*
   4.2 閉塞性SAS ―――――――――――――――――〔磯野史朗〕― *24*
      4.2.1 何が起きているのか？／4.2.2 咽頭気道の機能的特殊性／4.2.3 OSAの原因：解剖学的異常か，神経性調節異常か／4.2.4 解剖学的異常のメカニズム／4.2.5 臨床での咽頭の解剖学的バランス評価方法／4.2.6 咽頭気道閉塞部位／4.2.7 咽頭気道の神経性調節／4.2.8 OSA患者に神経性

調節系の異常は存在するか？／4.2.9　肥満患者の肺容量低下による咽頭閉塞性増加／4.2.10　呼吸の不安定性がOSAの繰り返しを引き起こす可能性

4.3　中枢性SAS ─────────────────────────〔安藤真一〕── *31*
　　4.3.1　呼吸調節系／4.3.2　生理的CSA／4.3.3　病的CSA／4.3.4　症状と治療
4.4　混合性SAS ─────────────────────────〔安藤真一〕── *36*
4.5　複合性SAS ─────────────────────────〔安藤真一〕── *38*
4.6　チェーン-ストークス呼吸 ─────────────────────〔安藤真一〕── *40*
4.7　肥満肺胞低換気症候群 ──────────────────────〔佐藤　誠〕── *43*
　　4.7.1　肥満肺胞低換気症候群とは／4.7.2　病態生理／4.7.3　治療
4.8　上気道抵抗症候群 ────────────────────────〔田中春仁〕── *45*
　　4.8.1　概念／4.8.2　診断のための検査／4.8.3　予後／4.8.4　治療
4.9　喉頭喘鳴（声帯開大不全）────────────────〔磯野史朗・山口美香〕── *48*
　　4.9.1　喉頭喘鳴：イビキとの違い／4.9.2　喉頭喘鳴の原因となる疾患／4.9.3　喉頭喘鳴とMSA患者の予後／4.9.4　喉頭狭窄のメカニズム：仮説／4.9.5　声門閉鎖筋が吸気時に活動するメカニズム：仮説
4.10　long face syndrome ─────────────────────〔佐藤　誠〕── *51*
　　4.10.1　long face syndromeとは／4.10.2　顔面頭蓋の退化（long face化）／4.10.3　long face syndromeの問題点
4.11　体液移動起因性SAS ─────────────────〔葛西隆敏・弓野　大〕── *53*
4.12　二次性SAS ────────────────────────〔田中春仁〕── *55*
　　4.12.1　先端巨大症／4.12.2　クッシング症候群／4.12.3　甲状腺機能低下症／4.12.4　ダウン症候群／4.12.5　咽喉頭占拠性病変

5. 睡眠時無呼吸の循環動態変化 ───────────〔塩見利明・篠邉龍二郎〕── *61*
5.1　OSA中の循環動態変化 ─────────────────────────── *61*
5.2　終夜心エコー法によるOSAの観察 ──────────────────────── *62*
5.3　OSA中の血圧変動，特に奇脈の出現 ────────────────────── *63*
5.4　OSA中の自律神経活動 ─────────────────────────── *64*

6. 睡眠時無呼吸の自律神経活動 ─────────────────〔麻野井英次〕── *66*
6.1　呼吸調節と循環調節の連携 ───────────────────────── *66*

    6.1.1 呼吸性心拍変動と換気血流マッチング／6.1.2 肺伸展反射による交感神経制御／6.1.3 化学反射と圧反射の相互関係／6.1.4 化学反射と交感神経活動の相互関係

  6.2 睡眠時無呼吸における呼吸調節と化学受容器感受性 ───────── 71
    6.2.1 呼吸調節の負帰還システム／6.2.2 周期性無呼吸の発生条件

  6.3 睡眠時無呼吸による交感神経活動の亢進と循環動態 ───────── 74
    6.3.1 低酸素血症による交感神経緊張／6.3.2 胸腔内の陰圧負荷による交感神経緊張／6.3.3 呼吸停止による交感神経緊張／6.3.4 中途覚醒による交感神経緊張／6.3.5 交感神経緊張の遷延：昼間の交感神経緊張

7. SASの診断 ─────────────────────────── 79

  7.1 診 断 基 準 ─────────────────────〔篠邉龍二郎〕── 79
    7.1.1 診断／7.1.2 診断と重症度評価：閉塞性SASの重症度分類（ICSD-1）

  7.2 診断アルゴリズム ───────────────────〔篠邉龍二郎〕── 84
    7.2.1 睡眠呼吸障害の診断連携指針と診断／7.2.2 睡眠呼吸障害の診断アルゴリズム

  7.3 診 断 法 ───────────────────────────── 86
    7.3.1 質問票と睡眠日誌〔小池茂文〕／7.3.2 パルスオキシメーター〔田中春仁〕／7.3.3 簡易SAS検査〔篠邉龍二郎〕／7.3.4 睡眠ポリグラフ検査〔伊藤朝雄・佐藤雅子・今井正人〕／7.3.5 反復睡眠潜時検査と覚醒維持検査〔八木朝子〕／7.3.6 食道内圧測定〔八木朝子・難波晋治・徳永 豊・塩見利明〕

  7.4 その他の検査および鑑別診断の方法 ─────────────── 111
    7.4.1 耳鼻咽喉科的診察法〔中田誠一〕／7.4.2 歯科的診察法〔菊池 哲〕／7.4.3 アクチグラフ〔田中春仁〕／7.4.4 ホルター心電図〔早野順一郎〕／7.4.5 CAP〔八木朝子〕

8. SASの合併症・併発症 ──────────────────────── 131

  8.1 肥満・メタボリックシンドローム ────────〔篠邉龍二郎〕── 131
    8.1.1 肥満とSAS／8.1.2 メタボリックシンドローム／8.1.3 メタボリックシンドロームとSAS

  8.2 高　血　圧 ────────────────────〔苅尾七臣〕── 135
    8.2.1 高血圧リスク／8.2.2 夜間高血圧と血圧スリープサージ／8.2.3 治療抵抗性高血圧と腎デナーベーション／8.2.4 高血圧と臓器障害の発症機序／8.2.5 OSA合併高血圧の治療

8.3 糖尿病 ────────────────────────〔大竹一生〕── 140
　8.3.1 OSASと2型糖尿病／8.3.2 SASとインスリン抵抗性／8.3.3 CPAP治療とインスリン抵抗性／8.3.4 OSASがDMを惹起する機序／8.3.5 OSAS起因性負のスパイラル

8.4 脂質異常症と動脈硬化 ─────────〔椎名一紀・高田佳史・山科　章〕── 144
　8.4.1 OSAと脂質異常症／8.4.2 OSAと動脈硬化

8.5 虚血性心疾患 ───────────────〔高田佳史・山科　章〕── 146
　8.5.1 虚血性心疾患と睡眠時無呼吸の疫学／8.5.2 虚血性心疾患の病態・予後に及ぼす睡眠時無呼吸の影響／8.5.3 睡眠時無呼吸治療による虚血性心疾患への影響

8.6 不整脈 ─────────────────〔篠邉龍二郎・河島剛彦〕── 149
　8.6.1 不整脈に対する影響／8.6.2 期外収縮および頻脈性不整脈／8.6.3 徐脈性不整脈および房室ブロック／8.6.4 心房細動

8.7 心不全 ─────────────────〔葛西隆敏・百村伸一〕── 152
　8.7.1 心不全とSAS／8.7.2 心不全におけるSASの影響／8.7.3 心不全に合併するSASの治療

8.8 肺高血圧 ────────────────〔櫻井　滋・髙橋　進・西島嗣生〕── 155

8.9 脳血管障害 ─────────────────────────〔田中春仁〕── 156
　8.9.1 脳血管障害の合併頻度／8.9.2 SASが脳血管障害を起こす機序／8.9.3 脳血管障害がSASを起こすか／8.9.4 SAS治療の脳血管障害への効果

8.10 慢性腎臓病 ────────────────────────〔小池茂文〕── 158
　8.10.1 透析患者のSASの病態／8.10.2 透析患者のSASの症状／8.10.3 透析患者のSASの特徴／8.10.4 透析患者のSASの頻度／8.10.5 透析患者にSAS診断は重要なのか

8.11 肺疾患 ────────────────〔櫻井　滋・髙橋　進・西島嗣生〕── 160
　8.11.1 慢性閉塞性肺疾患／8.11.2 慢性咳嗽／8.11.3 喘息

8.12 消化器疾患 ──────────────〔櫻井　滋・髙橋　進・西島嗣生〕── 162
　8.12.1 胃食道逆流症／8.12.2 非アルコール性脂肪肝炎

9. 成人SASの治療法 ─────────────────────────── 164

9.1 治療アルゴリズム ─────────────────────〔篠邉龍二郎〕── 164
　9.1.1 治療の選択法：睡眠呼吸障害治療アルゴリズム／9.1.2 睡眠呼吸障害の治療連携ガイドライン

9.2 持続陽圧呼吸療法 ─────────────────〔徳永　豊〕─ *169*
　　9.2.1　PAP療法の作用機序および機器特性／9.2.2　CPAPの適応／9.2.3　CPAP機器の変遷／9.2.4　CPAPタイトレーション，導入／9.2.5　CPAP管理，副作用，不具合時の対処法／9.2.6　その他の治療法との併用／9.2.7　健康保険制度の中のCPAP療法／9.2.8　展望

9.3 NIPPV療法 ────────────────────〔徳永　豊〕─ *176*
　　9.3.1　NIPPV／9.3.2　CPAPとBPAP／9.3.3　NIPPVの同期性／9.3.4　換気不全とNIPPVの導入／9.3.5　ASVによるNIPPV／9.3.6　展望

9.4 耳鼻咽喉科的治療法 ───────────────〔中田誠一〕─ *180*
　　9.4.1　口蓋垂軟口蓋咽頭形成術／9.4.2　鼻手術／9.4.3　展望

9.5 口腔内装置 ──────────────────〔山田史郎〕─ *184*
　　9.5.1　OAの作用機序と効果／9.5.2　医科・歯科連携と問題点／9.5.3　口腔内治療を通して経験したこと／9.5.4　OA治療の課題

9.6 舌前方保持装置と舌前方整位装置 ──────────〔津田緩子〕─ *187*

9.7 口腔外科手術 ─────────〔外木守雄・佐藤一道・有坂岳大〕─ *189*
　　9.7.1　各種術式の紹介，現時点での考え方／9.7.2　睡眠呼吸障害の口腔外科的治療（睡眠外科治療）／9.7.3　口腔外科手術の長期的効果

9.8 心不全患者に対する夜間酸素療法 ──────────〔麻野井英次〕─ *193*
　　9.8.1　中枢性睡眠時無呼吸の発生と低酸素血症／9.8.2　中枢性無呼吸に対する夜間酸素療法

9.9 薬物治療 ──────────────────〔田中春仁〕─ *198*
　　9.9.1　OSAの薬物治療／9.9.2　CPAP残遺眠気

10. 小児のSAS ──────────────────────── *202*

10.1 小児SASの診断・治療法 ─────────────〔中山明峰〕─ *202*
　　10.1.1　特徴／10.1.2　診断／10.1.3　治療

10.2 小児の簡易診断法とその限界 ─────〔篠邉龍二郎・佐藤雅子〕─ *206*

10.3 陥没呼吸と漏斗胸 ────────────〔中山明峰・近藤知史〕─ *208*

10.4 乳幼児突然死症候群 ───────────〔中山明峰・加藤稲子〕─ *209*

11. 合併しやすい睡眠障害 ─────────────────── *211*

11.1 他の睡眠障害のスクリーニング法 ─────────〔田ヶ谷浩邦〕─ *211*
　　11.1.1　PSGで明らかな異常所見が認められた場合／11.1.2　過眠を訴える

場合／11.1.3　その他の睡眠の異常がある場合
11.2　不眠症 ──────────────────────〔田ヶ谷浩邦〕── *213*
11.3　過眠症 ──────────────────────〔田ヶ谷浩邦〕── *215*
11.4　概日リズム睡眠障害 ──────────────〔田ヶ谷浩邦〕── *217*
11.5　レストレスレッグス症候群 ───────────〔小池茂文〕── *219*
　　11.5.1　頻度／11.5.2　症状／11.5.3　診断／11.5.4　重症度／11.5.5　分類と病因／11.5.6　続発性RLS／11.5.7　治療
11.6　行動起因性睡眠不足症候群 ───────────〔田中春仁〕── *221*
　　11.6.1　診断基準／11.6.2　評価と対応方法

12. その他のSAS関連事項 ──────────────────── *224*
12.1　居眠り運転事故 ─────────────〔塩見利明・有田亜紀〕── *224*
12.2　うつ病と眠気 ───────────────〔塩見利明・堀礼子〕── *226*
12.3　夜間頻尿 ────────────────〔塩見利明・村上陽子〕── *227*
12.4　妊産婦のSAS ─────────────〔塩見利明・前久保亜希子〕── *229*
　　12.4.1　妊産婦の睡眠呼吸障害／12.4.2　SASと流産・早産／12.4.3　妊婦に対するCPAP治療
12.5　高齢者のSAS ─────────────────────〔池上あずさ〕── *230*
　　12.5.1　高齢者SASの特徴／12.5.2　高齢者SASの不眠／12.5.3　高齢者SASと循環器疾患／12.5.4　高齢者でのSASの治療
12.6　SASと不正咬合 ────────────────────〔宮尾悦子〕── *234*
　　12.6.1　睡眠時の体位と呼吸様式／12.6.2　不正咬合／12.6.3　上顎前突症と過蓋咬合／12.6.4　口唇閉鎖不全／12.6.5　下顎後退による舌根沈下，低位舌

13. 医療連携 ────────────────────〔篠邉龍二郎〕── *238*
13.1　専門医療機関との連携 ─────────────────────── *238*
13.2　一般医の役割 ─────────────────────────── *238*
13.3　一般耳鼻咽喉科の役割 ─────────────────────── *238*
13.4　歯科の役割 ──────────────────────────── *240*

欧文索引 ──────────────────────────────── *241*
和文索引 ──────────────────────────────── *243*

chapter 1 SASの概念

1.1 睡眠と呼吸が同時にはできない人がいる？

 オギャーとこの世に生まれてから最期の息を引き取るまで，昼夜分かたず，心臓は鼓動し，呼吸活動が営まれているものだと誰もが思い込んでいた．今日，医用工学，すなわち工学系エンジニアと医師の連携による医療技術の進歩が目覚ましく睡眠・呼吸領域の疾患において，ホルター心電図，24時間血圧，24時間脳波，24時間経皮的動脈血酸素飽和度（SpO_2）など生体モニターが可能となり，日中覚醒時と夜間睡眠中とでは病態が異なるという認識が常識となっている．慢性閉塞性肺疾患（COPD：chronic obstructive pulmonary disease）でもレム睡眠の際に換気障害が増悪することが明らかとなり，日中の呼吸循環生理機能検査だけでは病態を的確に把握することができない．

 このように日中覚醒時にみられる病態が睡眠中にさらに悪化する症例が発見された．驚くべきことに日中覚醒時には特段の異常を認めないのに眠りに入った途端に呼吸ができなくなる人が発見された．睡眠と呼吸が同時にはできないことが本当にあるのだろうか．

 現代医学は，24時間睡眠・覚醒周期の中で，覚醒時にだけ出現する病，睡眠時にしか出現しない病，睡眠中に増悪する病という3つの視点をもつことを要請している．その決定的な端緒となったのが睡眠時無呼吸の発見といえるであろう．

1.1.1 睡眠呼吸障害（SDB）研究の歴史

 なぜピックウィック症候群（PWS：Pickwickian syndrome）は昼間眠いのか，それは長い間謎であった．1837年，Charles Dickensは著名な作品『ピックウィッククラブ』で，立ったまま居眠りしている太っちょの少年ジョーの日中過眠，肺

胞低換気，肺性心を記している（図1.1）．1956年にBurwellは，なぜPWSの人が日中眠ってしまうのかを解明しようとした．その結果，CO_2ナルコーシスが原因と推定するにとどまった．

1965年，JungとKuhloはPWSに睡眠ポリグラフ検査（PSG：polysomnography）を施行し，睡眠中の呼吸停止のためにしばしば睡眠が分断され，その結果日中の過眠を呈することを世界で初めて発見した．Gastautが，PWSのPSGを敢行し，それが閉塞性の無呼吸に起因することを追試・再検した（図1.2）．かくして1970年前後は睡眠時無呼吸に関する概念成立の上でエポックメーキングな時期となり，1972年にLugaresiとDementの共著で"*Hypersomnia with Periodic Breathing*"が刊行された．周期性無呼吸を伴う過眠症（HPA：hypersomnia with periodic apnea）とも命名されたが，40年以上も前に刊

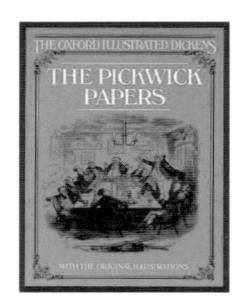

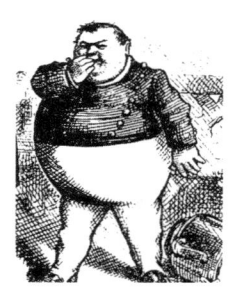

図1.1 ピックウィック症候群の謎[6,7]
高度の肥満，昼間の傾眠，肺胞低換気などの所見が必須であり，肺性心なども認められるPWSの日中過眠について，Burwellはその原因をCO_2ナルコーシスによると推定したが，結局解明できなかった．

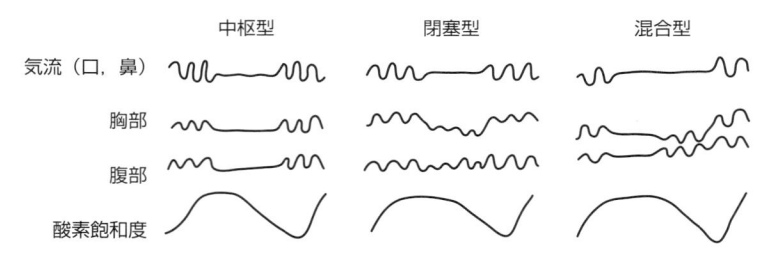

図1.2 睡眠時無呼吸の3型
Gastautらにより無呼吸の3型が発見された．

表 1.1　睡眠呼吸障害医学の歴史[3]

1926/29	ヒトの脳波の記録
1956	なぜ PWS は EDS を？（Burwell）
1965	ピックウィック症候群のポリグラフ（Jung & Kuhlo；Gastaut）
1970	Tracheostomy for PWS（Hishikawa Y）
1972	HPA or HPB（Lugaresi）
1973	Insomnia with sleep apnea（Guilleminault C）
1977	Insomnia with sleep apnea and depression（Okada T）
1978	*Sleep Apnea Syndromes*（Guilleminault C & Dement W）
1979	DCSAD
1981	CPAP（Sullivan C）
1990	ICSD-1
2005	ICSD-2

行された本には，今日知られている睡眠時無呼吸症候群（SAS：sleep apnea syndrome）の成因，病態，覚醒反応による睡眠の断片化と日中過眠など見事なシェーマが書かれている．

　問題は治療法であった．当時の治療法は唯一気管切開術しかなかった．その気管婁形成術は大阪大学の菱川泰夫が1970年に世界で初めての成功例を報告した．1970年代前半，このような概念が日本に取り入れられて，大阪大学精神科を中心に精力的に報告された（表1.1）．

1.1.2　SAS の提唱

　しかしながら，突然米国スタンフォード大学のギルミノー（Guilleminault）によって,「睡眠時無呼吸（sleep apnea）を伴う不眠症―新しい病態―」という論文[1]が *Science* 誌に掲載された．その論文はたった2症例の報告だが，これにより睡眠時無呼吸症候群（the sleep apnea syndromes）という概念に一気に塗り替えられた．また, 睡眠時無呼吸といえばイビキをかいてグーグー寝る人というイメージも一新した．当初ギルミノーが複数形としたのは，閉塞性と中枢性の2つを包含していたからである．

　しかしギルミノーの *Science* 誌の論文を熟読すると症例2例はBMIが40以上という極度の肥満患者で，昼間はグーグー寝ていて，夜は息苦しくて目が覚めてしまう呼吸困難による不眠症例であることが明らかであり，岡田ら[2]の報告したのは肥満はないのに不眠や抑うつのあるまったく別の症例であった．

　1960年代から1970年代にかけては，睡眠呼吸障害（SDB）の研究においては

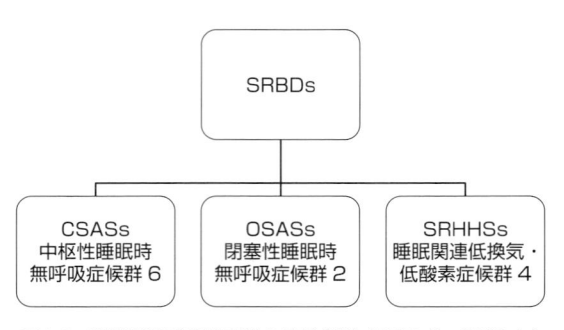

```
                    ┌─────────┐
                    │  SRBDs  │
                    └────┬────┘
         ┌───────────────┼───────────────┐
    ┌────┴─────┐    ┌────┴─────┐    ┌────┴──────┐
    │  CSASs   │    │  OSASs   │    │  SRHHSs   │
    │中枢性睡眠時│    │閉塞性睡眠時│    │睡眠関連低換気・│
    │無呼吸症候群6│   │無呼吸症候群2│   │低酸素症候群4│
    └──────────┘    └──────────┘    └───────────┘
```

図 1.3 睡眠関連呼吸障害群の最新分類（ICSD-2，2005 年）

ドイツが先行し，フランス，イタリアがこれに続き，日本もかなり高いレベルにあったが，主導権は SAS という世界標準概念の提唱により北米に移った．

ところで睡眠学の父 Kleitman は名著 "*Sleep and Wakefulness*"（1963 年）[4] の中で,「ハリソンらは，睡眠開始時の呼吸困難を訴える患者の呼吸運動を記録した．このような患者は，睡眠中，チェーン-ストークス型の周期性呼吸を示すことが多く，無呼吸の持続時間が増えて，徐々に過呼吸相が深くなり，最後に呼吸困難となって目を覚ます．ハリソンらによれば，この発作性呼吸困難は，睡眠によって引き起こされる肺うっ血と呼吸低下からの反射刺激による過換気のためで，血液成分の変化のためではない」と記している．しかし閉塞性睡眠時無呼吸症候群（OSAS：obstructive SAS）の主症状であるイビキについては,「イビキは眠っている者には無害だが，その時に起きている者，またその大きな音で目を覚ました者にはたいへんうっとうしいものだ」と断言している．

その後，ギルミノーと Dement の 2 人の賢人が世界制覇に乗り出した．PWS の睡眠医学的な解明が進み，研究自体はドイツ，イタリア，日本が先行したが，スタンフォード大学のプロモーションが勝利し北米発の睡眠障害分類が世界標準となったという経緯である（図 1.3）．

1.2 SAS の定義の変遷

1.2.1 AI≧5 ならすべて SAS？

OSAS の診断に関しては，1978 年当時，無呼吸指数（AI：apnea index）が 5 以上という生理学的基準がすべてであった．AI≧5 であれば絶対に病的なので，

臨床症状があるはずだという考え方である．その後，動脈血酸素飽和度（SaO_2）の測定や覚醒反応の検出が可能となり，また自覚症状の重要性が再認識されて，診断基準はより臨床的で実用的なものに変わった．

1.2.2 SASの定義の変遷

1979年の米国睡眠障害センター連合の睡眠障害分類は平易であった．睡眠の質的・量的な不足の不眠症，睡眠が長引いたり，昼間眠ってはいけないときに寝てしまったりする過眠症，睡眠中の異常行動を呈する睡眠時随伴症，そして，睡眠時間帯がずれる概日リズム睡眠障害（睡眠・覚醒スケジュール障害）の4群に分けて，64の睡眠障害を取り上げた．

1990年のICSD-1では，原因別分類となり，不眠も過眠もリズム障害としてまとめられ，86の睡眠障害が原因別に分類された．睡眠障害の最新分類である睡眠障害国際分類第2版（ICSD-2，2005年）[5]で，睡眠呼吸障害群は全部で12型に下位分類された．代表的なのは，OSASの成人と小児という2つである．中枢性睡眠時無呼吸症候群（CSAS：central SAS）は6つに，原発性肺胞低換気は4つに分けられた．

1.2.3 OSASの診断と治療

ICSD-2のOSASの定義は，基準のAとBとD，またはCとDで基準が満たされると書かれている．基準Aとは，①覚醒中に突然眠ってしまう，昼間の眠気がある，夜間の不眠やすっきりしない眠り，疲労感がある．②呼吸停止が観察される，あるいはあえぎや窒息感で目覚める．③ベッドパートナーが大きなイビキや，睡眠中の呼吸の中断を観察する．これらのうち1つ以上が当てはまる場合基準Aが満たされる．基準Bとは，PSGで，①1時間に5回以上の呼吸イベント［無呼吸・低呼吸または呼吸努力関連覚醒反応（RERA：respiratory effort related arousal）］がある．そして，②呼吸努力が存在していること．基準Dは，この病態が他のものでは説明できないこと．これらの基準が満たされるとOSASとなる．または，基準CでPSGにおいて，1時間当たり15回以上の呼吸事象があり，②呼吸努力も認められ（必ずしも症状とは関係ない），基準Dも満たされる場合はOSASとなり，大変重層的で，必ずしもわかりやすいとはいえない．その点，ICSD-1では，症状，PSG所見，除外診断項目，合併症，重症度，持続

表 1.2 SAS の診断基準：AI5（1978 年）が ICSD-1（1990 年）で臨床的診断基準に[2]

重症度	AHI	覚醒反応／時間	SaO₂ 最低値	心臓への影響	EDS	治療
境界～軽度	5～15	<5	90%	正常	正常	減量／側臥位
軽度～中等度	15～30	5～20	75～90%	徐脈／頻脈	軽度	アセタゾラミド PMA, CPAP
中等度～重度	>30	>20	>75%	頻回の PVC 2 度の AV ブロック	食事中に眠る	CPAP UPPP

軽度，中等度，重度の 3 段階に区分される．それに応じて，養生，薬物療法，理学的治療法，外科的治療法あるいは，いくつかの組み合わせが症状と PSG 所見に基づいて行われる．いずれにしても，患者自身はイビキも自覚せず，ベッドパートナーに無呼吸を観察されるなどきわめて病識の乏しい病態である．糖尿病教室と同じようにアプニア教室をもって教育が行われないと，CPAP などの在宅での毎晩の治療の遵守性は良くならない．およそ AHI では 30 以上（AI では 20 以上）だと寿命にも影響するというデータが出ているので，要治療といえる．

期間などに関する記載があり，非常に臨床的だった．はたして ICSD-2 の OSAS の診断基準が，日常臨床に適しているのかどうか，検証に値する．

　SAS の診断基準の歴史的変遷と並行して，1980 年代，鼻マスク式持続陽圧呼吸（CPAP）の導入により，SAS の治療が大きく変化した．それまでは，アセタゾラミドの投与，側臥位睡眠の推奨，口蓋垂軟口蓋咽頭形成術（UPPP：uvulopalatopharyngoplasty）などが行われていた．1981 年には Sullivan が CPAP 療法を開発したが，実用化には時間がかかった．今日保険適用されて急速に普及している CPAP の導入時期については，無呼吸低呼吸指数（AHI：apnea-hypopnea index）>30 あるいは AI≧20 とされているが，合併症が出てくる前，つまり AHI≧5 の段階で導入すべきとの主張もある（表 1.2）．

1.3　SAS 医療の展望：わが国の SAS 臨床の課題

　SAS はあらゆる疾患の共通最終経路であると同時に，脳心血管疾患の危険因子で，放置すれば生命予後は確実に短くなる．SAS の疫学研究のグローバルスタンダードとされるウィスコンシン研究も 30～60 歳の就労年齢を対象としている．0 歳から 100 歳まで，全年齢層を対象とした有病率研究はいまだ行われていない．

　わが国から世界に発信できる OSAS 研究は何か．無呼吸の性差，CPAP 療法の効果判定についての掘り下げが急務の課題となっている．

さらに行われるべき課題は次のとおりである．①幼児から高齢者まですべての年齢層で男女ともに本格的な OSAS の有病率調査を，多国籍共同で行う．②メタボリックシンドロームの全盛時代に肥満大国ではない日本から予防戦略を発信する．③人材と製造業が唯一の国家資源であるわが国で，睡眠呼吸障害検査機器や CPAP 装置など日本のモノづくりの技を生かす．

お わ り に

睡眠医学はレム睡眠の発見と PSG 検査のコンピュータ化により著しく進歩した．睡眠呼吸障害の研究・臨床の歴史を振り返ると，CPAP 開発と PSG の保険適応以後の普及は目覚ましい．また，OSAS と精神疾患には深い関係がある．

わが国の睡眠医療専門施設から SAS の医学・医療に関する新知見を世界に発信していくことが切望される[3]．治療学優位のわが国で，SAS の予防学が展開する時代はくるのだろうか．小下顎症というモンゴリアン特有の骨格が SAS のリスクファクターとされているが，その予防はどうすればよいのか．まだまだ未解決な問題が多い．睡眠科を新設して，循環・呼吸器内科，口腔外科，耳鼻科，精神科，神経内科など多元的睡眠医学の展開によって，夜間睡眠中の呼吸障害の臨床に多大の貢献がもたらされるであろう．SAS 発見の端緒となった PWS の頻度は，SAS 全体の 1/8〜1/10 程度であることも今日では常識となった．

〔粥川裕平〕

● 文　献

1) Guilleminault C et al.：Insomnia with sleep apnea：A new syndroms. *Science*, **181**：856-858, 1973.
2) 岡田　保・粥川裕平編：閉塞性睡眠時無呼吸症候群―その病態と臨床―，創造出版，1996.
3) 粥川裕平：ISCD-2 の睡眠障害分類；特に睡眠関連呼吸障害群について/Pharma Medica 2008 年 26 巻 11 号 p.93-100.
4) 粥川裕平・松浦千佳子訳：睡眠と覚醒状態，ライフサイエンス社，2013（Kleitman N：Sleep and Wakefulness, Chicago University Press, 1963.
5) 日本睡眠学会診断分類委員会訳：睡眠障害国際分類第 2 版，医学書院，2010.
6) Burwell CS：The care of the patient. *N Engl J Med*, **254**（20）：944-947, 1956.
7) Dickens C：*The Posthumous Papers of the Pickwick Club*（*The Pickwick Papers*）. Chapman and Hall, 1837.

chapter 2 睡眠呼吸障害／睡眠時無呼吸症候群の疫学・予後

はじめに

　睡眠呼吸障害（SDB：sleep disordered breathing）の有病率は高く，無呼吸低呼吸指数（AHI：apnea-hypopnea index）≧5の頻度は30～60歳の男性の24%,女性の9%であり，何らかの治療が必要となるAHI≧15を基準としても，男性の9.1%，女性の4%に達する[1]．さらに，AHI≧5で日常生活に差し障りが出るほどの日中の眠気をもつ症例を睡眠時無呼吸症候群（SAS）と定義すると男性の4%，女性の2%がこれに相当する．わが国でも，少なくとも男性に関しては同程度かこれ以上の有病率であることが確認されている[2]．心不全に合併する場合を除いて，これらのSDBまたはSAS（以下SDB／SASと略す）のほとんど（95%以上）は閉塞性タイプである．このように閉塞性SDB／SASはきわめてありふれた疾患である上，高血圧症，冠動脈疾患，心不全，脳血管障害，糖尿病，メタボリックシンドロームなど生命予後に影響する疾患を合併する頻度が高く，SDB／SAS自体がこれらの合併疾患の発症因子あるいは増悪因子となる可能性が指摘されている．一方，これらの疾患にはSDB／SASの合併頻度が高く，これらの疾患の予後増悪因子の1つであることが明らかになってきた．

　薬物療法でコントロールが不十分な慢性心不全には閉塞性だけでなく，特に中枢性SDB／SASの合併する頻度が著しく高く，それが予後の増悪因子となることが明らかとなってきた．CPAPやサーボ制御圧感知型人工呼吸器（ASV：adaptive servoventilation）を用いた治療により予後が改善することも確認されており，心不全の診療上，SDB／SASの検査は必須となっている．

2.1 SDB／SAS の有病率

　世界的にSASの有病率は30～60歳の男性の4％，女性の2％といわれる．これは，上記のYoungらの米国の成績（1993年）に基づくものである[1]．その後，米国やヨーロッパ，オーストラリアなどで行われた大規模な疫学研究でもこれと同程度であることが明らかとなった．年齢別に検討すると，AHI≧5のSDBは男女とも加齢とともに増加する．その他のSDBの危険因子としては，習慣性イビキ（AHI≧5の頻度が女性で5倍，男性で2倍に増加する），肥満（BMIが5.7 kg/m^2増加するとAHI≧5のオッズ比が4.2となる），頸囲（4.5 cm増加するとAHI≧5のオッズ比が5.0となる）などが指摘されている[1]．これらの報告により，SASの背後には，ほとんど無症状のSDBがその5～6倍も存在することが判明した．その後，米国では6000余名の一般住民を対象としてPSGを行うという大規模な前向き疫学調査が行われ，Youngらの成績以上にSDBの多いことが確認される[3]とともに，症状の乏しいSDBであっても高血圧症や心血管障害，脳血管障害，心不全の発症リスクになる可能性が示された[4,5]．特にAHI≧15になるとこれらのリスクが高くなることから，AHI≧15のSDBは症状の有無にかかわらずSASと診断することが提唱されるに至ったのである（AASMの睡眠障害国際分類ICSD-2，2005年）[6]．

　日本では大規模な疫学研究はなかったが，2008年になり，職域の男性従業員を対象にして，簡易循環呼吸モニターを用いて無作為に在宅検査を実施するという手法で驚くべき高い有病率が報告された（表2.1）．SDBあるいはSASの有病率は，対象となった集団の性別，年齢，肥満度などに大きく影響されるため，国別に有病率の高さを比較することは難しいが，性別・年齢階級別に比較が可能ないくつかの報告をまとめたのが表2.1である[1,2,7,8]．これらの報告によると，日本人の40歳代および50歳代男性のAHI≧15の有病率は23.4％と30.6％であり，米国の2～3倍以上にも達していた．従来からの推定どおり，わが国の有病率は欧米並みかそれ以上と考えられる．

　女性のSDB／SAS有病率は，欧米の一般住民を対象にすると男性の1/2～1/3程度だが，日本人に関する信頼できるデータはない．受診してSASと診断される患者の男女比は，わが国でも7～8：1程度で圧倒的に女性に少なく，男女差が

表 2.1 SDBの有病率:国別・性別・年代別比較[2]

年齢区分		男 性					女 性			
			Prevalence (%)					Prevalence (%)		
	n	AHI≧5	AHI≧15	AHI≧30	BMI	n	AHI≧5	AHI≧15	AHI≧30	BMI
米国 (Young T et al.)[1]										
30〜39		17.0	6.2				6.5	4.4		
40〜49		25.0	11.0				8.7	3.7		
50〜60		31.0	9.1				16.0	4.0		
Total	352	24.0	9.1		—	250	9.0	4.0		
スペイン (Duran J et al.)[7]										
30〜39		9.0	2.7	2.1			3.4	0.9	0.0	
40〜49		25.6	15.5	7.0			14.5	0.0	0.0	
50〜59		27.9	19.4	11.4			35.0	8.6	4.3	
60〜70		52.1	24.2	8.6			46.9	15.9	5.9	
Total	1,050	26.2	14.2	6.8	26.2(3.0)	1,098	28.0	7.0	2.9	25.1(4.2)
韓国 (Kim J et al.)[8]										
40〜49		24.2	9.5				8.2	2.9		
50〜59		33.7	11.9				25.2	2.9		
60〜69		29.9	10.8				28.6	9.5		
Total	309	27.1	10.1		24.6(2.5)	148	16.8	4.7		24.8(3.0)
日本 (Nakayama-Ashida Y)[2]										
20〜39	96	40.6	13.5	5.2						
40〜49	124	64.5	23.4	4.0						
50〜59	85	74.1	30.6	11.8						
Total	305	59.6	22.3	6.6	23.4(2.8)					

際立つ．

2.2 SDB／SASの予後

2.2.1 受診したSASの生命予後：年齢および性差の影響

　Lavieら（イスラエル，2005年）は，14589名の男性のスリープクリニック受診者の予後調査成績を発表し，呼吸障害指数（RDI：respiratory disturbance index）が10以下を対照群とするとRDI＞30は有意に死亡リスクが高く，さらに年代別の死亡率を一般人口と比較すると，50歳未満の年代で有意差がみられ，これより高齢者の死亡率比には差がなかった[9]．Martiら（スペイン，2002年）は，1982年から1992年に彼らの施設で診断された444名のSAS患者の死亡数と死亡原因を一般人口およびSAS治療の有無で比較した[10]．その結果，未治療のSAS患者の調整死亡率は一般人口と比べて有意に高く，特に50歳未満の年代でその差が大きかった．一方，治療中のSAS患者の死亡率には有意差はみられなかった．

　2005年，Marinらにより同じくスペインから大規模な疫学成績が報告された[11]．すなわち，PSGで確定した重症OSASや健康人を含む1600名余の男性の心血管イベントの発生や生命予後を12年間前向きに追跡したものである．平均年齢は50歳，平均BMIは30 kg/m^{2}程度であり，これらの背景については健康人と重症OSAS群には差がなかった．その結果，無治療の重症OSASは10年間で31.9％が心血管イベントを起こし，そのために10.6％が死亡した．これは健

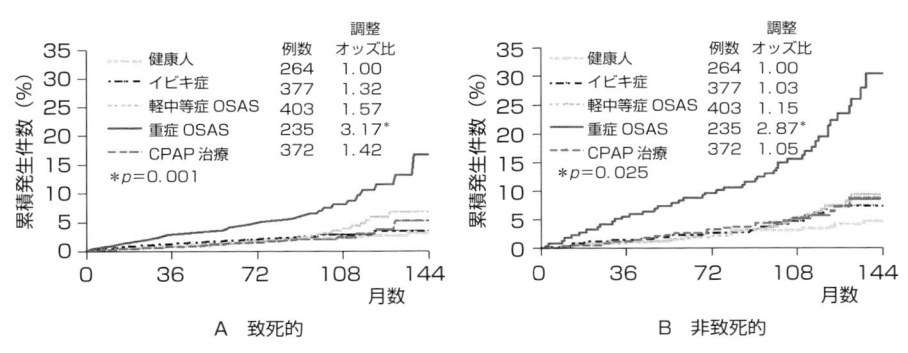

図 2.1　男性OSAS患者（平均年齢50歳）の診断後12年間の心血管イベント（心筋梗塞）の発生率[11]

康人の 7.5％，3.0％ と比べて明らかに高率であった．その他のグループに関しては健康人と有意差がなく，CPAP の生命予後に対する有効性も確認された（図 2.1A, B）．また，この研究では AHI＜30 の OSAS に関しては睡眠時の呼吸障害が生命予後に影響することはなかった．このグループの治療目標は日中過眠などの自覚症状の解除におくべきことを示している．

　スリープラボで診断された SAS を対象とすると，AHI≧30 の重症例の生命予後は年齢や体格を一致させた一般人口と比べても，AHI＜10〜15 の軽症 SAS と比べても有意に悪いことが明らかである．年代別では 50 歳代あるいは 50 歳未満での死亡が増加しているため，高齢者への影響はハッキリしなくなる．ただし，これらは男性を対象とした成績であり，女性の SAS に関しては今のところ信頼できる報告がない．

2.2.2　一般人口でみられる SDB／SAS の生命予後

　オーストラリアから一般人口を対象として 14 年間の経過観察をした成績が報告され，AHI≧15 の中・重症 SDB／SAS は死亡リスクが有意に高いとされてい

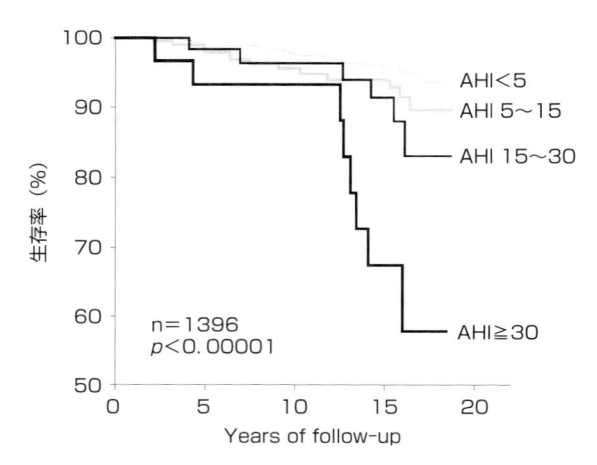

図 2.2　SDB の重症度別にみた Kaplan-Meier 生存率予測：ウィスコンシン・コホート研究の 18 年間の研究成果[13]
　CPAP 治療中の SAS 患者（n＝126）は除外されている．COX 比例ハザードモデルで年齢，性，肥満などの交絡因子を調整すると AHI 30 以上は有意な死亡リスクとなり，そのハザード比は全死亡に関しては 3.8，心血管死では 5.2 にも達した．

る（調整ハザード比：6.24，95％信頼域：2.01〜19.39）[12]．米国からは18年間の経過観察をした，ウィスコンシン・コホート研究（対象者は1522名）の成果が報告され，AHI<5を対照とした際のAHI≧30の重症SDB／SASの全死亡および心血管死のリスクの調整ハザード比は3.8（95％信頼域：1.6〜9.0）と5.2（1.4〜19.2）であった（図2.2）[13]．これらの成績は類似しているが，いずれも性差や年齢の影響に関しては触れられていない．最近，米国の大規模疫学研究（SHHS：sleep-heart-health study）の対象者（6441名）から得られた予後調査の成績が発表された[14]．前2者と同じくAHI≧30の重症SDB／SASについては全死亡のリスク比が1.46（95％信頼域：1.14〜1.86）と有意に高値であった．ただし，女性と70歳以上の男性に関しては死亡に対するSDB／SASの影響が明らかではなかった．

2.2.3　SASに合併する血管障害および代謝障害のリスク要因

中・重症SASには肥満，高血圧，糖代謝異常・糖尿病，脂質異常，メタボリックシンドロームの合併頻度が著しく高く[15]，SDB／SASがこれらの疾患・病態の発症リスクとなる可能性が指摘されている．SDB／SASの合併の有無にかかわらず，これらのリスクが複合すると冠動脈疾患や脳血管障害の危険が高まり，生命予後も悪化する．当然ながら，これらを合併するSASの予後も悪くなる．

2.2.4　高血圧症および心血管障害，脳血管障害に合併するSDB／SASの影響

高血圧症および心血管障害や脳血管障害にはSDB／SASが高頻度で合併する．両者の合併頻度が高いことからも，SDB／SASがこれらの疾患の発症や増悪に関与しているものと考えられている．さらに，SDB／SASが合併するとこれらの疾患の予後が明らかに増悪する．すなわち，以下のような報告がある．AHI≧10のSDB/SASは急性冠症候群の再発作を有意に高める（調整ハザード比＝11.61，95％信頼域＝2.17〜62.24）[17]．同様の報告はほかにもあり，SDB／SASを合併した冠動脈疾患に対してはCPAPが有効であることも示されている．同じくAHI≧10のSDB／SASは脳卒中の再発を有意に高める（調整ハザード比＝1.97，95％信頼域＝1.12〜3.48）[18]．さらに，AHI≧20のSDB／SASは脳梗塞の再発作を有意に高め（調整ハザード比＝1.58，95％信頼域＝1.01〜2.49），やはりCPAPに予防効果のあることが示されている[19]．以上のように，心血管障

害や脳血管障害の診療の過程ではSDB／SASの合併の有無を検討することが必須であり，SDB／SASを合併する場合は適切な治療により再発作を予防し，生命予後を改善することも可能となる．

2.2.5 慢性心不全に合併するSDB／SASの影響
a. チェーン-ストークス呼吸を含む中枢性無呼吸（CSR-CSA）の影響

薬物療法でコントロールが不十分な慢性心不全には閉塞性だけでなく，中枢性SDB／SASを合併する頻度が著しく高く，それが予後の増悪因子となることが明らかとなってきた．CSR-CSAの合併が約1/3（30～50％），閉塞性SDB／SASの合併が約1/4（10～30％）にみられる．慢性心不全以外にはこれほどの高頻度でCSR-CSAを合併する疾患・病態はない．CSR-CSAが合併すると心不全の生命予後は著しく悪化する[20]．カナダで行われた大規模な臨床研究により，CPAP治療が一部のCSR-CSA合併心不全患者の心機能を回復させ，予後まで改善することが明らかにされた[21]．ただし，CPAP療法で呼吸障害が改善するのは症例の6割程度であり，CPAP無効例にCPAP使用を続けるとかえって予後不良となる可能性も指摘されている[21]．

b. 閉塞性SDB／SASの影響

先に示したように慢性心不全の約1/4（10～30％）には，AHI≧15のSDB／SASが合併している．心不全における閉塞性SDB／SASの発生機序は，心不全による静脈圧の増大とうっ血により上気道の浮腫→上気道の狭小化が起こることによると推定されている．したがって，もともと上気道軟部組織や顎顔面形態の異常および／あるいは肥満などの閉塞性SDB／SASの発症要因をもつ患者が心不全に陥った際に発生するものと考えられる．閉塞性SDB／SASは心不全を増悪させ，予後を著しく不良にするが，CPAPはその予後を著明に改善する[22]．

おわりに

SDB／SASの有病率は高く，AHI≧15を基準とすると40～60歳の男性の10～30％，女性の4～10％に達する（放置すると生命にかかわるAHI≧30は男性の7％，女性の3％程度）[9,11～13]．AHI≧30で無治療の男性のSDB／SASの生命予後は明らかに悪いが，女性と高齢者に関してはその影響が明らかでない．閉塞

性SDB/SASは心血管障害,脳血管障害,糖代謝障害・糖尿病,脂質異常,メタボリックシンドロームを合併することが多く,これらの血管障害や代謝障害の発症や増悪に関与し,予後を悪化させる可能性がある.コントロール不良の慢性心不全には閉塞性SDB/SASだけでなく,CSR-CSAの合併頻度が著しく高く,やはり予後を悪化させる.CPAPは血管障害の予後を改善し,心不全に合併する閉塞性SDB/SASと約6割のCSR-CSAの予後も改善する.このような有効な治療法があることからも,少なくとも心血管障害や脳血管障害,心不全の診療に際しては,SDB/SASの合併の有無に注意し,適切な診断的および治療的介入を実施する必要がある. 〔榊原博樹〕

● 文 献

1) Young T et al.: The occurrence of sleep-disordered breathing among middle-aged adults. *N Engl J Med*, **328**: 1230-1235, 1993.
2) Nakayama-Ashida Y et al.: Sleep-disordered breathing in the usual lifestyle setting as detected with home monitoring in a population of working men in Japan. *Sleep*, **31**: 419-425, 2008.
3) Nieto FJ et al.: Association of sleep-disordered breathing, sleep apnea, and hypertension in a large community-based study. *Sleep Heart Health Study*, JAMA, **283**: 1829-1836, 2000.
4) Peppard PE et al.: Prospective study of the association between sleep-disordered breathing and hypertension. *N Engl J Med*, **342**: 1378-1384, 2000.
5) Shahar E et al.: Sleep-disordered breathing and cardiovascular disease: Cross-sectional results of the Sleep Heart Health Study. *Am J Respir Crit Care Med*, **163**: 19-25, 2001.
6) American Academy of Sleep Medicine: Obstructive sleep apnea syndrome. In The international classification of sleep disorders, 2nd ed. American Academy of Sleep Medicine, IL, USA, p. 51-59, 2005.
7) Duran J et al.: Obstructive sleep-hypopnea and related clinical features in a population-based sample of subjects aged 30 to 70 yr. *Am J Respir Crit Care Med*, **163**: 685-689, 2001.
8) Kim J et al.: Prevalence of sleep-disordered breathing in middle-aged Korean men and women. *Am J Respir Crit Care Med*, **170**: 1108-1113, 2004.
9) Lavie P et al.: All-cause mortality in males with sleep apnoea syndrome: Declining mortality rates with age. *Eur Respir J*, **25**: 514-520, 2005.
10) Marti S et al.: Mortality in severe sleep apnoea/hypopnoea syndrome patients: Impact of treatment. *Eur Respir J*, **20**: 1511-1518, 2002.
11) Marin JM et al.: Long-term cardiovascular outcomes in men with obstructive sleep apnoea-hypopnoea with or without treatment with continuous positive airway pressure: An observational study. *Lancet*, **365**: 1046-1053, 2005.
12) Marshall NS et al.: Sleep apnea as an independent risk factor for all-cause mortality: The busselton health study. *Sleep*, **31**: 1079-1085, 2008.
13) Young T et al.: Sleep disordered breathing and mortality: Eighteen-year follow-up of the wisconsin sleep cohort. *Sleep*, **31**: 1071-1078, 2008.
14) Punjabi NM et al.: Sleep-disordered breathing and mortality: A prospective cohort study. *PLoS*

Medicine, **6**: e1000132, 2009.
15) Sasanabe R et al.: Metabolic syndrome in Japanese patients with obstructive sleep apnea syndrome. *Hypertens Res*, **29**: 315-322, 2006.
16) Lakka HM et al.: The metabolic syndrome and total and cardiovascular disease mortality in middle-aged men. *Jama*, **288**: 2709-2716, 2002.
17) Yumino D et al.: Impact of obstructive sleep apnea on clinical and angiographic outcomes following percutaneous coronary intervention in patients with acute coronary syndrome. *American Journal of Cardiology*, **99**: 26-30, 2007.
18) Yaggi HK et al.: Obstructive sleep apnea as a risk factor for stroke and death. *New England Journal of Medicine*, **353**: 2034-2041, 2005.
19) Martinez-Garcia MA et al.: Continuous positive airway pressure treatment reduces mortality in patients with ischemic stroke and obstructive sleep apnea: A 5-year follow-up study. *American Journal of Respiratory and Critical Care Medicine*, **180**: 36-41, 2009.
20) Javaheri S et al.: Central sleep apnea, right ventricular dysfunction, and low diastolic blood pressure are predictors of mortality in systolic heart failure. *Journal of the American College of Cardiology*, **49**: 2028-2034, 2007.
21) Arzt M et al.: Suppression of central sleep apnea by continuous positive airway pressure and transplant-free survival in heart failure : A post hoc analysis of the canadian continuous positive airway pressure for patients with central sleep apnea and heart failure trial (canpap). *Circulation*, **115**: 3173-3180, 2007.

chapter 3 SASの臨床症状

はじめに

　睡眠時無呼吸は睡眠ポリグラフ検査（PSG）により，3つの無呼吸のタイプ（型）に分類されてきた（第1章参照）．しかし，混合性（MSAS：mixed SAS）はOSASの亜型と考えられるので，基本的にOSASと中枢性SAS（CSAS：central SAS）の2つの症候群に大別される．しかし，実際の臨床で遭遇するSASのほとんどはOSASであり，CSASはうっ血性心不全患者で時にみられるチェーン-ストークス呼吸（CSR）で認められるにすぎない．通常，前置きなく単にSASという場合はOSASをさすのが一般的である．

3.1　症状・徴候

3.1.1　イビキ

　睡眠中の著明なイビキはSAS患者に必発の症状である．すべてのイビキの常習者がSASを発症するわけではないが，SAS患者は例外なく著明なイビキの常習者である．イビキは睡眠中に発生する呼吸音であり，これは上気道，特に咽頭部の狭小化を表している．健常者は，通常，仰臥位で就寝するが，このとき舌根部は重力の影響を受けるため狭くなる．睡眠状態に入ると全身の筋肉は弛緩するが，上気道を構成する筋肉群（オトガイ舌筋など）も弛緩するため上気道はさらに狭小化する．しかし，図3.1Aに示すように，健常者ではこの程度の上気道の狭小化は呼吸に大きな影響を及ぼさない．一方，SAS患者は図3.2に示すように上気道に形態学的，あるいは機能的に何らかの異常を有しており，睡眠中は図3.1Bのように容易に上気道が閉塞し無呼吸が出現する．無呼吸が出現する前に

A 健常者　　　　　　　　　B OSAS患者

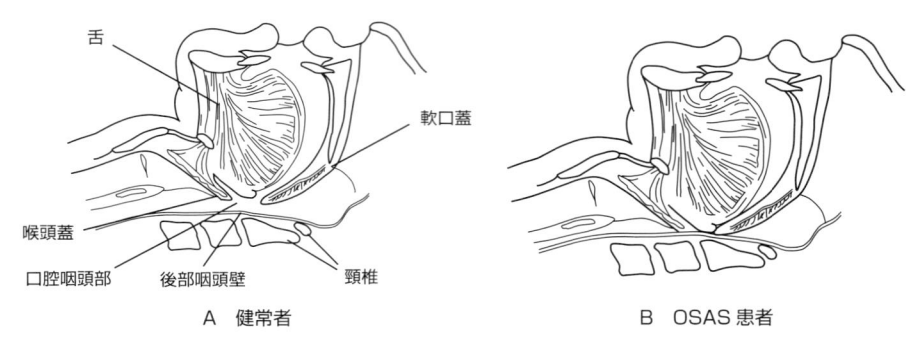

図3.1　健常者とOSAS患者の睡眠中の上気道

A 健常者　　　　　　　　　B 肥満SAS患者

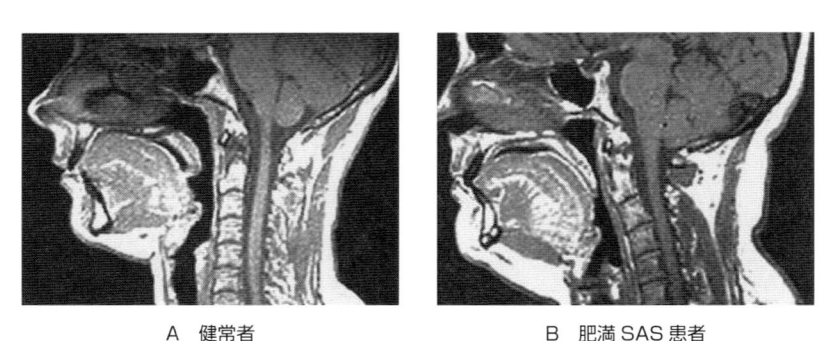

図3.2　健常者と肥満SAS患者の上気道CT

は必ず上気道が狭小化しイビキが発生するため，著明なイビキは無呼吸の前段階を表しておりイビキの常習者はSASの予備軍である．著明なイビキの後，10秒以上の呼吸停止が目撃されればSASの可能性がさらに大きくなる．したがって，ベッドパートナーから睡眠中の呼吸状態を聞き出すことも診断上重要である．

3.1.2　日中過眠

過眠症状とは著しい日中の過度の眠気（EDS：excessive daytime sleepiness）であり，イビキとともにSASにほぼ必発の症状である．過眠の評価法としてよく用いられるのがエプワース眠気尺度（ESS：Epworth Sleepiness Scale）[1]で，表3.1に示すような主観的な評価法である．11点以上を過度の眠気ありと判定する．しかし，これは，あくまで主観的な評価であり，患者はしばしば過小

3.1 症 状・徴 候

評価しがちであるので注意を要する．客観的な評価法として反復睡眠潜時検査（MSLT：multiple sleep latency test）と覚醒維持検査（MWT：maintenance of wakefulness test）があるが検査が煩雑であり一般的には行われないが，ナルコレプシーなどの過眠症の診断には必須である．

米国の報告[2]では，SAS患者が引き起こす居眠り運転による交通事故率は健常者の7倍，一般ドライバーと比較しても3倍高く，また，わが国で2003年に

表3.1 エプワース眠気尺度

日中の眠気の程度，イビキ，耳鼻科的疾患などの合併症，生活習慣などに関して，問診を行う．ベッドパートナー同席が望ましい．
昼間の眠気の評価には，エプワースの眠気尺度（ESS）などが用いられる．
点数は，0：眠くならない，1：まれに眠くなる，2：しばしば眠くなる，3：よく眠くなる．
合計10点以下は正常，11点以上は病的眠気（過眠あり）．

状　況	点　数
1. 座って読書しているとき	0 1 2 3
2. テレビを見ているとき	0 1 2 3
3. 公の場所で座って何もしないとき（たとえば劇場や会議）	0 1 2 3
4. 1時間続けて車に乗せてもらっているとき	0 1 2 3
5. 状況が許せば，午後横になって休息するとき	0 1 2 3
6. 座って誰かと話をしているとき	0 1 2 3
7. 昼食後（お酒を飲まずに）静かに座っているとき	0 1 2 3
8. 車中で，交通渋滞で2～3分停まっているとき	0 1 2 3

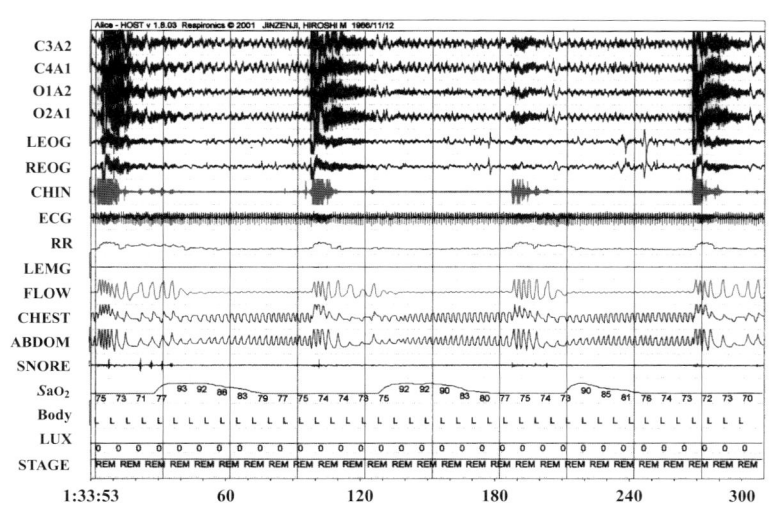

図3.3 睡眠ポリグラフ検査例

起きた山陽新幹線の運転士居眠り事件も SAS に起因する過眠であることが明らかになっている．それでは，SAS 患者はなぜ強い過眠症状が起こるのであろうか．図3.3に典型的な睡眠ポリグラフ検査（PSG）の一部を示す．患者は約50秒の無呼吸を繰り返しているが無呼吸時と呼吸再開時の脳波，筋電図は明らかに異なっている．呼吸再開時には脳波，筋電図とも高い活動性を示しており，これは覚醒反応（arousal）を表している．つまり，無呼吸が消失し呼吸が再開するためには覚醒反応が必要となり，患者は覚醒反応や中途覚醒の頻発により良質な睡眠をとることができない．この睡眠の障害が本症に特有な著しい過眠をもたらす．このような重症 SAS 患者の一晩の睡眠ステージでは，徐波睡眠のノンレム睡眠3〜4期（N3）がまったく認められず，浅睡眠の1〜2期（N1, N2）だけしか認められない．同時に中途覚醒（W）がかなりの部分を占める．中途覚醒あるいは断眠の裏返しとして EDS が出現してくるが，通常，SAS 患者自身はこれらの睡眠の障害を自覚していないことが多い．

3.1.3　肥　　満

肥満が SAS の最大のリスクファクターであることは疑いがない．欧米では，SAS 患者の60〜90% が肥満度（BMI：body mass index）$>28\,\mathrm{kg/m^2}$ であり，わが国でも70% が $\mathrm{BMI}>25\,\mathrm{kg/m^2}$ の肥満者である[3]．体重が10% 増加すると AHI は32% 増加するが，10% 減量すると AHI は26% 減少する[4] ことが報告されており，肥満が SAS の発症に関与することは明らかである．図3.2に示すように，肥満者の上気道は健常者に比較し明らかに狭くなっているため，睡眠時には容易に狭窄・閉塞をきたし SAS を発症する．しかし，前述したように，わが国の SAS 患者の約3割は肥満を伴っていないことに注意すべきである．その理由として，日本人を含めたアジア人種の顔面形態の異常が指摘されている．下顎が小さかったり下顎が後退している場合には仰臥位になったときに上気道は狭くなりやすいため SAS を起こしやすい．したがって，肥満がなくともイビキや日中過眠などの症状がある場合には SAS を念頭に置く必要がある．

3.1.4　起床時の倦怠感，熟眠感の欠如

図3.3に示すように，SAS 患者の多くは，良質な睡眠をとることができないため，何時間寝ても熟眠感が得られず，起床時に倦怠感を訴えることが多い．し

かし,慢性的な睡眠障害のためこれらの症状を自覚せず気がつかない場合も多い.このような患者にCPAPのような有効な治療を行うと,そこで初めて治療前の倦怠感に気づくこともある.

3.1.5 夜間頻尿

患者の訴えで比較的多い症状の1つである.男性の高齢患者では前立腺の問題としてSASとの関連を考えない場合があるので,問診では必ず聞いておく必要がある.CPAPなどでSASを治療してやると症状が劇的に改善し感謝されることも多い.SAS患者で夜間頻尿が出現する機序はいまだ明らかではないが,上気道閉塞が胸腔内圧を著明に陰圧化させることにより心房が拡張し,ヒト心房性ナトリウム利尿ペプチド(hANP:human atrial natriuretic peptide)が過剰に分泌されるためではないかと考えられている[5].事実,CPAPにより上気道閉塞を解除してやると頻尿が著明に改善することが明らかになっている.

3.1.6 性機能障害

SAS患者には性機能障害として勃起不全(ED:erectile dysfunction)が高率に認められるという報告[6]がある.そのメカニズムについては不詳であるが,SASに基づく持続的な低酸素血症や睡眠障害がその要因と考えられている.

〔赤柴恒人〕

● 文 献

1) Johns MW : A new method for measuring daytime sleepiness : The Epworth sleepiness scale. *Sleep*, **14** : 540-545, 1991.
2) Findley L et al. : Automobile accidents in patients with obstructive sleep apnea. *Am Rev Respir Dis*, **138** : 337-340, 1988.
3) 高橋和夫:肥満の病態と治療.睡眠時呼吸障害(井上雄一・山城義広編),日本評論社,pp.199-203, 2006.
4) Peppard PE et al. : Longitudinal study of moderate weight change and sleep-disordered breathing. *JAMA*, **284** : 3015-3021, 2000.
5) Baruzzi A et al. : Atrial natriuretic peptide and catecholamins in obstructive sleep apnea syndrome. *Sleep*, **14** : 83-86, 1991.
6) Seftel AD et al. : Erectile dysfunction and symptoms of sleep disorders. *Sleep*, **25** : 643-647, 2002.

chapter 4 SASの分類と病態

4.1 SASの病態生理

　毎晩の7〜8時間の睡眠は，あらゆる疫学研究（EBM：evidence-based medicine）の報告において生存率や罹患率を最小にしているが，SASの患者はその例外ともいえる．SASでは，成人（自立した大人）が毎晩7〜8時間充分に眠っていても，翌日に昼間の強い眠気（EDS）を生じ，居眠り事故を生じやすい．さらにSASの患者は肥満に伴う生活習慣病やメタボリックシンドロームと密接に関連し，高血圧，脂質異常，耐糖能異常を高率に合併するため，心血管病，脳卒中，慢性腎疾患（CKD）を併発しやすくなる．SASは，循環器疾患をはじめ，あらゆる疾病の背後に潜んでいたが，これまでの日常診療でほとんどが見逃されてきたといっても過言ではない．

　SASなど睡眠障害を診る場合に日常診療で重要なことは，「病気を診る前に患者を診る」ことであろう．自立の度合によって，睡眠の質・量・時間帯が異なる．そのため，患者を診るとは，①小児（自立しつつある子ども），②成人（自立した大人），③重病を患った老人（自立できなくなった患者）の3つを区別して診断を行うことである．診断が的確であれば，適切な治療とその限界が理解しやすくなる．SASの病態生理もまた，①自立しつつある子ども，②自立した大人，③自立できなくなった患者の3つが区別できれば，睡眠中の急性期および慢性期の呼吸循環調節機構における障害／代償機構を説明しやすくなる．

　本章では，SASを閉塞性，中枢性，混合性，複合性，などに詳細に分類し，それぞれのエキスパートにそれらの記述を委ねた．しかし，基本的なSASの病態生理は1枚の図ですべてを示すことができる（図4.1）．それは，1つの睡眠時無呼吸は「睡眠（入眠）→無呼吸（気流停止）→覚醒反応→呼吸再開→再入眠」

4.1 SASの病態生理

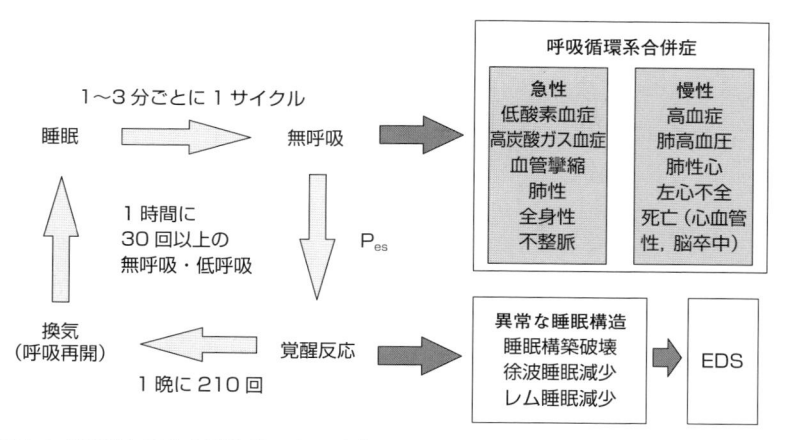

図4.1 睡眠時無呼吸症候群（SAS）の病態生理（睡眠時無呼吸の急性・慢性生理学的変化）
P_{es}（esophageal pressure；食道内圧＝胸腔内圧）陰圧の漸増：OSA または UARS.
P_{es} 不変：中枢性無呼吸（CSA：$PaCO_2$ は上昇するタイプと，正常または低下するタイプがある）．

という一連のエピソードから成り立っているからである．このエピソードが1時間に5回以上出現するとSASになる．たとえば，1時間に30回以上の無呼吸＋低呼吸が出現すると，7時間の睡眠では210回のエピソードが繰り返されることになる．このような重症例では，睡眠時無呼吸の急性の影響として，低酸素血症，高炭酸ガス血症，血管攣縮，ならびに不整脈をきたす一方，慢性の影響としては，高血圧，肺高血圧，肺性心，心不全，さらに夜間帯の死亡（心血管性，脳卒中）などを合併するようになる．また，無呼吸に伴う頻回の覚醒反応（arousal）は，睡眠中の最も重要な生体防御機構であるが，それが高頻度に出現すると徐波睡眠やレム睡眠の抑制のほか，睡眠分断から睡眠構築を大きく変化させる結果，EDSを引き起こしてしまう．このEDSはまた居眠り運転による交通事故や労働災害の原因ともなってしまうため，社会的にもSASの合併は大きな問題になりかねない[1]．

なお，現在の睡眠ポリグラフ検査（PSG）はSAS診断のゴールドスタンダードと位置づけられているが，実はまだ非侵襲的な食道内圧（P_{es}）およびCO_2モニターの開発が遅れているため，通常のPSGでは臨床の現場において，まだSASの病態生理を簡潔明瞭に理解することに限界があることも事実であろう．

〔塩見利明〕

● 文　献
1) 睡眠呼吸障害研究会編：成人の睡眠時無呼吸症候群診断と治療のためのガイドライン．メディカルレビュー社，2005．

4.2　閉塞性 SAS

　閉塞性睡眠時無呼吸（OSA：obstructive sleep apnea）は，通常咽頭気道が睡眠時に繰り返し閉塞することで生じる．日常よく遭遇するこの現象ではあるが，病態は決して単純ではなく，すべて明確に説明することは困難である．しかし，OSAの病態を正しく理解することは，先入観にとらわれずに，より適切な診断や治療を選択あるいは開発する上で重要である．本節では，OSAがどのように，なぜ，どんな人で起こるのかを流体力学的，生理学的，病態生理学的に概説する．

4.2.1　何が起きているのか？

　睡眠ポリグラフ検査（PSG）を詳細に解読することが，OSAがどのように生じているのかを理解する手がかりとなる（図4.2）．呼吸流量のトレースからは，患者は無呼吸と呼吸を周期的に繰り返している．脳波上，この呼吸パターンの繰り返しに一致して睡眠と覚醒状態を繰り返している．無呼吸時にも腹部の呼吸運動を認めることから，患者の呼吸中枢は呼吸継続を意図しているにもかかわらず気道が閉塞しているために呼吸ができない．したがってこの呼吸異常は閉塞性，

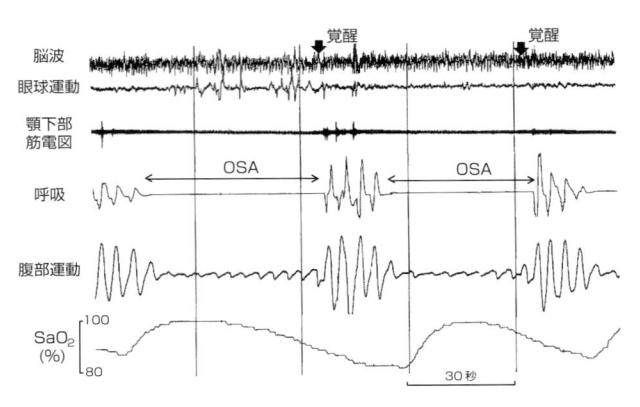

図 4.2　OSAの典型的PSG所見（ポリソムノグラム）

つまり OSA であることがわかる．

　OSA が生ずると換気が停止し，血中の炭酸ガス分圧が増加する．炭酸ガス分圧の上昇は呼吸中枢を刺激し，呼吸努力が増加する．腹部の呼吸運動，つまり横隔膜の吸気活動はこれに呼応して無呼吸中に徐々に大きくなる．食道内圧を測定すると徐々に増加することとなる．無呼吸状態が長くなるとやがて，肺胞低換気による低酸素血症となる．

　これら高炭酸ガス血症や低酸素血症は，オトガイ舌筋などの咽頭気道拡大筋の活動を高め咽頭気道の閉塞を解除しようとするが，通常これは不十分で閉塞は維持される．呼吸努力増加に伴う気道内陰圧は，咽頭閉塞をさらに持続させる原因となる．仮にこのまま無呼吸が続けば，やがて高度の低酸素血症で重症不整脈や心停止をきたすことになる．成人の場合この危機的状況に対し，睡眠からの覚醒反応を介して咽頭気道拡大筋の活動を爆発的に増加させ，閉塞していた咽頭気道の再開通を達成させる．これにより呼吸は，大きなイビキを伴って再開するが，呼吸中枢が刺激されているため必要以上に大きな呼吸をすることになる．この呼吸のオーバーシュートにより血中の炭酸ガス分圧はむしろ低下し，呼吸努力は減少する．この呼吸再開による覚醒刺激の減少で患者は再び入眠することになるが，入眠と同時に咽頭気道拡大筋の活動も低下し，咽頭は再び閉塞する．呼吸のオーバーシュートが著明な場合は入眠時に呼吸運動も停止しいわゆる混合性の呼吸異常パターンとなる．このような呼吸や意識レベルの不安定性は OSA を繰り返し起こす原因となる．

4.2.2　咽頭気道の機能的特殊性

　OSA は咽頭が閉塞するために生ずる．なぜ，気道の中で特に咽頭で気道は睡眠時に閉塞しやすいのだろうか．咽頭は，呼吸をするための気道でもあるが，食べ物を飲み込む際には食道であり会話をするときには声道として機能する．これら異なった生理機能を果たすために，咽頭内腔は，"開存性"，"閉塞性"，"調節性"を有することが求められる．単なる気道であれば気管のように周囲を軟骨で支えるような構造であればよいが，これでは嚥下や構語は不可能である．咽頭は，それ自身は閉塞性が高く，その周囲に存在する咽頭気道筋群の活動を中枢で調節することで咽頭の大きさや形，硬さを目的に応じて調節しているのである．つまり，咽頭気道の大きさは，咽頭固有の構造的特性（解剖）とそれを調節できる咽頭筋

活動（神経性調節）の相互作用で決定される．

4.2.3　OSA の原因：解剖学的異常か，神経性調節異常か

　咽頭気道が閉塞する OSA は，咽頭気道の機能的特殊性のため，解剖の異常または神経性調節の異常（あるいは両者の異常）が原因となりうるが，生理学的な状態では両者は分離できないので，この2つの可能性を証明するのは容易ではない．咽頭気道閉塞や狭窄が最先端の画像診断で同定できたとしても，その原因がいずれであるかは特定できないからである．

　しかし，全身麻酔下に筋弛緩薬を投与し神経性調節を排除した状態では，咽頭の解剖的性質のみを純粋に評価することが可能になる．この状態で，成人 OSA 患者の咽頭気道は，非 OSA 健常人に比較して狭くかつ閉塞性が高い．咽頭筋の活動が停止した状態でも非 OSA 健常人では咽頭気道が覚醒時より狭くなるものの内腔が維持されるのに対し，OSA 患者の咽頭は完全に閉塞する．つまり，OSA 患者には解剖学的異常が存在するのである．

4.2.4　解剖学的異常のメカニズム

　OSA 患者では，なぜ解剖学的に咽頭気道が閉塞しやすいのだろうか．咽頭気道はその周囲を，舌や軟口蓋，口蓋扁桃などの軟部組織で囲まれ，さらにその外側は上顎や下顎で囲まれている（図 4.3）．つまり，咽頭気道は，骨構造物で制限された"容器"の中に軟部組織"肉"を詰め込んで，余った空間であると考えることができる．したがって，咽頭気道の大きさは，"容器"と"肉"のバラン

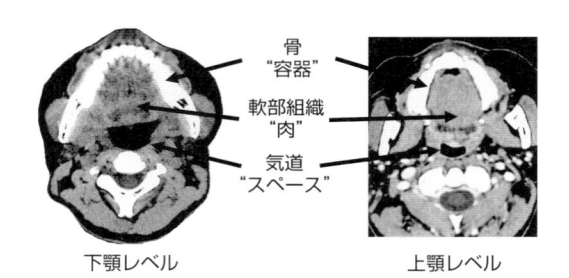

図 4.3　咽頭周囲の構造
咽頭筋が働かない状況では，気道の"スペース"は，骨構造物"容器"と軟部組織"肉"のバランスで決まる．

咽頭気道断面積

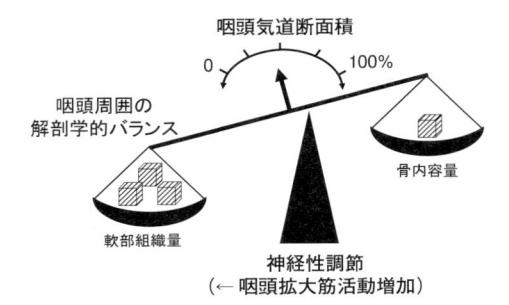

図 4.4 咽頭気道のバランス理論
咽頭気道の大きさは、神経性調節と咽頭周囲の解剖学的バランスの相互作用で決まる。過剰な軟部組織量（肥満、巨舌、リンパ組織増殖など）や小さな骨内容量（小顎）が、解剖学的バランスを崩す要因となる。

ス（咽頭の解剖学的バランス）で決定される（図 4.4）。

咽頭周囲の解剖学的バランスが崩れると、咽頭に気道の空間を確保できなくなり咽頭閉塞が生ずる。解剖学的バランスの"容器"が小さい小顎の患者、過剰な"肉"の原因となる肥満、巨舌、口蓋扁桃肥大、アデノイド増殖などの患者では、咽頭の解剖学的バランスが崩れやすく、OSA 発症の危険因子となりうる。しかし、重要なことは、バランスが問題であるという認識である。肥満が存在しても、上顎・下顎が大きければバランスは崩れにくく、小顎であっても肥満がなければバランスは崩れない。肥満あるいは小顎イコール OSA の発症ではなく、それぞれがもつ"容器"の大きさと"肉"の量の解剖学的バランスがさまざまな条件で崩れたときに OSA が発症する。

4.2.5 臨床での咽頭の解剖学的バランス評価方法

咽頭の解剖学的バランスを評価することは、OSA 患者をスクリーニングするのに有用である。咽頭周囲で解剖学的バランスが崩れた場合、軟部組織は咽頭気道を圧迫するばかりでなく、骨構造物による制限を受けない顎下部からはみ出すことになる。"容器"からはみ出たこの軟部組織は、いわゆる"二重あご"を形成するので、患者の横顔を見て"二重あご"を認めたら OSA を疑うべきである。顎下部よりはみ出した舌は頸部側面 X 線やセファログラムでは、舌骨低位として認める。舌骨から下顎までの距離が 20 mm を超える場合には OSA を疑うべ

きである．

　また，口腔内での舌の相対的大きさを4段階に評価するマランパチ分類（Mallampati分類；正面視，最大開口の状態で，舌を前方に突き出したときの，おもに口蓋垂や軟口蓋の見え方で分類）で，口蓋垂が見えない3度，軟口蓋すら見えない4度の場合にはOSAが強く疑われる．

4.2.6　咽頭気道閉塞部位

　前述の全身麻酔下に筋弛緩薬を投与し神経性調節を排除した状態では，咽頭内で解剖学的に閉塞しやすい部位を同定することも可能である．成人OSA患者では，通常軟口蓋後壁部と舌根部が閉塞部位となるが，OSA発症の原因により閉塞パターンが異なる．肥満OSA患者では，軟口蓋後壁部の咽頭気道が最も狭くかつ閉塞性が高いが，舌根部の閉塞性は比較的低い．非肥満小顎OSA患者では，軟口蓋後壁部と舌根部の両部位ともに狭くかつ閉塞性が高い．

　小児OSAでも同様に解剖学的異常が証明されている．閉塞部位は多くの場合アデノイドや口蓋扁桃であるが，非OSA小児と比較して，OSA小児では軟口蓋部や舌根部の閉塞性も高い．つまり，小児においても，アデノイド増殖や口蓋扁桃肥大のみがOSA発生の原因ではなく，成人同様肥満や小顎も関与することが示唆されている．

4.2.7　咽頭気道の神経性調節

　咽頭周囲には左右20対以上の筋肉が存在する．この咽頭筋群の活動は，覚醒刺激，気道内の陰圧による反射，低酸素血症や高炭酸ガス血症などの化学的刺激による神経性の調節を受ける．この調節系は，呼吸状態を監視する受容器，情報の求心路となる末梢神経，情報が集まる中枢，統合された情報を送る遠心路となる末梢神経，そして効果器である咽頭拡大筋で形成され，ネガティブフィードバックによる調節が行われる（図4.5）．この神経性調節は睡眠時に生理学的に抑制され，OSA発生のきっかけになる．この抑制がOSA患者で病的により強く抑制されるかどうかは議論のあるところである．

4.2.8　OSA患者に神経性調節系の異常は存在するか？

　咽頭気道拡大筋の活動を調節する神経性調節系路のどの部分が病的に障害され

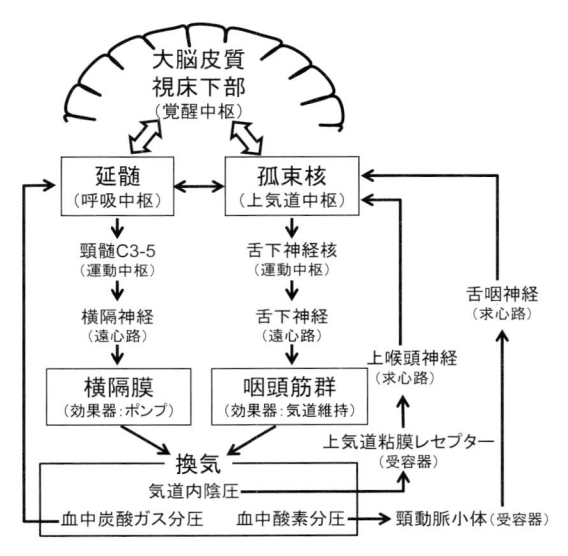

図4.5 咽頭気道の神経性調節

ても，咽頭気道拡大筋の収縮力低下をきたし，咽頭気道はより閉塞しやすくなる．OSA患者では，上気道陰圧反射や嚥下反射，嘔吐反射に関与する上気道粘膜内の受容器感受性低下が存在するといわれているが，それらの機能低下と咽頭閉塞性増加との因果関係は明確に示されていない．また，受容器の機能障害がイビキやOSAによる二次的な障害である可能性もあり，OSA発症に直接関与するかどうかは不明である．この二次的障害は不可逆的でCPAPで改善しない可能性もありOSAの一義的原因と断定するのは困難である．

　神経性調節を睡眠中に十分働かせたときの咽頭閉塞性と抑制させたときの咽頭閉塞性を調べれば，両者の差は神経性調節による咽頭閉塞性の改善と考えることができる．OSA患者では非OSA健常者に比較してその差が小さいという報告がある．この結果はOSA患者の咽頭閉塞性増加に神経性調節抑制が一部関与することを示唆しているが，それでもOSAによる二次的な影響を完全に否定するまでには至っていない．

4.2.9　肥満患者の肺容量低下による咽頭閉塞性増加

　肺は咽頭気道から離れた構造物であるが，咽頭気道の閉塞性に影響する（図

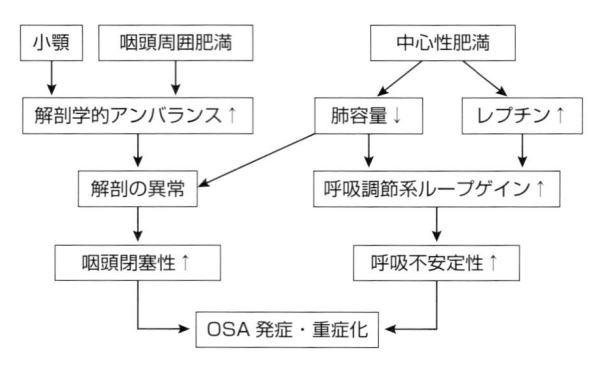

図 4.6 OSA を発症，重症化させる病態生理のまとめ

4.6)．約 1.0 l の肺容量増加で気管は尾側に約 1 cm 移動する．これにより咽頭気道が尾側に牽引され，咽頭壁のコンプライアンスを低下させ咽頭をつぶれにくくすると考えられている．逆に，肺容量が肥満などで低下している場合は，咽頭気道は閉塞しやすくなる．特に中心性の肥満患者の場合は，咽頭周囲の解剖学的アンバランスばかりでなく肺容量低下も OSA 発症のメカニズムとして関与すると考えられている．実際，睡眠中に肥満 OSA 患者の肺容量を増加させることで OSA の頻度は改善する．

4.2.10 呼吸の不安定性が OSA の繰り返しを引き起こす可能性

以上，なぜ咽頭が閉塞するかを説明したが，なぜ OSA が繰り返し発症するのかは説明できていない．これには，呼吸の不安定性が関与するようである．呼吸器系のネガティブフィードバック機構は一定の血液ガスを維持するように呼吸を調節するはずであるが，OSA 発症の際には明らかに血液ガスは大きく変動しこの機構は安定して機能していない．呼吸調節系の安定性の指標であるループゲイン値が小さすぎると異常呼吸に対する反応が鈍くなかなか正常呼吸には戻らないが，呼吸自体は不安定になりにくい．つまり，睡眠時呼吸異常の持続時間が長くなる．反対にループゲイン値が高すぎると異常呼吸に対して過剰に反応してしまい過呼吸と低呼吸を繰り返す不安定な呼吸となり，単位時間当たりの呼吸異常回数が多くなる．これらの間に異常呼吸を正常呼吸に戻すための最適なループゲイン値が存在する．炭酸ガス換気応答や低酸素換気応答が高い場合ループゲイン値が高くなり呼吸は不安定になりやすい．内臓脂肪から分泌されるレプチンは，炭

酸ガス換気応答を増加させ，覚醒時には呼吸負荷に対する代償機構として有益ではあるが，睡眠時にはループゲイン値を高めOSAの頻度を増加させる一因となっているようである（図4.6）．肥満患者に認められる機能的残気量低下や死腔低下による換気効率の増加，代謝低下，心拍出量低下，高炭酸ガス血症もループゲイン値を高め呼吸が不安定となり，OSAが数多く繰り返される一因と考えられる．

〔磯野史朗〕

● 文　献
1) Isono S：Obstructive sleep apnea of obese adults：pathophysiology and perioperative airway management. *Anesthesiology*, **110**：908-921, 2009.
2) Isono S：Obesity and obstructive sleep apnea：Mechanisms for increased collapsibility of passive pharyngeal airway. *Respirology*, **17**：32-42, 2012.

4.3　中 枢 性 S A S

　中枢性睡眠時無呼吸（CSA：central sleep apnea）は，10秒以上の呼吸努力のない口鼻腔気流の停止として定義される．しかし，中枢性睡眠時無呼吸症候群（CSAS：central SAS）の厳密な定義はなく，一般にはCSASが有意に出現（無呼吸指数＞5／時）し，イベントの多くが中枢性であること（＞85%，＞50%など），として定義されることが多い．CSASとしては，チェーン-ストークス呼吸（CSR：Cheyne-Stokes respiration）が心不全などに伴うものとして広く知られているが，必ずしも病的な場合だけでなく生理的にも生じる．

4.3.1　呼吸調節系
　呼吸は，体内で発生する呼吸に関連した情報を収集し中枢に送る化学・圧力受容器，収集された情報を処理し，神経を通じた命令を効果器に送り出す中枢調節器，送られてきた神経命令を筋運動に変換する効果器の微妙な同調の上に成立している[1]．これらのどの過程に問題が生じてもCSASを生じることがある．

a．受容器
　呼吸をどの程度すればよいかは，そのときの体内のガス分圧によって決定されるが，この情報を収集する化学受容器は中枢と末梢に分散して存在している．中枢化学受容器は延髄の腹側表面に位置しており，H^+濃度の変化を敏感に感じと

り，H^+ が増加すると直ちに換気量を増大させ，低下により換気量を減少させる．血液中の炭酸ガス濃度が上昇すると，血液-脳関門を通じて炭酸ガスが脳脊髄液内に拡散していき，H^+ が増加し pH が低下する（図 4.7）．一方，末梢化学受容器は頸動脈洞の頸動脈体内と大動脈弓上下の大動脈弓体内に存在しているが，人では頸動脈体がより重要と考えられている．これらは，炭酸ガス濃度だけではなく酸素濃度，pH 変化にも反応するが，酸素濃度の低下に対する反応は酸素飽和度が 70% 以下程度のかなり低酸素状況に陥ったのちに強く表れる（図 4.8）．受容器系が末梢と中枢とに受容器系が 2 つに分散している理由は以下のように考えられている．末梢受容器系は中枢受容器への刺激への反応と比較すると呼吸への影響の程度は数分の 1 と大きくないが，その反応速度が著しく速いことから，日常の変化に素早く対処するために存在し，一方，中枢受容器系は，緩徐ではあるが大きな変化を要する際に主体となって作動するというように分業しているものと解釈される．

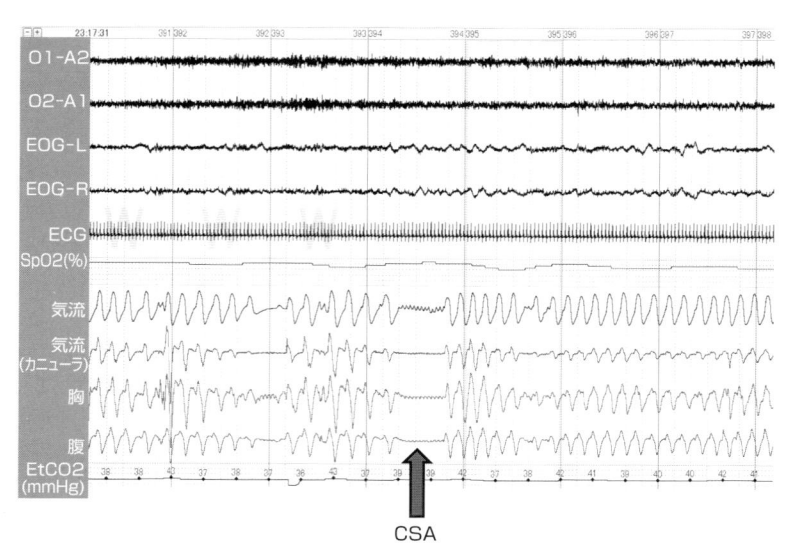

図 4.7 OSA 患者で覚醒段階（W）から睡眠段階 1（N1）に移行する際に一過性にみられる CSA
炭酸ガスに対する無呼吸閾値の変化が睡眠段階の変化により生じているためにこうした現象が生じると考えられる．この症例では最下段に示す呼気終末炭酸ガス濃度は CSA（↑）を境としてやや上昇している．

4.3 中枢性 SAS

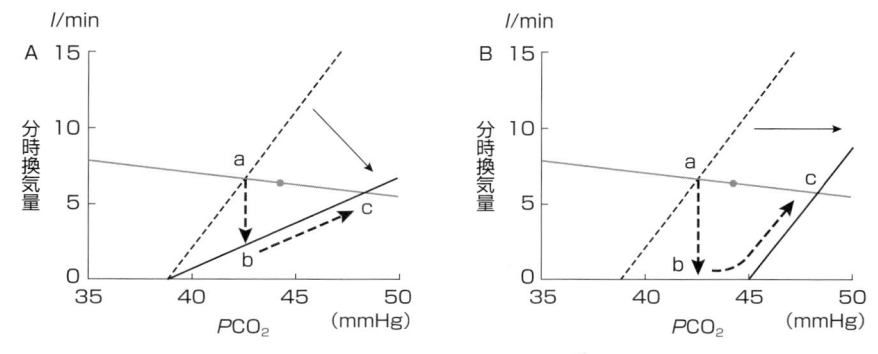

図 4.8 睡眠時の低呼吸と無呼吸[5]

睡眠によって炭酸ガス換気応答曲線の傾きが緩やかになると（A），それまでの換気量の設定レベル a から b に動作点が移動し新たな低い分時換気量となる．その結果炭酸ガス濃度は上昇し，呼吸数も徐々に増加し，新たな均衡点である c で安定する．一方，炭酸ガス応答曲線が平行移動した場合には（B），元の均衡点の炭酸ガス濃度は新たな曲線では無呼吸閾値以下となり（b），いったん無呼吸となったのちに新たな均衡点（c）に向かって上昇していく．このときに覚醒が生じれば，この過程と逆に過呼吸が生じ，a 点に戻ろうとする．

呼吸制御にかかわる受容器としては肺の伸展受容器がある．肺の伸展時に生じる神経活動は迷走神経系を介して呼吸中枢を抑制し，過大な吸気が生じないようになっている．これは，Hering-Breuer の吸息抑制反射として知られているものであり，後述する複合性 SAS とも関連している．肺の毛細血管近傍の肺胞壁には毛細血管が怒張したときに反応して呼吸を促進する J 受容器がある．J 受容器からのインパルスは迷走神経系を通じて脳に送られるが，肺うっ血や運動などに関連して呼吸数を増加させる機序ともなっている（von Bezold-Jarisch 反射）．そのほか，圧受容器を通じて入力される血圧の変化や痛み受容器を通じて入力される末梢の痛み刺激なども呼吸中枢に入力され，呼吸に影響を及ぼす．

b. 呼吸中枢

いわゆる呼吸中枢は延髄と橋の 3 か所に漠然とニューロンの集合体として存在している．第 1 は第 4 脳室下部の延髄網様体に存在し，延髄呼吸中枢と呼ばれる．ここには，吸気に関連した背側呼吸ニューロン群と呼気に関連した腹側呼吸ニューロン群が相互に関連することで他からの入力なしに律動性の活動を行っている．ここに迷走神経や舌咽神経を介した上行性の入力があると，吸気時間が調節され呼吸数が変動したり，普段は活動性のない呼気領域の活動性が上昇して，大きく速い呼吸をさせることにより換気量を上昇させることができる．第 2 の中

枢は橋下部の吸息性呼吸停止中枢であるが,ヒトでの役割は不明である.第3に,橋上部にある呼吸調節中枢があるが,ここで吸気が抑制性に調節され,呼吸量の調整が行われている.

呼吸は心拍などと異なり,かなり随意的に調節することができるが,これは,呼吸のコントロールに皮質の関与が大きいことを意味している.皮質だけでなく,大脳辺縁系や視床下部も大きな影響をもつことが示されている.

c. 効果器

肺の拡大・収縮に関連した筋としては,横隔神経で支配されている横隔膜が最も重要である.横隔膜の緊張により,胸郭は下方に拡大するとともに,胸郭下部が外方に拡大することで肺の体積を有効に増加させることができる.肋間筋には吸気時に収縮して胸郭断面を拡大させる外肋間筋と,呼気時に収縮して胸郭断面を縮小させるとともに肺が肋間に突出することを防いでいる内肋間筋がある.そのほか,斜角筋や胸鎖乳突筋も呼吸不全状態では動員され,これらの筋の収縮は臨床的に呼吸不全を診断する際に用いられる.

一方,吸気時には気道開大筋と総称される口腔から咽頭にかけての筋群が緊張する.これにより,吸気時に陰圧で閉塞する方向にある気道の径を保っている.この筋群は,OSAが生じないような方向に作用しているため,この筋群の作用の減弱はOSAの大きな原因である.CSAは中枢から効果器への出力が停止することにより生じる非閉塞性の無呼吸であるが,同時に気道開大筋への出力も停止ないし低下することを考えると,これらの間のバランス次第で,4.4節に示すような混合性SAS(MSAS)がしばしば認められるのが理解できる.

4.3.2 生理的CSA

入眠期には中枢の化学感受性が睡眠深度に従って変化し,炭酸ガス(CO_2)に対する無呼吸閾値が上昇する結果CSAが生じることがあるが,その後いったん次のセッティングポイントに移って安定するとこうしたCSAは消失する.また,REM期にも生理的にCSAが認められることがある.これは特に小児で多く認められる.さらに,通常の睡眠中に生じる寝返りやため息といった動作の後にも一過性のCSAが認められることが知られている.これらは,よほど頻度が高い場合や,あまりにも長時間の無呼吸が生じてきわめて高度の低酸素状態が持続する以外では病的意義は少ない[2].

4.3.3 病的 CSA

OSA と比較すると CSA の頻度は低く，0.4〜4.0% であるが，心不全に伴う CSR と共存するもの（CSA-CSR）が多く，他の CSA の頻度はさらに低い．病的 CSA は，病態から高炭酸ガス血症性のものと低（正）炭酸ガス血症性のものの 2 つに分類される．

a. 高炭酸ガス血症性 CSA

高炭酸ガス血症性 CSA は，上記の呼吸調節系のうち受容体や呼吸中枢の欠落または異常によって生じる病態で頻度は低い．この病態では，覚醒時には高位中枢からの代償性命令によりある程度の呼吸が保たれているが，睡眠時にこの代償が消失するとともに，高度の低呼吸・無呼吸が生じる．

神経疾患に関連するものとしては，Shy-Drager 症候群患者や家族性自律神経障害，また多発性硬化症などで認められる．また，脳血管障害やポリオ，糖尿病性神経障害などにより二次性に生じることもある．こうした疾患では特に REM 期での筋緊張低下が著しいために高度の低換気が生じる．

次に，呼吸中枢やその伝導系に原発性に障害がある結果，睡眠中に高度の換気障害が生じる原発性肺胞低換気症候群・中枢性肺胞低換気症候群がある．この病態は，呼吸を行う肺や筋ではなく延髄呼吸中枢などに問題がある場合を指しており，オンディーヌ（Ondine）の呪いとして有名であるがきわめてまれな疾患で，これまでに世界で 1000 例以下の報告しかない．オンディーヌの呪いとは，Jean Giraudox 作の戯曲に出てくる，それまで無意識に行われていた体の動きがすべて命令をしなければ動かなくなる呪いである．原発性肺胞低換気症候群・中枢性肺胞低換気症候群は，夜間睡眠中に呼吸命令を行うことができずに死に至ることが，病態的に似ているため，オンディーヌの呪いとも呼ばれる．先天性と考えられ，Hirschsprung 病などの他の先天性疾患を伴うことがある．最近，自律神経をつかさどる遺伝子の突然変異によって生じていることが報告された[3]．この疾患の患者は覚醒時にも低換気や無呼吸を生じているが，睡眠によってさらに増悪し高度の低酸素血症・高炭酸ガス血症を生じる場合にはうっ血性心不全やチアノーゼを呈する．比較的軽症であったり，周囲がこうしたことに無知であったりすると，かなりの高齢で発見されることもある．

b. 低（正）炭酸ガス血症性 CSA

低（正）炭酸ガス血症性 CSA では，繰り返す過呼吸と無呼吸が出現する．代

表例として後述する心不全に合併する CSR があるが，ほかにも特発性に生じるものや高所性（低酸素性）CSA がある．通常，睡眠して覚醒刺激が消失すると効果器への出力が低下する結果，1回換気量の低下や気道抵抗の上昇が生じる．一方，無呼吸となる炭酸ガス濃度，すなわち低炭酸ガス血症性無呼吸閾値（AT：apneic threshold）は睡眠により上昇する（無呼吸後に呼吸再開する点と同様）．これらの結果，覚醒時に比較して睡眠中には PCO_2 は 2〜8 mmHg 上昇する[4]．睡眠レベルが浅いときには，比較的少ない刺激で覚醒するが，無呼吸の持続による低酸素などにより無呼吸相の最後に覚醒が生じると AT が低下し，中枢からの呼吸出力が増大するので過呼吸が生じる．その結果，覚醒刺激が消失し，再度睡眠すると上記の状況が再現することにより無呼吸も再現され，このサイクルが持続することになる．したがって，覚醒相から浅睡眠相に入るタイミングでこのような現象が生じやすく，逆に覚醒しにくい徐波睡眠時やレム睡眠時にはこうした現象は比較的少なくなる．健常人でも見られる CSA の発現は同様の機序によって説明される．なお，心不全に合併する CSR には，別のファクターが加わるので，病態的にはさらに複雑である．

4.3.4 症状と治療

CSA には夜間の呼吸困難感，日中の過眠といった一般的な症状もあるが，特に高炭酸ガス血症を伴うものでは，頭痛が強いといわれている．

心不全に伴わない CSA（CSR）の治療法として確立したものはない．一部の症例では CPAP は有効であるが，完全な呼吸出力停止時には使用できない．一方，非侵襲的陽圧換気法（NIPPV：non-invasive positive airway pressure ventilationm, 9.3 節参照）は，呼吸停止時には加圧し呼吸をさせることができる．また，低濃度炭酸ガス吸入や酸素吸入の有効性も報告されている．薬物療法として，アセタゾラミドやテオフィリンは一部で有用とされている．さらに最近では，横隔神経刺激によるペーシングの有用性も報告されている． 〔安藤真一〕

4.4 混合性 SAS

混合性睡眠時無呼吸（MSA：mixed sleep apnea）とは，成人では，10 秒以上の気流静止で，無呼吸の前半は胸腹の呼吸努力を認めず CSA と同様の状態とな

り，無呼吸の後半に胸腹の呼吸努力を認めるものをいう[6]（図4.9）．病的意義はOSASと同等と考えられており，最近ではOSASに含めて集計されることが多い．

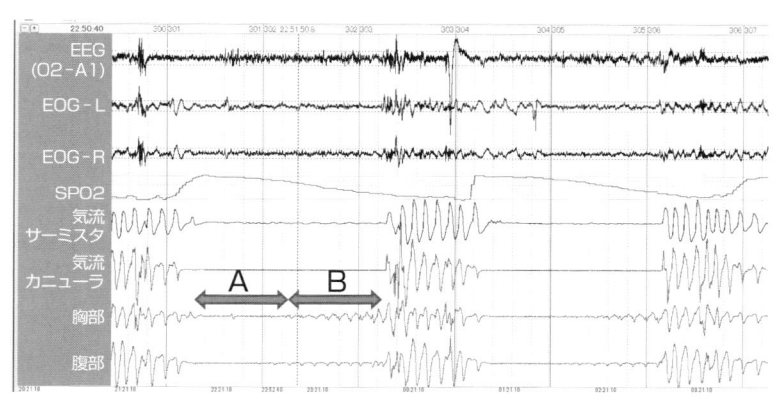

図 4.9 混合性 SAS（MSAS）の例
呼吸努力をまったく欠く中枢性無呼吸の部分（A）の後に胸部・腹部の運動を認め，気流が停止したままの閉塞性無呼吸（B）を認める．

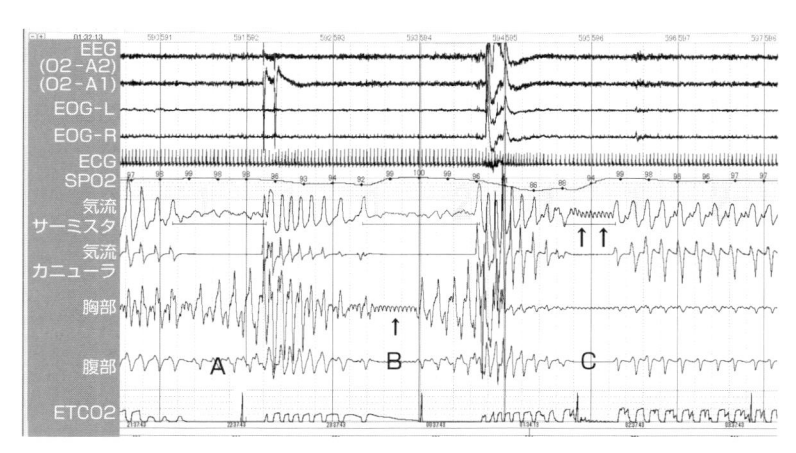

図 4.10 上気道の開大命令と呼吸筋への運動命令のバランスが変化する例
上気道が閉塞している際には，OSA が生じ（A），その後 B では中枢性に胸郭運動が消失した後に上気道が閉塞したまま胸郭運動が開始する混合性無呼吸が生じている．さらに心電図と同期した心拍動による胸郭の細かな運動を認めている（↑）が，このとき気流中にはこの振動は認めておらず，上気道が閉塞していることがわかる．C では，気流中に細かい胸郭運動が混入しており（↑↑），呼吸筋の中枢性停止時に上気道が開放していることが示されている．数分間の記録中にこうした異なった呼吸筋の支配状況が混在しうる．

CSASの項で述べたように,中枢からの呼吸のための命令系統には,胸郭を開大・収縮させる呼吸筋に至る系統と気道開大筋を吸気に際して解放させる系統の2つがある.したがって,CSASにもこの両系統への命令が停止しているタイプと,呼吸筋への命令のみが停止しているタイプが存在することになる.両系統が停止し胸郭の動きが止まった際に上気道も閉塞した後に,呼吸筋の命令が先に再開すると上気道は閉塞したままとなる.その後,覚醒レベルが上昇し気道開大筋の緊張が始まると上気道が解放され気流が生じる.このような状況が頻回に生じているのが混合性SAS(MSAS:mixed SAS)である.一方,上気道の開放が先に生じると,胸郭の運動は直ちに気流を生じさせるようになり,MSAは生じず,単なるCSAが生じることになる.このような呼吸命令の再開の時間的違いは,1人の患者の一晩の経過の中で変動することもある(図4.10).一般には,OSAS患者で朝方にかけて増加してくる傾向がある. 〔安藤真一〕

4.5 複合性 SAS

複合性SAS(CompSAS:complex SAS)は,OSAが主体と診断された無呼吸患者にCPAP治療を行った際に,閉塞性無呼吸低呼吸のイベントを消失させたのちに中枢性無呼吸指数(CSAI:CSA index)が5/時 以上残存するか,CSRが出現して呼吸が分断されるものと定義されている(図4.11).諸外国での検討では,その頻度はOSAS患者の15～25%に上ると報告されたが[7],わが国における調査では4～6%程度の発生が報告される程度である[8].発生の要因としては,無呼吸低呼吸指数(AHI)や覚醒指数の高い場合や最適CPAP圧が高い場合,ノンレム睡眠時の仰臥位での中枢性無呼吸指数が大きい[9]などが挙げられている.また,心不全との関連があるとの報告がある一方[10],CompSAS患者群とコントロール群で心機能や心疾患の有病率に違いはないとの報告もある.CompSASの発生機序としては,CompSAS患者をCPAP開始後数か月で再検査を行った報告で,大半の患者でCSASが軽減または消失していた[11]という点から,CPAP開始に伴う急激な肺の拡張に対する神経反射による中枢性の呼吸抑制が一因である可能性が挙げられている.また,心不全などによって呼吸が不安定となり,元来CSAS(CSR)を生じやすい状態の患者にOSASが合併した際に,OSASを治療するためにCPAP治療を行った場合にCSASが残り,CompSAS

4.5 複合性 SAS

non REM 睡眠期

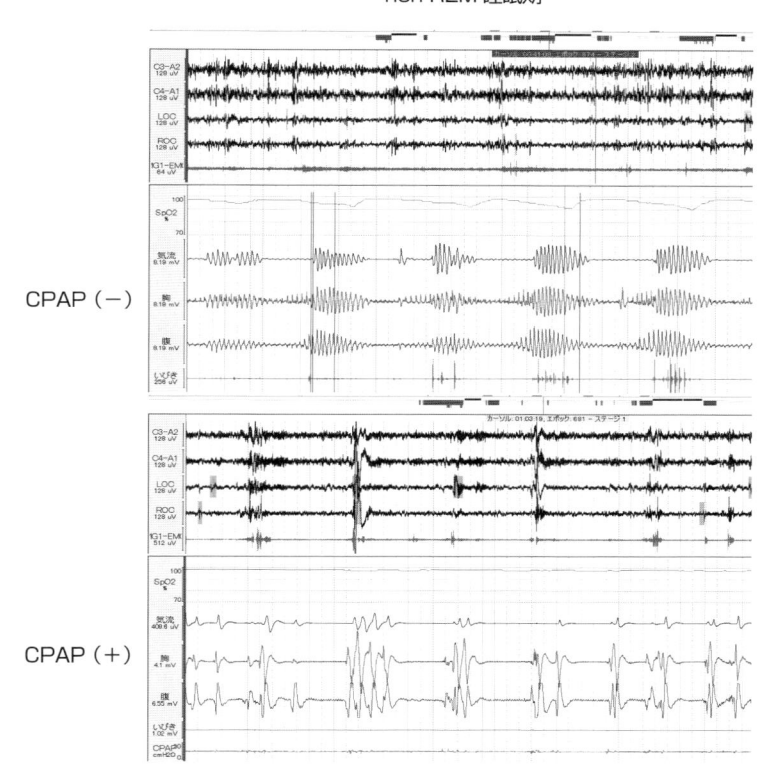

CPAP (−)

CPAP (＋)

図 4.11 CompSAS の例
OSA が主体と考えられた心不全患者（78 歳男性）に CPAP 治療を開始したところ，下段の PSG のように CSA が頻繁に生じている．

という状況が生じる可能性も指摘されている．

　治療としては，多くの症例で CPAP のみの治療により，数か月の間に CSAS が消失していることから[12]，患者がある一定の期間にわたり治療を受容できるのであれば，CPAP による治療を継続しつつ経過観察することは有効と考えられる．しかし，どのようなタイプの患者でこうした効果が期待できるかといった点や，どの程度の経過観察期間として最適であるかといった点は現時点では不明である．ただし，CPAP により睡眠呼吸障害（SDB）が改善していない場合にはコンプライアンスが悪化し使用が継続できない可能性に注意が必要である．また，

CompSAS 患者でその機序に心機能低下の関与が疑われる場合には心機能改善そのものが CompSAS の有効な治療法と考えられる．薬物療法としてはアセタゾラミドの使用によってもある程度の CSAS 改善が報告されているが，これが CompSAS 患者にも適応できるかは不明である．CompSAS では元来 OSAS があり CPAP 治療後に CSAS が残存している状況が問題となっているため，OSA と CSA の双方の加療が可能な二相式陽圧呼吸（Bi-level PAP，別名 BPAP）と adaptive servo-ventilator（ASV）が有効と考えられ，現時点までにこれらの機器による CompSAS に対しての良好な治療成績が数多く報告され，最適な治療と考えられる．しかし，わが国の保険医療体系からは，まず CPAP 治療をしばらく行った後に残存する CSAS がある患者に対してのみ，BPAP や ASV を使用していくことが妥当であると考えられる．　　　　　　　　　　　　〔安藤真一〕

4.6　チェーン-ストークス呼吸

　チェーン-ストークス呼吸（CSR）は周期的に過呼吸と無呼吸を繰り返す中枢性睡眠時無呼吸（CSA）の一種であり，心不全や腎不全，脳梗塞の患者において認められることが多い（図 4.12）．心不全の治療法が変化しているにもかかわらず，心不全患者での CSR を有する患者の割合は 21% 程度で推移している[13]．米国睡眠医学会（AASM）の 2007 年マニュアルでは，CSR は以下のように定義されている[14]．
　CSR 呼吸は最低 3 周期連続する呼吸振幅の周期性の漸増漸減変化であり，以下のうち最低 1 つを満たすものとされる．
　① 睡眠 1 時間当たり 5 回以上の中枢性無呼吸か低呼吸．
　② 呼吸振幅の周期性の漸増漸減変化は最低連続 10 分．
　CSR は特に心不全で多く認められるため，心不全患者における CSR の発生機序を解説する．4.3 節で解説を行ったように，呼吸は受容器・中枢・効果器の間を負帰還システムで制御されている．一般に負帰還システムは，センサーの感度が高すぎたり信号の伝達が遅れたりすると動作が不安定になる．心不全患者では低酸素血症，交感神経緊張など種々の要因により呼吸中枢の炭酸ガス感受性が亢進している[15]．さらに心機能の低下により循環時間が延長しているため，動脈血の炭酸ガス分圧（$PaCO_2$）の低下や上昇といった情報の呼吸中枢や末梢の受容器

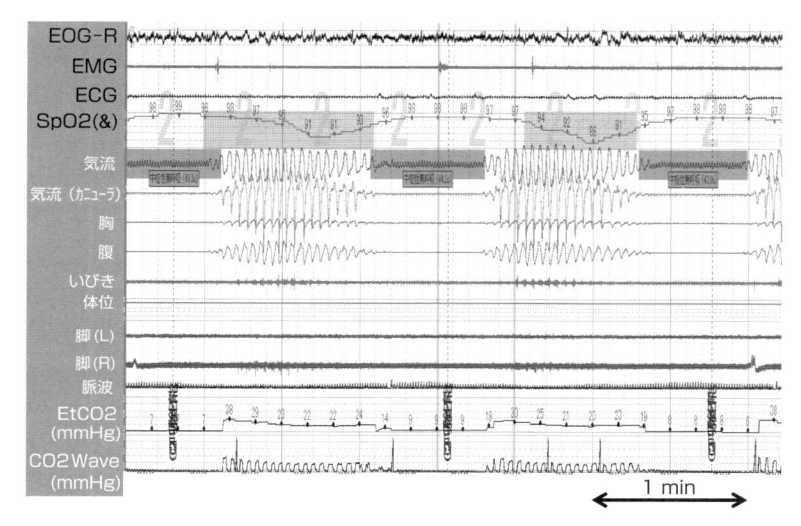

図 4.12 心不全に伴う CSR の例
高度の心不全患者で睡眠段階 2 で認められた CSR. 呼吸開始に伴って，下段に示す呼気終末炭酸ガス濃度は急激に低下している．指尖で測定している酸素濃度は過呼吸中も低下を続け，過呼吸の終わりころから上昇していく．1 周期は約 110 秒と長く，心機能の高度の低下が示唆される．

への伝達が遅れる．これらの状況は炭酸ガスや酸素濃度を介した呼吸調節システムを不安定化にすることとなり，その結果周期性呼吸が容易に誘発される．また，心不全における肺毛細管圧の上昇は周囲の J 受容器を刺激する結果，覚醒時に過換気を誘発し $PaCO_2$ を低下させている．さらに，炭酸ガス感受性は覚醒時に最も高く，眠りに陥ると炭酸ガス感受性は急に低下する．

 以上のような条件のもとで睡眠が始まると，すでに炭酸ガス濃度は睡眠時の無呼吸閾値に入っていることが多いため，呼吸は容易に停止する．無呼吸が持続すると $PaCO_2$ は上昇するが，循環時間の遅延のためこの情報の呼吸中枢への伝達は遅れる[16]．そして，無呼吸は持続し $PaCO_2$ が過剰に上昇することになる．中枢の化学受容器にこの情報が伝達されると換気が急激に増加するとともに，覚醒が起こり睡眠が分断される．その結果，炭酸ガス感受性は再度亢進し過換気がさらに助長されるが，循環遅延により呼吸中枢への情報伝達が遅れるため，過換気が持続し $PaCO_2$ はさらに低下する．その後，呼吸中枢が $PaCO_2$ の低下を感知し換気が減少してくると患者は眠りに陥るので，炭酸ガス感受性は低下し，このサ

イクルは初めの状態にリセットされる．

　低酸素血症や睡眠障害による交感神経活動の亢進，副交感神経の減弱はいずれも，直接的あるいは頻脈や不整脈を介して間接的に心不全をさらに悪化させているものと考えられている．また，炭酸ガス化学反射の亢進は昼間活動時の息切れを生じ，睡眠の分断は昼間の眠気や倦怠感の原因となり，自覚症状の悪化を招いているものと考えられる．

　CSR 患者は，CSR を伴わない心不全患者よりも心拍変動の異常や非持続的心室頻拍を伴う頻度が高く，覚醒時の筋交感神経活性が高いことが報告されている．一方，CSR 患者の中には，覚醒時にも CSR パターンを示す症例があり，そのような患者では予後が悪いと考えられている[17]．

　なお，治療法としては，CSR を合併する患者への ASV をはじめとした陽圧呼吸治療の有効性が数多く報告されている． 〔安藤真一〕

● 文　献

1) West JB : Normal physiology : Hypoxia. *Pulmonary Physiology and Pathophysiology : An Intergrated, Case-based Approach*, 2nd ed., pp. 15-30, 2007.
2) 神山　潤 : 睡眠呼吸障害．睡眠の生理と臨床，**13** : 137-164，2003.
3) O'Brien LM : Autonomic function in children with congenital central hypoventilation syndrome and their families. *Chest*, **128** : 2478-2484, 2005.
4) White DP et al. : Metabolic rate and breathing during sleep. *Journal of Applied Physiology*, **59** : 384-391, 1985.
5) Wellman A, White DP : Central sleep apnea and periodic breathing. *Principales and Practice of Sleep Medicine, Saunders*, 2011.
6) American Assocition of Sleep Medicine : The AASM Manual for the Scoring of Sleep and Associated Events : Rules, Terminology and Technical Specifications. 2007.
7) Pusalavidyasagar SS et al. : Treatment of complex sleep apnea syndrome : A retrospective comparative review. *Sleep Med*, **7** : 474-479, 2006.
8) Ando S et al. : Prevalence of complex sleep apnea syndrome in Japan. *Sleep Biological Rhythm*, **6** : 190-192, 2008.
9) Yaegashi H et al. : Characteristics of Japanese patients with complex sleep apnea syndrome : A retrospective comparison with obstructive sleep apnea syndrome. *Intern Med*, **48** : 427-432, 2009.
10) Westhoff M et al. Prevalence and treatment of central sleep apnoea emerging after initiation of continuous positive airway pressure in patients with obstructive sleep apnoea without evidence of heart failure. *Sleep Breath*, **16** : 71-78, 2012.
11) Dernaika T et al. : The significance and outcome of continuous positive airway pressure-related central sleep apnea during split-night sleep studies. *Chest*, **132** : 81-87, 2007.
12) Cassel W et al. : A prospective polysomnographic study on the evolution of complex sleep apnoea. *Eur Respir J*, **38** : 329-337, 2011.
13) Yumino D et al. : Prevalence and Physiological Predictors of Sleep Apnea in Patients With Heart

Failure and Systolic Dysfunction. *Journal of Cardiac Failure*, **15**: 279-285, 2009.
14) Iber C et al.: The AASM Manual for the Scoring of Sleep and Associated Events: Rules, Terminology and Technical Specifications. 2007.
15) Momomura S: Treatment of Cheyne-Stokes respiration-central sleep apnea in patients with heart failure. *Journal of Cardiology*, **59**: 110-116, 2012.
16) Hall MJ et al.: Cycle length of periodic breathing in patients with and without heart failure. *Am J Respir Crit Care Med*, **154**: 376-381, 1996.
17) Brack T et al.: Daytime Cheyne-Stokes respiration in ambulatory patients with severe congestive heart failure is associated with increased mortality. *Chest*, **132**: 1463-1471, 2007.

4.7 肥満肺胞低換気症候群

4.7.1 肥満肺胞低換気症候群とは

肥満肺胞低換気症候群（OHS：obesity hypoventilation syndrome）は，SDBの一部であり，肥満を伴う重症のSASに相当し，このOHSが重症化した病態がいわゆるピックウィック症候群（PWS：Pickwickian syndrome）である．覚醒時にも慢性の高$PaCO_2$血症を呈することが特徴で，中枢性肺胞低換気症候群にも分類される．表4.1に厚生省特定疾患呼吸不全研究班（栗山班）によるOHSの診断基準を示す．米国睡眠医学会（AASM）が2005年に発表した第2版 The International Classification of Sleep Disorders（ICSD-2）では，病態的にはOHSもPWSも中枢性肺胞低換気症候群の一群であり，特定の疾患名としてはふさわしくないとしている[2]．

4.7.2 病態生理

動脈血の炭酸ガス分圧（$PaCO_2$）は，肺胞換気量によって規定される．SAS患者でも睡眠中の無呼吸で一過性に$PaCO_2$は上昇するが，無呼吸後の過換気で改善して，持続的に$PaCO_2$が高値になることはない[3]．日中覚醒時にも低換気が持続して慢性的に$PaCO_2$が高値（45 Torr以上）になる状態が肺胞低換気であ

表4.1 肥満低換気症候群の診断基準[1]
以下のすべてを満たす場合に肥満低換気症候群と診断する．

1. 高度の肥満（BMI≧30 kg/m^2）
2. 日中の過度の眠気
3. 慢性の高炭酸ガス血症（$PaCO_2$≧45 mmHg）
4. AHI≧30回／時

る．肺胞低換気は，呼吸器疾患や神経筋疾患などさまざまな疾患で出現するが，呼吸（自律）中枢障害によるものが中枢性肺胞低換気である[4]．呼吸中枢は，関節・運動器や肺・胸郭の受容器への機械的刺激に対する神経調節や，酸素・炭酸ガス・pH などの変化に対する化学調節をつかさどる．OHS では化学調節能の障害によって，換気量が減少して $PaCO_2$ が上昇する．中枢性肺胞低換気の多くは OHS であり $PaCO_2$ の上昇に反比例して PaO_2 も持続的に低下するので，右心不全や多血症などさまざまな合併症が出現しやすく，OHS のない SAS 患者に比して予後が悪い[5]．OHS がさらに重篤化して右室肥大，右心不全による全身の浮腫が出現して，多血症と低換気によるチアノーゼが出現した病態が，PWS である．

中枢性肺胞低換気では，PaO_2 は $PaCO_2$ に反比例して低下するが，肺胞気-動脈血酸素分圧較差（A-aDO_2）は正常である．A-aDO_2 とは，"理想的"な肺胞気と動脈血の酸素分圧較差のことで，低酸素血症の原因となる肺胞低換気と拡散障害，シャント，換気血流不均を判別するのに有用である．簡便的には，A-aDO_2 = 150 − ($PaCO_2$/0.8) − PaO_2 で求められ（酸素吸入時や高地では，この式は適用できない），$PaCO_2$ が高値で A-aDO_2 が 15 Torr 以下であれば，肺胞低換気と診断できる．また，神経・筋および肺・胸郭系は正常なので，意識的に過換気をさせることで $PaCO_2$ は正常化し，腎臓による代償機構が働いている（慢性の呼吸性アシドーシス）ので pH は軽度低下から正常下限であることが多い．

呼吸中枢機能に障害があるため，高炭酸ガス換気応答（吸入気に炭酸ガスを負荷し，換気の増加量を調べる）や低酸素換気応答（吸入気の酸素を低下させ，換気の増加量を調べる）が低下している．運動負荷や吸気抵抗負荷に対する換気応答が低下していることもあり，これらの各種負荷に対する呼吸困難感を生じにくい．このため，肺胞低換気の程度が軽い場合は，OHS を伴わない SAS 患者と自他覚所見は同じで，動脈血液ガス分析を行うまで見逃されることも少なくない．

4.7.3 治　　療

肺胞低換気が著しく右心不全などが併発している場合は，補助換気装置である鼻マスク式陽圧人工呼吸（NPPV：nasal positive pressure ventilation）による治療を，24 時間継続して行う．肺胞低換気が中程度であれば，低換気が悪化する夜間だけの NPPV，また軽度の症例では CPAP 治療で十分なことも少なくない．

〔佐藤　誠〕

● 文　献

1) 栗山喬之：総括研究報告，厚生省特定疾患呼吸不全研究班　平成10年度研究報告書．pp.1-6, 1999.
2) The International Classification of Sleep Disorders, 2nd Ed. 2005.
3) Satoh M et al.：Role of hypoxic drive in regulation of postapneic ventilation during sleep in patients with obstructive sleep apnea. Am Rev Respir Dis, **143**：481-485, 1991.
4) 佐藤　誠：肺胞低換気症候群．ダイナミック・メディスン4巻 P16（下条文武・斉藤　康監修），西村書店，pp.149-151, 2003.
5) 木村　弘ほか：閉塞型睡眠時無呼吸症候群・肥満低換気症候群の予後と各種治療効果．厚生省特定疾患呼吸不全調査研究班　平成11年度研究報告書，pp.88-90, 2000.

4.8　上気道抵抗症候群

4.8.1　概　　念

　サーミスタセンサーのみを用いた"旧式"の終夜睡眠ポリグラフ検査（PSG）では，低酸素がないがわずかな呼吸フロー低下と脳波上で覚醒反応を認める一群があることに気づく．換気は維持されるが，呼吸努力からの覚醒反応が頻回に出現する病態が考えられ，ギルミノーらはこれを上気道抵抗症候群〔UARS：upper airway resistance syndrome）と命名した（図4.13）．ギルミノーらは，OSASでは睡眠中の咽頭刺激に対するmechanoreceptorの異常があるため，覚醒反応閾値が高く，その結果気道閉塞が起きるが，UARSはmechanoreceptorが正常か過敏なため覚醒反応閾値が低く，気道閉塞なしでも覚醒反応を起こすことが両疾患発生機序の違いと推論した．そして，臨床像も合わせて明確に区別すべきと主張している[3]．

　UARSの特徴は以下のとおりである．①平均年齢は38±14歳と比較的若年齢．②56％は女性であり，OSASでは女性が少ない．③平均BMI（body mass index）が23.2±2.8 kg/m^{2}以下とやせ型．④東アジア出身が32％．⑤視診では硬口蓋が高位で狭く，overjetなどがある．側方頭部X線規格写真撮影では舌根部後方の後部気道腔（posterior airway space）が狭いなど顎顔面形態異常[1]を認める．⑥イビキを伴わないことがある（SUARS：silent upper airway resistance syndrome）．⑦エプワース眠気尺度（ESS）が正常範囲（ESS＜11）であることもある．眠気があれば特発性過眠症との鑑別が重要になる．⑧不眠感，倦怠感，不安感，筋肉痛が強いことがあり，特に閉経後女性にその傾向が高い．したがって慢性不眠症，慢性疲労症候群や繊維筋痛症，多動症，慢性関節リウマ

チと誤診される．⑨若年者では夜間の睡眠時遊行症も報告あり．⑩約半数の患者で手足の冷感があり，甲状腺機能低下症状も合併する．過敏性腸症候群や低血圧による起立性低血圧，めまい，偏頭痛様頭痛を認めることもある．UARS は副交感神経活動優位となっていることが関係している．⑪ PSG では無呼吸低呼吸指数が 5 以下，覚醒反応指数が 10 以上，平均酸素飽和度が 95% 以上である．

しかし，疾患独立性に関してはさまざまな見解・"論争"がある．UARS を否定する主張[2] は以下のとおりである．①サーミスタセンサーを使用しての低呼吸の評価は不十分である．②眠気の症状は疾患特異的でない．③覚醒反応指数 10 程度は PSG の初夜効果であり，食道内圧（P_{es}：esophageal pressure）測定目

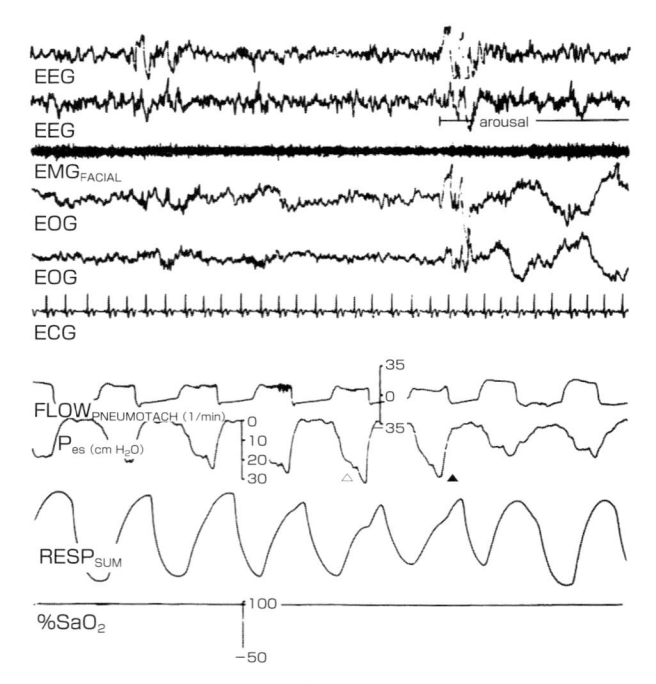

図 4.13 上気道抵抗症候群の PSG[1]
$FLOW_{PNEUMOTACH}$（ニューモタコグラフから計測した気流）振幅の明らかな低下や $RERP_{SUM}$（プレチスモグラフからの呼吸努力）での明らかな換気量減少は認めないが，P_{es}（食道内圧）は徐々に低下し（△，▲），脳波覚醒を起こしている．SaO_2（酸素飽和度）の低下は認めない．よくみると $RERP_{SUM}$ は形状がやや変化している．$FLOW_{PNEUMOTACH}$ の振幅の低下（△，▲）を，現在はフローリミテーションと表現できるかもしれない．

のセンサー留置は覚醒反応を誘発する．④漸減的 P_{es} 低下（陽圧増大）は，上気道抵抗上昇とは相関せず，10秒以上の P_{es} 低下は正常者，特に REM 期でもしばしば認められる．

1999年の米国睡眠医学会（AASM）は，呼吸努力関連覚醒（RERA：respiratory effort related arousal）イベントを提唱した．これ以降 UARS を OSAS の一部として扱うことになった．2005年の睡眠障害国際分類（ICSD-2）では，UARS は独立した記述はない．UARS は単純性イビキ症と軽症 OSAS の中間の概念として理解されている．なお，わが国の保険診療病名の中に UARS は存在していない．

4.8.2　診断のための検査

PSG において，鼻圧フローの振幅低下の定義で低呼吸イベントと RERA イベントが区別される．また呼吸努力の最も信頼性ある指標は食道内圧（P_{es}）による胸腔内圧の測定だが，日常臨床で P_{es} 測定は困難である．したがって鼻圧 flow の気流制限（フローリミテーション）パターンの後に脳波覚醒を伴う場合に RERA と判定し，UARS と疑い診断する[4,5]．AASM 2007年版 PSG スコアリングマニュアルには鼻圧センサーによる波形が平坦化（flattening of the nasal pressure waveform）と記載されている．

4.8.3　予　　　後

5年間の経過観察にて，うつ状態を伴う不眠や眠剤・抗うつ剤の使用の増加が認められた．著しい体重増加があれば OSAS になる[3]．

4.8.4　治　　　療

治療的診断として持続陽圧呼吸（CPAP）療法をするが，医療保険適用外となる．CPAP（設定圧 7±1 cm H_2O）にて，反復睡眠潜時検査（MSLT）の平均睡眠潜時が5.1分から13.5分に延長し改善した[1]との報告もある．上気道抵抗減少の目的では，鼻腔拡大器具，また口腔内装置（OA：oral appliance）が有用である．

重要なのは典型的な OSA の診断基準を満たさないが有症状の患者（小児を含む）を，睡眠呼吸障害ではないと安易に除外診断する危険性であろう．UARS

や respiratory arousal syndrome[2]という疾患概念が残っているので，睡眠呼吸障害を看過できない患者には，次にUARSの病態を考慮して診療にあたるべきである[4]．

〔田中春仁〕

● 文　献
1) Guilleminault C et al.：A cause of excessive daytime sleepiness：The upper airway resistance syndrome. *Chest*, **104**(3)：781-787, 1993.
2) Douglas NJ：Upper airway resistance syndrome is not a distinct syndrome. *Am J Respir Crit Care Med*, **161**(5)：1413-1415, 2000.
3) Guilleminault C et al.：Two-point palatal discrimination in patients with upper airway resistance syndrome, obstructive sleep apnea syndrome and normal control subjects. *Chest*, **122**(3)：866-870, 2002.
4) Ayappa I et al.：Non-invasive detection of respiratory effort-related arousals (RERAs) by a nasal cannula/pressure transducer system. *Sleep*, **23**(6)：763-771, 2001.
5) Butkov N：Polysomnographic features of sleep disordered breathing-UARS and RERA. A_2ZZZ, **18**(4)：24-27, 2009.

4.9　喉頭喘鳴（声帯開大不全）

4.9.1　喉頭喘鳴：イビキとの違い

　狭い気道内を空気が流れると，ベルヌーイの法則（位置エネルギーを運動エネルギーに転換）により狭い気道内に陰圧が発生し，狭い気道を内側に引き込み気道はさらに狭くなる．この時，気道内に狭窄音が発生する．

　イビキ（snoring）あるいはOSAが生ずる部位は通常咽頭気道であるが，声門部（喉頭）の狭窄あるいは閉塞がSDBの原因となることがある．声門部で生ずる呼吸性の狭窄音を喉頭喘鳴（stridor）と呼び，イビキとは区別する．音の性質も大きく異なり，イビキは基本周波数が小さく低い振動音であるのに対し，喉頭喘鳴はそれよりも基本周波数が大きく高い振動音である．よく，ロバの嘶（いなな）きに喩えられるが，とても苦しそうな吸気時の呼吸性狭窄音である．喉頭内視鏡では，吸気時に声門部がスリット状に狭くなり振動するのが観察される（図4.14）．

4.9.2　喉頭喘鳴の原因となる疾患

　喉頭喘鳴を認めた場合には，まず多系統萎縮症（MSA：multiple system atrophy）と呼ばれる中枢神経系の変性疾患を疑うべきである．MSAでは複数

4.9 喉頭喘鳴（声帯開大不全）

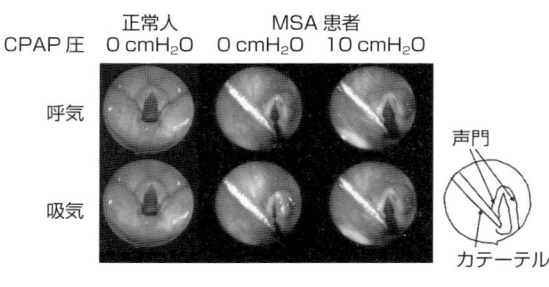

	正常人	MSA 患者	
CPAP 圧	0 cmH₂O	0 cmH₂O	10 cmH₂O

図 4.14 マスクを挿入して観察した自発呼吸時の声門像
MSA 患者では，正常人に比較して呼気時に声門がすでに狭く，吸気時にさらに狭くなる．このとき喉頭喘鳴が聴取された．CPAP は，呼気時・吸気時ともに声門部の開通性を改善させ，喉頭喘鳴を消失させた．

の神経系が障害されるため，従来主症状の違いによりオリーブ橋小脳萎縮症（運動失調），Shy-Drager 症候群（自律神経失調），線条体黒質変性症（パーキンソニズム）に分類されていた．神経膠細胞内のグリア細胞質内封入体を共通の病理学的所見としてもつため，現在では同一疾患であると考えられている．最近では，小脳症状を主徴とするものは MSA-C，パーキンソニズムが目立つものはMSA-P とする 2 分類が用いられている．喉頭喘鳴はどのタイプにも認める．喉頭喘鳴は，反回神経麻痺，気管挿管後，喉頭外傷後，パーキンソン病などにも発生し，MSA 患者に特異的な症状でないことにも留意すべきである．

4.9.3 喉頭喘鳴と MSA 患者の予後

MSA 患者では，喉頭喘鳴と突然死の関連が示唆されている．104 名の MSA 患者を対象とした Yamaguchi らの調査によると，喉頭喘鳴の発生率は 35％ で，MSA 発症早期に出現している[2]．嚥下障害や嗄声を同時に認め，ほとんどすべての患者では覚醒時に声門の開大が制限されていた．喉頭喘鳴が存在しない場合の死因は約半数が肺炎であったのに対し，喉頭喘鳴が存在した患者の死因の約 70％ は突然死であった．気管切開や声門開大術，CPAP などにより喉頭喘鳴の治療が行われると予後が改善することも示唆されたが，気管切開による喉頭喘鳴治療によっても突然死が完全には防げない場合もあり，今後の検証が必要である．

4.9.4 喉頭狭窄のメカニズム：仮説

声門部の気道開通性は，声門を開大する声門開大筋（laryngeal abductor，後輪状披裂筋のみ）と，声門を閉鎖する声門閉鎖筋（laryngeal adductor，甲状披裂筋など）の筋活動のバランスで決定される．両側完全反回神経麻痺など，両者の筋活動がまったく停止した状態では，声門は決して狭くなく喉頭喘鳴は生じない．生理学的には吸気時に声門開大筋が，呼気時に声門閉鎖筋が活動する．したがって，声門部が狭くなるメカニズムとしては，①声門開大筋の活動低下，②声門閉鎖筋の活動増加，あるいは③両者が考えられる．

MSA 患者における疑核の尾側に存在する上位運動ニューロンの変性や後輪状披裂筋の特異的筋萎縮などの病理学的所見から，MSA の喉頭狭窄は従来①のメカニズムで説明されてきた．しかし，Isozaki ら[3)]は，声門筋群の萎縮を認めないパーキンソン患者でも喉頭喘鳴が発生することから，②のメカニズムで発生する喉頭喘鳴も存在しうることを示唆した．Isono ら[1)]は，全身麻酔あるいは自然睡眠中の MSA 患者で喉頭喘鳴が発生しているときに甲状披裂筋が吸気時に活動していることを示し，最近では①＋②つまり③の可能性が強く支持されている．

不安定な喉頭蓋による喉頭閉鎖やセロトニンの関与を示唆する報告もあり，声門開大閉鎖バランス以外にもさまざまな病態の関与が考えられている．

4.9.5 声門閉鎖筋が吸気時に活動するメカニズム：仮説

通常呼気時に活動が増加する声門閉鎖筋が，MSA 患者でなぜ吸気時に活動増加するのかは不明である．しかし，同様の現象が MSA 患者以外でも発生することは注目すべきである．Shiba ら[4)]は，外傷や片側反回神経不全麻痺などで喉頭狭窄のある患者でも睡眠時喉頭喘鳴を認め，甲状披裂筋が吸気時に活動することを報告している．この活動は気管切開孔を閉じたときのみ発生することから，気道陰圧反射の関与が示唆された．気道陰圧反射は生理学的には，声門開大筋・閉鎖筋いずれの活動も増加させ，吸気時気道内陰圧による気道虚脱を防ぐ代償反射と考えられる．

MSA による声門開大筋麻痺，反回神経不全麻痺，外傷などで機械的に声門開大が制限されている場合には，結果的に声門閉鎖筋の活動増加により喉頭閉鎖が生ずるとも考えられるが仮説の域を出ていない．MSA 患者の喉頭喘鳴に CPAP 治療が有効であること（図 4.14），喉頭狭窄を実験的に作成した動物でも声門閉

鎖筋の吸気性活動を認めることなどはこの仮説を支持するものである．

〔磯野史朗・山口美香〕

● 文　献
1) Isono S et al.：Pathogenesis of laryngeal narrowing in patients with multiple system atrophy. *J Physiol*, **536**：237-249, 2001.
2) Yamaguchi M et al.：Laryngeal stridor in multiple system atrophy. *Eur Neurol*, **49**(3)：154-159, 2003.
3) Isozaki E et al.：Vocal cord abductor paralysis (VCAP) in Parkinson's disease：Difference from VCAP in multiple system atrophy. *J Neurol Sci*, **130**(2)：197-202, 1995.
4) Shiba K et al.：Inspiratory activation of the vocal cord adductor part I：Human study in patients with restricted abduction of the vocal cords. *Laryngoscope*, **114**：372-375, 2004.

4.10　long face syndrome

4.10.1　long face syndrome とは

　OSA は，覚醒時の解剖学的な上気道（咽頭腔）の大きさと，上気道を開存させる上気道筋群活動の睡眠時による生理学的な変化が複雑に関与して出現する．解剖学的な上気道の大きさは，舌や軟口蓋，脂肪などの軟部組織の量と，硬組織である顔面頭蓋を構成する上顎骨と下顎骨の大きさのバランスによって規定される（anatomical balance theory）[1]．したがって，どの程度の肥満（軟部組織の増加量）で OSA が発症するのかを規定するのは硬組織であるといっても過言でない．頭蓋の形状がより立方体に近い低顔型（brachy facial type, short face）に比べて，上下の高さ（垂直成分）が長い高顔型（dolico facial type, long face）は，もともと上気道が細く（狭く）長いので，軟部組織のわずかな増加で OSA を発症しやすい（図4.15）．日本人を含むアジア人はその傾向が強く，体重増加がわずかでも OSA を発症しやすい顔面頭蓋の形状をした一群が long face syndrome と定義される[2,3]．

4.10.2　顔面頭蓋の退化（long face 化）

　約700万年前に類人猿から分化した猿人が，原人，旧人を経て，現在の新人（ヒト，*Homo sapiens*）に進化する過程で，われわれ人類の頭蓋の形は大きく変化した．頭蓋は脳が収まる脳頭蓋と顔面の基礎をなす顔面頭蓋に分けられる．人

類は，直立二足歩行を獲得して手が自由になった結果，文化を生み出す大脳が拡大して脳頭蓋が大きくなり，食性の変化に対応して咀嚼器官としての顔面頭蓋は退化して小さくなった．この，顔面頭蓋の退化は現代も進行中である．ヒト以外の動物にとって頭蓋は，食を探す装置（目，耳，鼻），そして咀嚼する装置（口）としての役割が重要である．一方，発達した大脳と器用な手で道具を作ってそれを使用するようになったヒトにとっては，頭蓋は脳を守るための装置としての役割が重要で，咀嚼装置としての役割は消えつつある．筋肉を鍛えればその筋肉が着く骨が丈夫に（大きく強く）なり，逆に筋肉を使わなければ付着する骨は脆弱に（小さくもろく）なる．咀嚼筋と顔面頭蓋骨の関係も同様である．硬いものを食する動物は咀嚼筋が発達し，顔面頭蓋骨は大きく丈夫である．人類は進化の過程で，食べやすい食品を開発することで咀嚼筋を使う労力を軽減してきた．その結果，咀嚼筋が着く上顎骨と下顎骨が退化して，われわれヒト顔面頭蓋に至っては，歯列が後退したために喉頭の位置が下降しなくてはならないほど long face 化して，咽頭腔が縦に細く長くなった．この咽頭腔が OSA の主たる閉塞部位になる[4]．

その過程は以下のとおりである[5]．最初は，約 250 万年前の石器の使用である．

short face　　　　**long face**

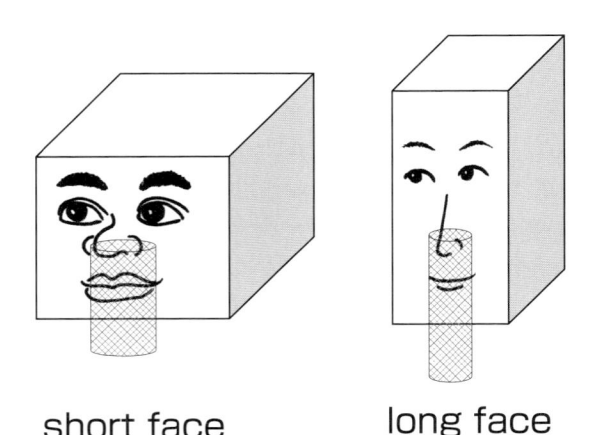

図 4.15 short face（左）と long face（右）[2]
網掛け円柱が咽頭腔の形態．long face では顔面頭蓋形態に対応するように，咽頭腔は細く（狭く）長い．下顎だけでなく上顎も重要な咽頭腔の構成要素である．肥満によって咽頭内腔につく脂肪が同程度であっても，long face のほうが狭くなる．

これを使って獲物を捕獲採取しただけでなく，獲物を切断したり，粉砕したりして食べやすくしたことによって，咀嚼筋の使用頻度が減った．次に，約100万年前に始まった火の使用である．火を使った調理は，タンパク質や炭水化物を摂取するのを容易にし，顔面頭蓋はさらに退化して，初期のヒトに至る．

ヒトの20万年の歴史の中でも，顔面頭蓋はさらに退化している．言語が発達して，文明をもつようになったのが75000年前，農耕を開始したのが2万年前である．農耕によって安定した食料を確保することによってさらに人口は増加した．農耕の主たる産物である穀物は，土器による煮炊きで柔らかくなり，最近の調理器具の開発は流動食ともいえるほどの柔らかい食品をもたらし，現代人は一生懸命噛む必要はなくなって，古代人の6分の1しか咀嚼しなくても高カロリーを摂取できるようになって，上・下顎（顔面頭蓋）の退化はますます進むのである．

4.10.3 long face syndrome の問題点

上・下顎が小さくなって long face 化すると，歯の数や大きさは変わらないので，生えるべき場所に生えることができずに，不正咬合が増えて，八重歯や叢生になってしまう．同様に，舌などの咽頭腔周囲を構成する軟部組織の量も変わらないので，結果として咽頭腔は狭くなってしまい（図4.15），体重増加が軽度でもOSAになってしまう．

〔佐藤　誠〕

● 文　献

1) Watanabe T et al.：Contribution of body habitus and craniofacial characteristics to segmental closing pressures of the passive pharynx in patients with sleep-disordered breathing. *Am J Respir Crit Care Med*, **165**：260-265, 2002.
2) 佐藤　誠：long face syndrome. 睡眠学（日本睡眠学会編），朝倉書店，pp.634-637, 2009.
3) 佐藤　誠：睡眠呼吸障害（SDB）を見逃さないために．最新医学，**64**：34-41, 2009.
4) Davidson TM：The great leap forward：The anatomic basis for the acquisition of speech and obstructive sleep apnea. *Sleep Medicine*, **4**：185-194, 2003.
5) 馬場悠男：人類の食性と咀嚼―適応進化的意義―．咀嚼の事典（井出吉信編），朝倉書店，pp.229-249, 2007.

4.11　体液移動起因性 SAS

治療抵抗性高血圧や心不全，腎不全といった体液過剰を基礎の病態とする疾患

ではOSAの合併頻度が非常に高いことから，体液過剰がOSAの病因となりうることが以前より議論されていた[1]．一方，CSAの多くは心不全に伴う肺うっ血に引きつづいて起こるものであり，こちらも体液過剰が病因となりうる[2]．

1996年に，下肢から上半身への体液移動が上気道の狭小化に寄与する可能性が初めて示され，最近になり健常被験者の下肢にショックパンツを用いて陽圧を負荷し受動的に体液を移動させる実験系を用いて，体液移動により首の太さが増し，上気道の内径が減少，抵抗も増加し閉塞しやすくなることが報告された[1]．また睡眠検査の直前直後の下肢体液量の変化とSASの重症度に関する検討もなされ，健常非肥満者，治療抵抗性高血圧，腎不全および心不全患者において下肢体液量の減少と首の太さの増加およびAHIに強い相関があることが示され，睡眠中に下肢から能動的体液移動が起こり，それが上気道周囲へ移動しOSAの発生に寄与するという概念が確立されつつある[1,3]（図4.16）．

一方，CSAでも下肢の体液減少とAHIは強い相関を示し，特に下肢の体液減少が大きいと睡眠中の炭酸ガス分圧が低く，CSAがより重症であった[3]．またCSAにおいては，下肢体液減少量がOSAよりも大きく，一部は肺うっ血をさら

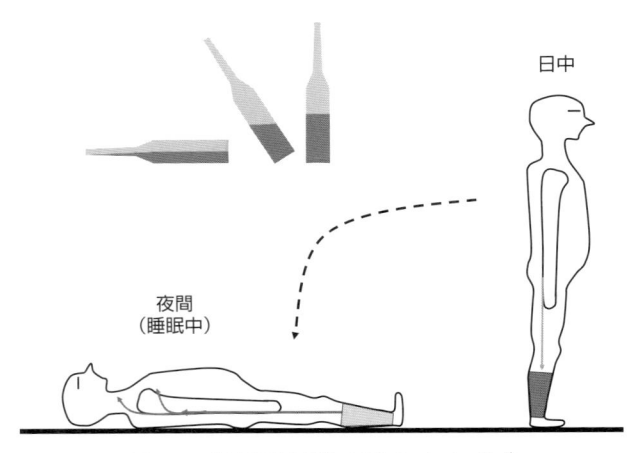

図4.16　体液移動起因性SASのコンセプト[1]
日中，立位ないし座位で下肢に貯留した体液が，睡眠中（臥位）に上半身へ再分布する．これはあたかも半分ほどの液体が入ったビンを傾けたときの状態に似ている．体液移動による影響が上気道周囲に優位に及べば気道の狭小化をきたしOSAが起こりやすくなり，肺うっ血の助長として強く影響すれば過換気を刺激し炭酸ガスレベルが下がりCSAが起こりやすくなる．

に助長させ炭酸ガスレベルがより低下し，CSAが起こりやすくしていると考えられる[3]（図4.16）．その後の心不全患者への下肢陽圧負荷実験で，体液移動量のみならずそもそもの肺うっ血の程度も含む複合的体液バランスによって，上気道特性の変化が前面に出てOSA，肺うっ血の助長が前面に出てCSAが起こりやすくなるという可能性が示されている．

体液貯留や体液移動を制御することが，SASそのものの治療となる可能性がある[1]．下肢からの体液移動を減少させる治療として，日中の下肢弾性ストッキング装着の効果が報告されている[1]．今後，このような介入がSASの治療の選択肢の1つになる可能性がある． 〔葛西隆敏・弓野　大〕

● 文　献

1) Kasai T et al.: Sleep apnea and cardiovascular disease: A bidirectional relationship. *Circulation*, **126**(12): 1495-1510, 2012.
2) Kasai T: Sleep apnea and heart failure. *J Cardiol*, **60**(2): 78-85, 2012.
3) Yumino D et al: Nocturnal rostral fluid shift: A unifying concept for the pathogenesis of obstructive and central sleep apnea in men with heart failure. *Circulation*, **121**(14): 1598-1605, 2010.
4) Kasai T et al.: Contrasting effects of lower body positive pressure on upper airways resistance and partial pressure of carbon dioxide in men with heart failure and obstructive or central sleep apnea. *J Am Coll Cardiol*, **61**(11): 1157-1166, 2013.

4.12　二次性 SAS

イビキや眠気の主訴と終夜睡眠ポリグラフ検査（PSG）から，睡眠時無呼吸症候群（SAS）の診断をして漫然と持続陽圧呼吸（CPAP）療法などの対症療法を適応してはいないだろうか．SASはさまざまな全身疾患を引き起こすが，各種疾患や病態がSASの原因となりうる（図4.17，表4.2）．原疾患に対する治療により，SASの病態改善が可能な場合も多くある．

4.12.1　先端巨大症

先端巨大症（acromegaly）の有病率は10万人当たり約4～6人程度とまれな疾患である．脳下垂体前葉の成長ホルモン分泌腺細胞が腫瘍化（機能性腺腫）し，成長ホルモン（GH：growth hormone）やGH依存性に肝臓などからインスリン様成長因子-1（IGF-1：Insulin-like growth factor-1）が過剰に産生される．こ

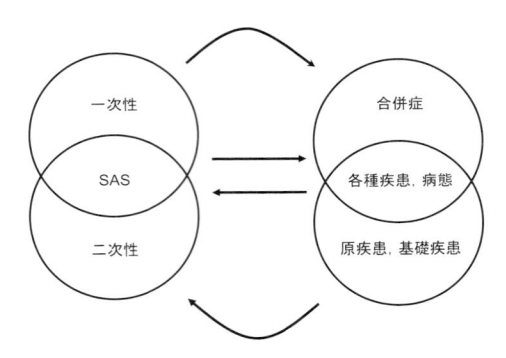

図 4.17 二次性 SAS とは

表 4.2 SAS を起こす主要な疾患・病態

鼻関連	鼻アレルギー，鼻茸，鼻中隔弯曲症
咽喉頭関連	扁桃肥大： アデノイド，口蓋扁桃肥大，舌扁桃肥大，慢性扁桃炎 下顎後退，小顎症（ピエール-ロバン症候群） 咽喉頭腫瘍 両側反回神経麻痺による声門狭窄
全身性疾患関連	心不全 脳神経筋疾患： 脳血管障害，多系統萎縮症，パーキンソン病，筋緊張性ジストロフィー 内分泌疾患： 先端巨大症，肥満症，Cushing 症候群，甲状腺機能低下症 先天異常： ダウン症候群，Arnold-Chiari 奇形
薬物関連	アルコール，精神安定薬，神経筋弛緩薬，麻薬

のため，手足や内臓，顔の一部分が肥大すること（先端巨大症様顔貌，巨大舌）が診断基準（表 4.3）の中で主症候として挙げられている．SAS の合併率は約 60〜70%[2] と高く，診断基準の副症候として重要な所見である．本症は，糖尿病，高血圧，脂質異常症，さらに心血管合併症（acromegalic heart disease），また悪性腫瘍（特に大腸がん）を引き起こし予後が不良である[3]．未治療者は健常者に比して，約 10〜15 年の寿命短縮と算出される[4]．したがって早期発見，治療により生命予後の改善を図ることが強調されている．

上野ら[5] は睡眠時呼吸障害を疑った 5350 人のうち，主症候から疑い先端巨大症を発見できたのは 18 例（男性 14 例，女性 4 例，年齢 37〜73 歳（平均 54 歳））であったと報告している．すなわち初診患者，約 300 人に 1 人の頻度（約 0.3%）

4.12 二次性 SAS

表 4.3 先端巨大症の診断と治療の手引き[1]

I	主症候	1) 手足の容積の増大 2) 先端巨大症様顔貌 　（眉弓部の膨隆，鼻・口唇の肥大，下顎の突出など） 3) 巨大舌
II	検査所見	1) 成長ホルモン（GH）分泌の過剰： 　血中 GH 値がブドウ糖 75 g 経口投与で正常域まで抑制されない 2) 血中 IGF-1（ソマトメジン C）の高値 3) MRI または CT で下垂体腺腫の所見を認める
III	副症候および 参考所見	1) 発汗過多 2) 頭痛 3) 視野障害 4) 女性における月経異常 5) 睡眠時無呼吸症候群 6) 耐糖能異常 7) 高血圧 8) 咬合不全 9) 頭蓋骨および手足の単純 X 線の異常

[診断の基準]
確実例： I のいずれか，および II をみたすもの
疑い例： I のいずれかをみたし，かつ III のうち 2 項目以上をみたすもの

であることは注目すべきである．合併した SAS の特徴として肥満者が少ない（平均 BMI が $25.2 \pm 2.8 \, \text{kg/m}^2$）点に注意しなければならない．

本症の SAS は OSA 優位が多いが，CSA 優位や両者混在する症例も存在する[2]．34% が中枢性 SAS であるとの報告もある[6]．OSA は巨舌や咽頭周囲の肥厚した軟部組織が上気道閉塞をもたらすことに起因する．CSA の機序としては，GH/IGF-1 高値とおそらくソマトスタチン神経系の欠陥が，化学受容器の炭酸ガス換気応答を亢進させることが想定されている．

治療としては下垂体手術を第一に，薬物治療や放射線治療が補助治療として用いられる．GH 分泌抑制作用のあるソマトスタチン誘導体により 61% の SAS に効果があった[7]．手術施行例でも，20% 以上に SAS が残存して CPAP 治療継続が必要である[8]．このようにホルモンレベルが正常化しても，SAS が残存しており[9] 咽頭軟部組織の変化が不可逆的になっていると考えられる．

4.12.2 クッシング症候群

クッシング症候群（CS：cushing syndrome）の PSG を用いた睡眠研究は少な

い．CSはステロイド高値から肥満をきたし，45％にSASが合併する[10,11]．CSの特徴的な精神症状として不眠，疲労感，統合失調症や大うつ病があるが，それらはステロイド高値による睡眠への影響だけでなく，SASによる症状の可能性がある．したがってCPAP治療をしても，ステロイド高値から引き起こされる眠気が残存しやすい．

4.12.3 甲状腺機能低下症

SASを合併する頻度は約50〜90％[12]，またSASに甲状腺機能低下症を合併する頻度は0.4〜3％[13]であり，一般人口での有病率と大差ない．このため60歳以上の閉経後の女性などハイリスク群を除いて，SAS患者にスクリーニング的に甲状腺機能検査を実施する必要性はないとする見解もある[14]．

SASの原因としては，甲状腺肥大の影響，基礎代謝の低下による肥満，ムコ多糖類の沈着による上気道の浮腫や巨舌，ミオパチーによる上気道の緊張低下，呼吸中枢と末梢化学受容器感受性低下（低酸素と高炭酸ガス換気応答の低下）などがある．最長・平均無呼吸持続時間と酸素飽和度の低下はサイロキシン値と有意に相関する[15]．このため低下した酸素消費量を反映して，本症の無呼吸イベントは比較的長時間持続で，酸素飽和度の緩徐な低下が特徴的である．

甲状腺ホルモン補充療法によるCPAP離脱率は50％[16]と決して低くない．しかしホルモン補充療法により，酸素消費量の増大と睡眠時低酸素血症が増大し，夜間狭心症や心室性不整脈を誘発する可能性を考慮して，CPAP離脱を急ぐべきではない[17]．

4.12.4 ダウン症候群

ダウン症候群の小児にSASが多い[18]（約30〜60％）．多くがうつぶせで寝るのはこのためである．原因として，上顎・下顎の低形成や巨舌が上気道狭窄を引き起こすこと，咀嚼困難からの食行動異常や低活動から肥満になること，甲状腺機能低下症の合併（10〜20％），口腔唾液腺分泌過多，上気道の奇形（laryngomalacia），下気道の奇形（Tracheobronchomalacia），筋緊張低下，2〜6歳の扁桃肥大やリンパ増殖（Lymphoid hyperplasia）などが挙げられている[19,20]．SASが本症の肺高血圧の原因となっている[21]．

4.12.5 咽喉頭占拠性病変

Suzuki らの報告[22]によると，イビキを主訴に来院した患者 2923 人のうち 2 人に悪性腫瘍，5 人に良性腫瘍，2 人に囊胞が発見された．すなわち 0.24％（約 400 人に 1 人）に原因治療可能な疾患が発見された．内視鏡検査による SAS 評価を常に考慮すべきである．

〔田中春仁〕

● 文 献

1) 日本内分泌学会：先端巨大症および下垂体性巨人症の診断と治療の手引き（平成 22 年度改訂）．(http://square.umin.ac.jp/endocrine/tebiki/001/001001.pdf).
2) Fatti LM et al.: Prevalence and pathogenesis of sleep apnea and lung disease in Acromegaly. *Pituitary*, **4**(4): 259-262, 2001.
3) Melmed S et al.: Consensus statement: Medical management of acromegaly. *Eur J Endocrinol*, **153**: 737-740, 2005.
4) Holdaway IM et al.: Factors influencing mortality in acromegaly. *J Clin Endocrinol* Metab, **89**: 667-674, 2004.
5) 上野洋子ほか：内分泌内科でみる SDB．先端巨大症による SDB が改善した症例．睡眠呼吸障害 (SDB) を見逃さないために（佐藤 誠編集），診断と治療社，pp. 191-200, 1990.
6) Grunstein RR et al.: Effect of octreotide on sleep apnoea in acromegaly. *Ann Int Med*, **121**, 478-483, 1994.
7) Harris A et al.: Long-term efficacy of Sandostatin (SMS 201-995, octretide) in acromegalic patients: Results from the international multi-center acromegaly study group. *Sandstatin in the treatment of acromegaly* (Lamberts S ed.), pp. 117-125, Springer Verlag, 1988.
8) Rosenow F et al.: Sleep apnoea in treated acromegaly: Relative frequency and predisposing factors. *Clin Endcrinol*, **45**: 563-569, 1996.
9) Davi' MV et al.: Sleep apnoea syndrome is highly prevalent in acromegaly and only partially reversible after biochemical control of the disease. *Eur J Endocrinol*, **159**(5): 533-540, 2008.
10) Shipley JE et al.: EEG sleep in Cushing disease and Cushing syndrome: Comparison with patients with major depressive disorders. *Bio Psychiatry*, **32**: 146-155, 1992.
11) Shipley, JE et al.: Sleep architecure and sleep apnea in patients with Cushing disease. *Sleep*, **15**: 514-518, 1992.
12) Rosenow F et al.: Sleep apnoea in endcrine diseases. *J Sleep Research*, **7**: 3-11, 1998.
13) Lin CC et al.: The relationship between sleep apnea syndrome and hypothyroidism. *Chest*, **102**: 1663-1667, 1992.
14) Winkelman JW et al.: Are thyroid function tests necessary in patients with suspected sleep apnea? *Sleep*, **19**(10): 790-793, 1996.
15) Bay Y: Primary hypothyroidism with obstructive sleep apnea syndrome. *Chung Kuo I Hsueh Yuan Hsueh Pao*, **14**: 267-272, 1992.
16) Grunstein R: Obstructive sleep apnea syndrome and hypothyroidism. *Chest*, **105**: 1296-1297, 1994.
17) Grunstein RR et al.: Sleep apnea and hypothyroidism: Mechanisms and management. *Am J Med*, **85**: 775-779, 1988.
18) Marcus C et al.: Obstructive sleep apnea in children with Down syndrome. *Pediatrics*, **88**: 132-139, 1991.

19) Martin S：Sleep-related upper airway obstruction in Down's syndrome. A conference held under the auspices of the Royal Society of Medicine Forum on Learning Disability and The Down's Syndrome Medical Interest Group. Royal Society of Medicine, London, 2001.
20) Levanon A et al.：Sleep characteristics in children with Down syndrome. *J Pediatr*, **134**(6)：755-760, 1999.
21) Banjar HB：Causes of pulmonary arterial hypertension in Down's Syndrome. *Bahrain Medical Bulletin*, **1**(4)：213-216, 2009.
22) Suzuki M et al.：Prevalence of upper airway tumors and cysts among patients who snore. *Ann Oto Rhinol Laryngol*, **16**：842-846, 2007.

chapter 5 睡眠時無呼吸の循環動態変化

　睡眠時無呼吸は，一般に肥満に伴う生活習慣病と関連して，高血圧症などさまざまな循環器疾患の背後に潜んでいることが多い．1983年「異型狭心症に合併したSASの一例報告」の研究に始まり，塩見らは今まで約30年間にわたり「循環器疾患におけるSASの合併とその意義」に関する臨床研究を続けてきた[1]．

　このテーマは21世紀に入り，国内外でようやく注目されるようになり，米国でも2008年に"Sleep Apnea and Cardiovascular Disease"というexpert consensus documentがAHA/ACCとNIHの合作で提言された[2]．そして2010年には，日本循環器学会からも「循環器領域におけるSDBの診断・治療ガイドライン」（班長：百村伸一）が作成されるに至った．循環器領域の特徴は，他の疾患に比べて中枢性SASの合併が高率な点である．しかし，心不全など心機能低下が代償的にもたらす中枢性あるいは，新しい概念である"複合性"，さらに"体液移動起因性"などの睡眠時無呼吸に関する病態生理の説明は第4章のそれぞれのエキスパートに委ねるので，この章では，循環器疾患に合併するSDBの中でも主流である，OSAにみられる循環動態変化のみについて言及する．

5.1　OSA中の循環動態変化

　高血圧，肺高血圧，不整脈，虚血性心疾患，ならびに心不全などの循環器疾患の発症は，以前からOSAなどのSDBと関連性があることを指摘されている．

　図5.1は，SDBの中で，特にOSASを取り巻く循環器疾患の病態を図示したものである．OSASでは低酸素血症以外に，カテコールアミンやインスリンなどの体液性因子の役割と胸腔内圧の変動という機械的な変化が主要な病態と考えられる．

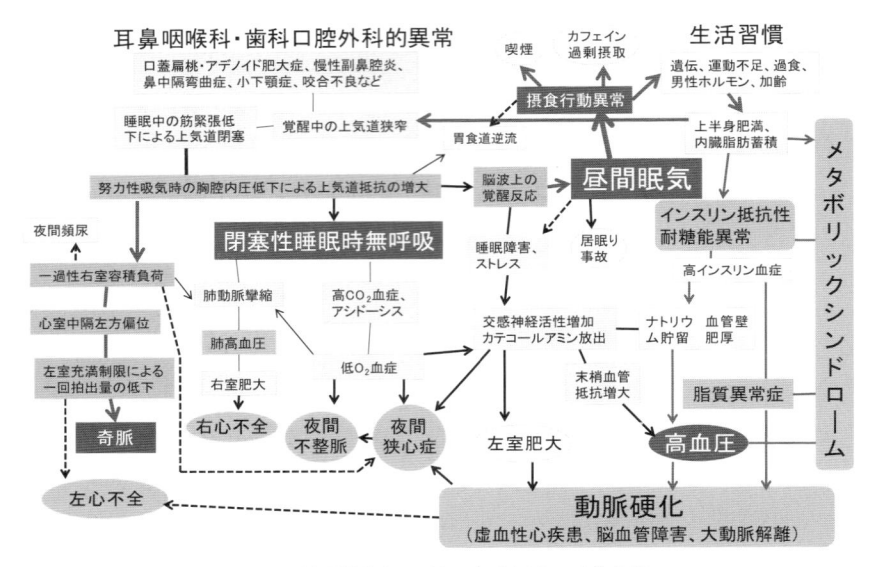

図 5.1 循環器疾患に関連した OSAS の病態生理

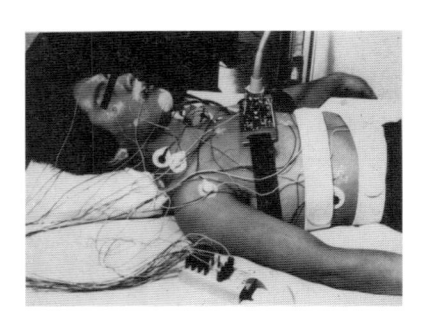

図 5.2 終夜心エコー法による睡眠時無呼吸中の心機能研究

5.2 終夜心エコー法による OSA の観察

終夜心エコー法とは，夜間睡眠中に仰臥位の被験者に対して full-PSG 下に徹夜で行う連続的ドプラー心エコー記録法で，胸腔内圧モニターのための食道内圧（P_{es}）も同時に測定する方法である（図 5.2）.

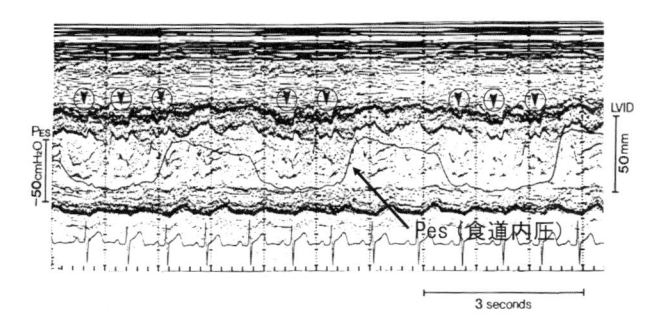

図 5.3 閉塞性無呼吸中の M モード心エコーと食道内圧の同時記録[3]
閉塞性睡眠時無呼吸中の努力性吸気（胸腔内圧陰圧負荷）時にみられる心室中隔の拡張期左方偏位（矢印は右室容量負荷を示す）．

1989〜1990 年にスタンフォード大学のクリスチャン・ギルミノー教授のもとで，Shiomi らは「終夜心エコー法を用いた睡眠時無呼吸中の循環動態変化に関する研究」を行い，OSA 中の obstructed inspiration（吸気性努力）に伴う胸腔内の陰圧負荷に一致して，二次孔の心房中隔欠損（ASD）でみられる心室中隔の奇異運動（可逆的な拡張期左方偏位），すなわち一過性の右室容量負荷の所見が認められることを見出した（図 5.3）．この右室容量負荷は，右房負荷（ストレッチ）を伴うので，hANP を分泌させ，OSAS 患者の夜間頻尿（多尿）の原因にもなる．

5.3　OSA 中の血圧変動，特に奇脈の出現

終夜心エコー法と同時に行った直接的な橈骨動脈圧の連続測定では，OSAS 患者に特徴的な夜間血圧変動として，①繰り返す OSA エピソードに一致した周期的血圧変動と，② OSA 中の吸気性努力に伴う著しい胸腔内の陰圧負荷に一致した奇脈（pulsus paradoxus）の出現を見出した（図 5.4A, B）．この奇脈の出現は，当時の研究では 40 例中 26 例（65％）に観察された[4]．

呼吸努力は吸気時の胸腔内圧をときに $-100\,\mathrm{cmH_2O}$ まで低下させるが，その陰圧負荷は補助呼吸筋力の優れた若年男子やアスリートで，睡眠中は筋活動支配が統制下にある non-REM 期ほど強い．また，以前から胸腔内の陰圧負荷は，収縮期に心外方へ引っ張る逆方向（負）の力，いわゆる心室の壁内外圧差（transmural

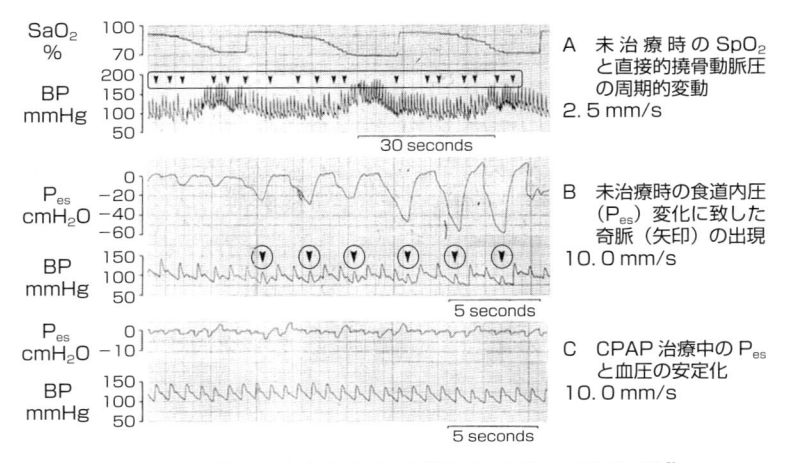

図5.4 閉塞性無呼吸（OSA）中の周期的血圧変動と奇脈（矢印）[3]

pressure）を生じ，左室の後負荷を増大させることが知られている．

終夜心エコー所見と組み合わせると，OSA 中の吸気性努力に伴う著しい胸腔内の陰圧負荷が，先ずは拡張期相で右室内に静脈還流を引き込んで一過性の右室容量負荷を生じ，心室中隔を拡張期に左方偏位させるが，この可逆的な左方偏位は ventricular interdependence（右室と左室の相互作用）によって左室充満をも同時に制限し，次の一回拍出量を壁内外圧差とともに顕著に減少させるために奇脈が生じると説明される[3]．

なお，適切な CPAP 療法を行うと，呼吸の正常化に従い，胸腔内圧の変化がなくなり，ほぼ瞬時に OSA 中の心室中隔左方偏位，周期的血圧変動（および心拍変動），奇脈なども消失する（図5.4C）．

5.4　OSA 中の自律神経活動

睡眠時は基本的に副交感神経の亢進が優位であるが，OSA では副交感神経のみならず交感神経の亢進も観察される．たとえば，1つの OSA イベントの中では，OSA の前半に睡眠に伴う副交感神経の亢進，その後半に筋交感神経活動（MSNA）のバーストが，次の呼吸が再開するまで徐々に増大する．さらに詳細に観察すると，同じ無呼吸の中でも MSNA のバーストが多いところと少ないところがあり，

低酸素だけでは説明できない．これは，無呼吸中の吸気性努力により奇脈（収縮期血圧の低下）を生じ，それを補うためにMSNAのバーストが多くなることが一因と考えられる．ほかに，OSAで交感神経が亢進する機序としては，睡眠の分断（無呼吸後の覚醒反応）に伴う影響がある．睡眠の分断化，繰り返す低酸素状態は，交感神経活性の亢進と炭酸ガス感受性の亢進を生じる．

夜間睡眠中の循環動態変化からみると，OSAの病態は低酸素血症，胸腔内圧変動，ならびに自律神経活動も含めて特異的である．そのため，OSAはさまざまな疾病に合併するとそれらの病態をさらに複雑に変化させ増悪させているものと考えられる．

〔塩見利明・篠邉龍二郎〕

● 文　献
1) 塩見利明ほか：睡眠時無呼吸症候群と循環器疾患．現代医学, **56**：325-330, 2008.
2) Sommers VK et al.：Sleep apnea and cardiovascular disease：An American Heart Association/American College of Cardiology Foundation Scientific Statement. *JACC*, **52**(8)：686-717, 2008.
3) Shiomi T et al.：Leftward shift of the interventricular septum and pulsus paradoxus in obstructive sleep apnea syndrome. *Chest*, **100**(4)：894-902, 1991.
4) Shiomi T et al.：Aging, respiratory efforts during sleep, and pulsus paradoxus. *Lung*, **171**：203-211, 1993.

chapter 6

睡眠時無呼吸の自律神経活動

6.1 呼吸調節と循環調節の連携

　安静および運動時を通じて呼吸数と心拍数がおよそ1:4の関係にあることからも明らかなように，呼吸器系と循環器系は外界から体内に酸素（O_2）を取り

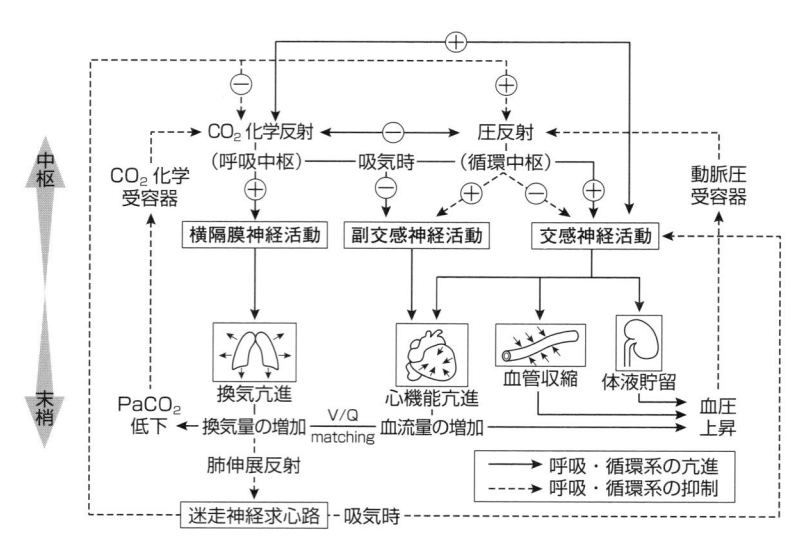

図 6.1 呼吸調節系と循環調節系の連携[1]
心臓副交感神経活動は吸気時の横隔膜神経の活動に同期して中枢性に遮断され，呼吸性心拍変動を生ずる（吸気時に心拍数増大）．交感神経活動は吸気時の横隔膜神経と同期して亢進するが，肺伸展反射により抑制される二重支配を受けている．肺伸展反射は交感神経を抑制するだけでなく，中枢性炭酸ガス（CO_2）化学反射を抑制し動脈圧反射を賦活する．換気亢進による動脈血炭酸ガス分圧（$PaCO_2$）の低下は，化学受容器を介して呼吸を抑制する．吸気時の肺胞換気量の増大に対して，吸気時の心拍数の増加と静脈還流の増大は肺血流を増大し，換気・血流均等を維持する．

6.1 呼吸調節と循環調節の連携　　　67

入れ，炭酸ガスを体外に排泄するために密接に連携している．もし循環不全により末梢組織への酸素供給が障害されると，循環器系は交感神経系を賦活し迷走神経系を抑制し，体および肺循環を促進させるよう働く．一方，呼吸器系は炭酸ガス化学反射を亢進させて換気を促進し，肺におけるガス交換が増大するよう働く（図6.1）．心不全によく見られる呼吸と循環調節系の変調は，中枢の交感神経活動の亢進と炭酸ガス化学反射の亢進であり，これらはしばしば悪循環を形成して呼吸調節システムを不安定化させ，中枢性無呼吸を誘発する．

6.1.1　呼吸性心拍変動と換気血流マッチング

中枢における吸息刺激は横隔膜神経を興奮させると同時に迷走神経を遮断する（図6.1）．その結果，吸気時には心拍数は増加し呼気時には心拍数が減少する呼吸性心拍変動が生ずる．吸気時の頻脈は増大した静脈還流とともに肺血流量を増やし，肺換気量の増加にマッチする（換気・血流均等，図6.2）．心不全において呼吸性心拍変動が減弱していることは臨床的意味がある．中心血液量が多い心不全では呼吸による肺血流の変動が少ないため，吸気時に心拍数を増やす必要が

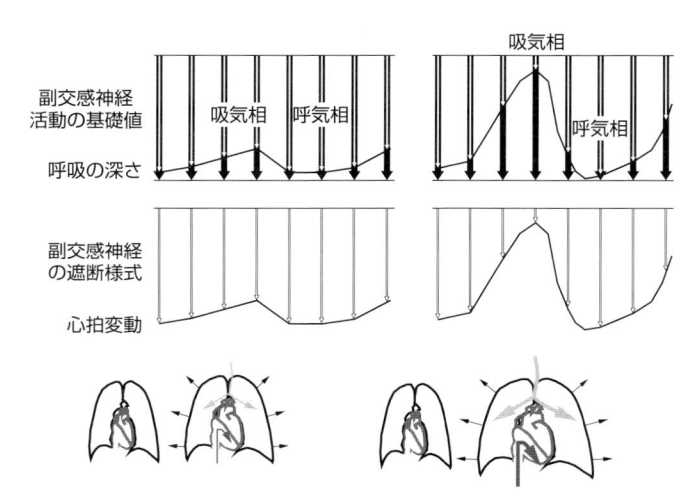

図6.2　呼吸による副交感神経遮断と心拍変動の関係
副交感神経活動は吸気に一致して中枢性に遮断され心拍数は増加する．その程度は呼吸が深いほど大きい．この心拍数の増大は吸気時の静脈還流増大と連携して，換気量に応じて肺血流量が増えるように働く．

6.1.2 肺伸展反射による交感神経制御

交感神経活動は横隔膜神経の興奮と同期して吸気時に中枢性に亢進し，肺伸展反射により吸気時に末梢性に抑制される二重の呼吸支配を受けている（図6.1）．肺伸展反射は肺の伸展が気管に存在する slowly adapting stretch receptor を刺激することにより発動する．肺伸展受容器からのインパルスは迷走神経求心路(A 繊維) を介して弧束核に伝わり，Bötzinger complex，疑核を経由して，反射性に呼吸および交感神経を抑制する．ヒトにおいては，吸気に一致した交感神経刺激より肺伸展反射の抑制効果が強力である．このため，交感神経活動が亢進している状況では，交感神経活動は吸気性に抑制されやすい（図6.3）．ただ重症心不全のように，中心血液量の増大や肺間質の線維化により肺コンプライアンスが低下している場合には，呼吸が浅くなり肺伸展反射の抑制効果が減弱する[2]．また睡眠時無呼吸やチェーン-ストークス呼吸などにより呼吸が停止すると，肺伸展反射による交感神経抑制が解除されるため，交感神経活動は持続的に亢進する．

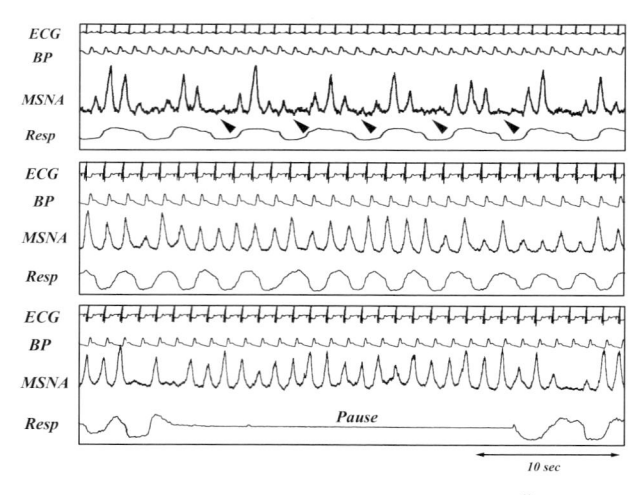

図6.3 肺伸展反射による筋交感神経活動の抑制[2]
吸気時に一致して交感神経活動に neural silence がみられる（上段▶印）．浅く速い呼吸時や下段の無呼吸時には，肺伸展反射による交感神経抑制効果が減弱あるいは消失する（中段）．

6.1.3 化学反射と圧反射の相互関係

動脈圧反射は化学反射とは相互に抑制的に作用している（図6.1）．事実，心不全患者において末梢化学受容器感受性と動脈圧反射機能は有意な負の相関を示す．これは，頸動脈体からの求心路は圧受容器からの求心路と同様に延髄孤束核に入るため，両者が拮抗的相互関係を有するためである．したがって，心不全にみられる動脈圧反射の障害は延髄において直接的に，また交感神経活動の亢進を介して間接的に化学受容器の感受性を亢進させている可能性がある．一般に血圧が一過性に上昇しても，動脈圧反射を介した負帰還システムにより血圧変動は是正される．ところが，化学反射を介して血圧が上昇した場合には，圧反射が抑制されてしまうため，血圧の上昇を抑える機能がうまく作動しない可能性がある．

6.1.4 化学反射と交感神経活動の相互関係

運動などにより$PaCO_2$が上昇すると化学反射を介して呼吸が増大するだけでなく交感神経活動も亢進する．したがって化学反射が亢進している心不全においては，炭酸ガス暴露時の換気および交感神経応答が健常者に比べ大きい．実際，炭酸ガス化学受容器感受性と運動時の分時換気量・炭酸ガス排泄量関係の傾きには，有意な正相関が認められる[3]．前述のごとく炭酸ガス負荷時の交感神経活動は，炭酸ガス化学反射を介する交感神経刺激と，肺伸展反射を介する交感神経抑制の二重支配を受けている．したがって，心不全患者のように化学反射が亢進し肺伸展反射が減弱している場合には，炭酸ガス暴露時の交感神経活動の亢進はとりわけ大きくなる（図6.4）．

心不全における化学受容器反射の亢進機序は十分解明されていないが，交感神経緊張は化学反射の重要な亢進機序である．実験的に頸動脈体の交感神経刺激や，ノルエピネフリン投与により末梢の化学受容器感受性が亢進する．また中枢の交感神経を遮断すると，遮断前に炭酸ガス化学反射が亢進していた患者ほど，交感神経遮断による化学反射の低下が大きい（図6.5）．低酸素に頻回に暴露されると化学反射感受性が亢進することは周知の事実である．中枢性睡眠時無呼吸（CSA）では，交感神経活動の亢進や無呼吸による低酸素血症が化学受容器感受性を亢進させ，これによる化学反射の亢進がさらに無呼吸を助長し交感神経を賦活する悪循環が形成されている．

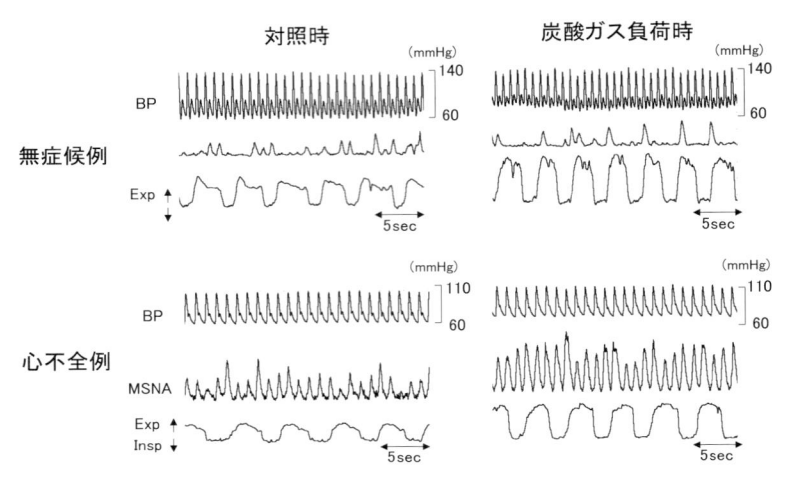

図 6.4 炭酸ガス曝露時の換気および交感神経応答[1]
中枢性炭酸ガス化学反射の亢進した心不全患者（下段）では，炭酸ガスに対する交感神経応答が大きい．化学反射の亢進していない患者（上段）では交感神経応答は小さく，吸気時には肺伸展反射により交感神経活動が抑制されている．

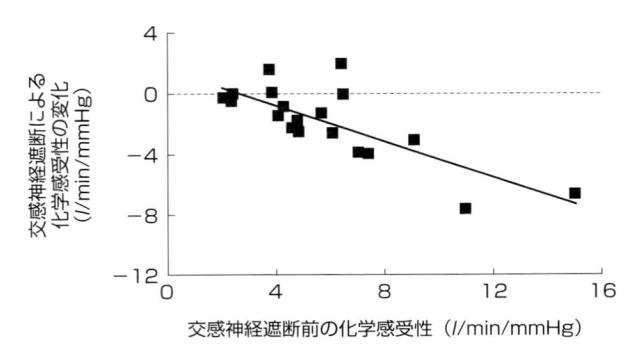

図 6.5 中枢性交感神経遮断による炭酸ガス化学反射の抑制[3]
化学反射が亢進している患者ほど，中枢性交感神経遮断（中枢性 α_2 受容体刺激薬：guanfacine）による化学感受性の低下の程度が大きい．かかる成績は中枢性交感神経活動の亢進が炭酸ガス化学反射亢進の一因であることを示唆する．

6.2 睡眠時無呼吸における呼吸調節と化学受容器感受性

6.2.1 呼吸調節の負帰還システム

図6.6に呼吸調節の負帰還システムのモデルを示す．このシステムは動脈血炭酸ガス分圧（$PaCO_2$）の変化を感知して，これを是正するよう効果器に伝える調節系（化学反射系）と，中枢からの命令に従い換気を行うガス交換系（肺）からなる．調節系の特性は，呼吸中枢からの換気出力（V_c）とすると，$PaCO_2$が37 mmHg（無呼吸閾値）以上においては，

$$V_c = (1.46 + 32/(PaO_2 - 38.6)) \times (PaCO_2 - 37) \tag{1}$$

で表される．この式から$PaCO_2$が増加すると化学受容器反射を介して換気はほぼ直線的に増加すること，PaO_2が低値をとるほど同程度の$PaCO_2$に対して換気量が増大することがわかる[4]．すなわち，$PaCO_2$・換気量関係の傾きで表される中枢性炭酸ガス化学受容器感受性（炭酸ガス化学反射の利得，G_{chemo}）は低酸素により増幅される．低酸素以外にも化学反射を亢進させる要因として，交感神経刺激，精神的ストレスなどがある．負帰還システムのもう1つの構成要素である

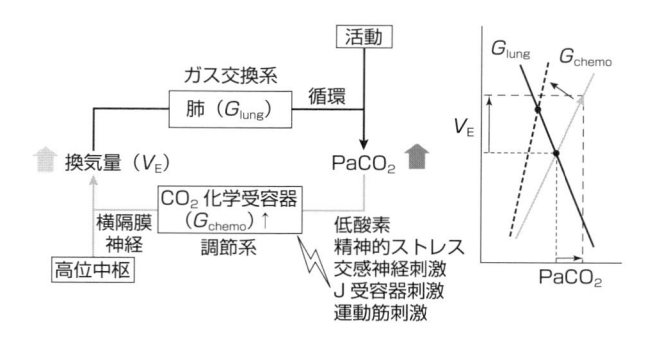

図6.6 呼吸調節の負帰還システムと化学反射特性
動脈血炭酸ガス分圧（$PaCO_2$）が増加すると換気量は増加する（化学受容器特性）．一方，換気量が増加すると$PaCO_2$が低下する（ガス交換特性）．両者の特性曲線の交差点が作動点になる．低酸素血症や交感神経刺激などにより化学受容器の感受性が亢進すると（矢印），作動点は左上方に移動するため換気量は増大し$PaCO_2$は低下する．夜間睡眠中は身体活動が止まり高位中枢からの呼吸刺激も減るため，呼吸はもっぱら$PaCO_2$レベルを一定に保つ負帰還システムによりコントロールされる．

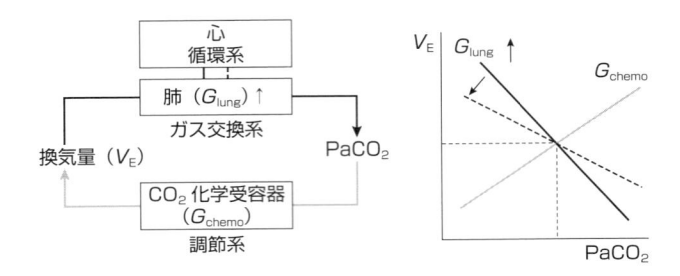

$$V_{lung} = \frac{dPACO_2}{dt} = (V_E - V_D)(PICO_2 - PACO_2) + 863CO(CvCO_2 - CaCO_2)$$

$$G_{lung}\uparrow = \frac{\Delta PACO_2}{\Delta V_E} = \frac{PACO_2 - PICO_2}{V_E - V_D\uparrow + 863CO\downarrow KCO_2}$$

図 6.7 呼吸調節の負帰還システムとガス交換特性
炭酸ガス排泄量を肺血流（＝心拍出量：C_o）と肺動静脈酸素較差（$C_vCO_2 - C_aCO_2$）の積で表し，換気量（V_E）や死腔（V_D）を考慮した炭酸ガス分圧（$PaCO_2$）の変化（$dtPaCO_2/dt$）．V_E の増加に対する $PaCO_2$ の減少の程度，すなわち肺ガス交換系の利得（G_{lung}）は生理学的死腔が大きいほど，また心拍出量が少ないほど大きくなる．KCO_2 は CO_2 解離曲線の傾き．

ガス交換系（肺）においては，血液中から肺胞に排泄される炭酸ガスの量（VCO_2）は，平衡状態においては肺胞で増加した炭酸ガス量に一致する．同様に，肺胞から血液中に取り込まれる酸素の量（VO_2）は，肺胞で減少した酸素量に一致する．したがって，肺胞内炭酸ガス濃度および酸素濃度と肺胞換気量（V_A）には

$$PACO_2 = PICO_2 + 863 \times VCO_2/V_A \tag{2}$$

$$PAO_2 = PIO_2 - 863 \times VO_2/V_A \tag{3}$$

のような双曲線関係（metabolic hyperbola）が成り立つ．式（3）で負の記号が使われているのは，酸素が肺胞から取り込まれ減少するからである．この式から肺胞換気量が増えるほど肺胞気炭酸ガス濃度は低下し，肺胞気酸素濃度が増大することがわかる．ここで，図 6.7 のようにガス交換系を循環系とつなぎ，炭酸ガス排泄量（VCO_2）を肺血流量（心拍出量，CO）と肺動静脈酸素較差（$CvCO_2 - CaCO_2$）の積で表し，換気量（V_E）や死腔（V_D）を考慮すると，$PaCO_2$ の変化（$dtPaCO_2/dt$）は，

$$dtPaCO_2/dt = (V_E - V_D)(PICO_2 - PACO_2) + 863CO(CvCO_2 - CaCO_2) \tag{4}$$

となる．この式から V_E の増加に対する $PaCO_2$ の減少の程度，すなわち肺ガス交換特性系の利得（G_{lung}）は，

$$G_{lung} = \Delta PACO_2/\Delta V_E = (PACO_2 - PICO_2)/(V_E - V_D + 863CO_KCO_2) \tag{5}$$

となり，G_{lung}は生理学的死腔が大きいほど，また心拍出量が少ないほど大きくなる[4]．定常状態においては，ガス交換系と呼吸調節系は平衡状態となっているので，ここで$V_A = V_c$，$PaCO_2 = PACO_2$と仮定すると，式（1）と式（2）を同じ二次元座標上に描くことができる．換気量と炭酸ガス濃度との作動点は，図6.6，6.7のように2つの線が交差する平衡点として求めることができる（ガス交換系を簡単に直線で示してあり，G_{chemo}は炭酸ガス化学反射の利得，G_{lung}は肺のガス交換系の利得を表す）．

6.2.2 周期性無呼吸の発生条件

炭酸ガス化学反射の利得（G_{chemo}）と肺のガス交換系の利得（G_{lung}）の平衡線図から，呼吸調節における負帰還システムの安定条件を知ることができる（図6.8）．$PaCO_2$のX軸を基線とみるとガス交換系曲線の傾きは$1/G_{lung}$なる．負帰

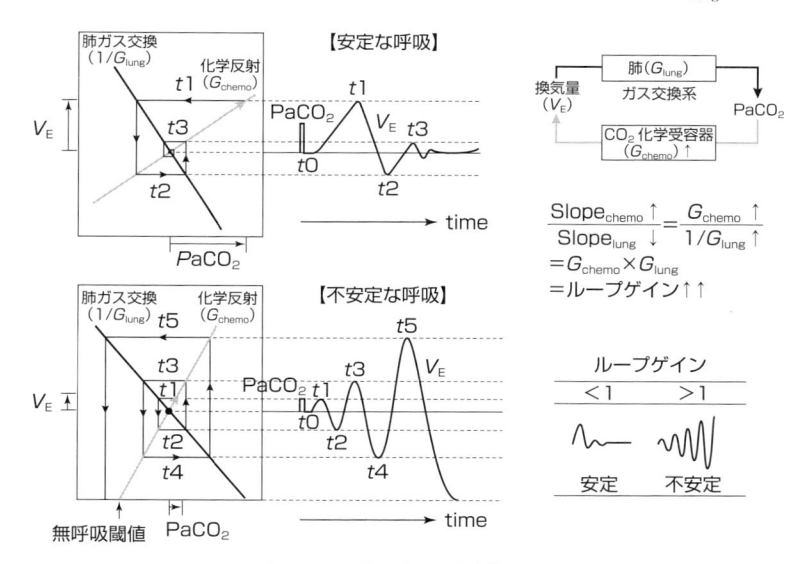

図6.8 呼吸調節の不安定性条件

負帰還システムにおいては，化学反射系の傾き（炭酸ガス化学反射のゲイン：G_{chemo}）と，肺ガス交換系の傾き（G'_{lung}＝ガス交換のゲインの逆数＝$1/G_{lung}$）の比（G_{chemo}/G'_{lung}＝$G_{chemo}/(1/G_{lung})$＝$G_{chemo} \times G_{lung}$）すなわち開ループゲイン（$G_{chemo} \times G_{lung}$）が増大すると（1に近づくと），システムが不安定になり周期性呼吸が生じやすくなる．かかる条件は，化学受容器感受性が増大し，心拍出量が減少（循環が遅延）するほど成立しやすくなる．$PaCO_2$：動脈血炭酸ガス分圧，V_E：肺換気量．図のガス交換系は双曲線を示すがわかりやすくするため直線で表示してある．

還システムの開ループゲインは両者の傾きの比 $G_{chemo}/(1/G_{lung}) = G_{chemo} \times G_{lung}$ で表され，呼吸が安定しているときには開ループゲイン $G_{chemo} \times G_{lung} < 1$ が成立している．すなわち，$PaCO_2$ を共通の横軸とした平衡線図では炭酸ガス化学反射の傾きはガス交換系の傾きより常に小さくなっている．これに対して心不全では炭酸ガス化学反射の亢進が G_{chemo} を増大させ，心拍出量の減少が $1/G_{lung}$ を増大させる方向に働く．その結果 $G_{chemo}/(1/G_{lung}) = G_{chemo} \times G_{lung}$ は増大し，これが1に近づくと呼吸の負帰還システムが不安定になり，周期性呼吸が生じやすくなる．これは $PaCO_2$ を共通の横軸とした平衡線図上で，炭酸ガス化学反射の傾きがガス交換系の傾きと同じかそれより大きくなるときである．

6.3 睡眠時無呼吸による交感神経活動の亢進と循環動態

睡眠時無呼吸において交感神経系が亢進することは，すでに筋交感神経活動の直接記録により確かめられている（図6.9）．この交感神経活動の亢進には睡眠時無呼吸による低酸素血症，高炭酸ガス血症，無呼吸による肺伸展反射の消失，低心拍出状態，頻回の中途覚醒が関与している（図6.10）．睡眠時無呼吸患者の交感神経活動の亢進は左室駆出分画よりも，睡眠時覚醒の頻度や無呼吸による低

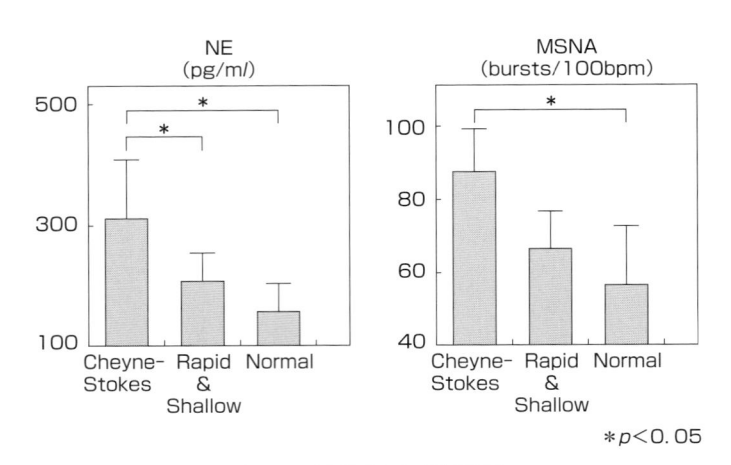

図6.9 呼吸様式と交感神経活動
チェーン-ストークス呼吸を示す患者では，血漿ノルエピネフリン濃度（NE）や筋交感神経活動（MSNA）が正常呼吸の患者より有意に増加している．

6.3 睡眠時無呼吸による交感神経活動の亢進と循環動態　　　75

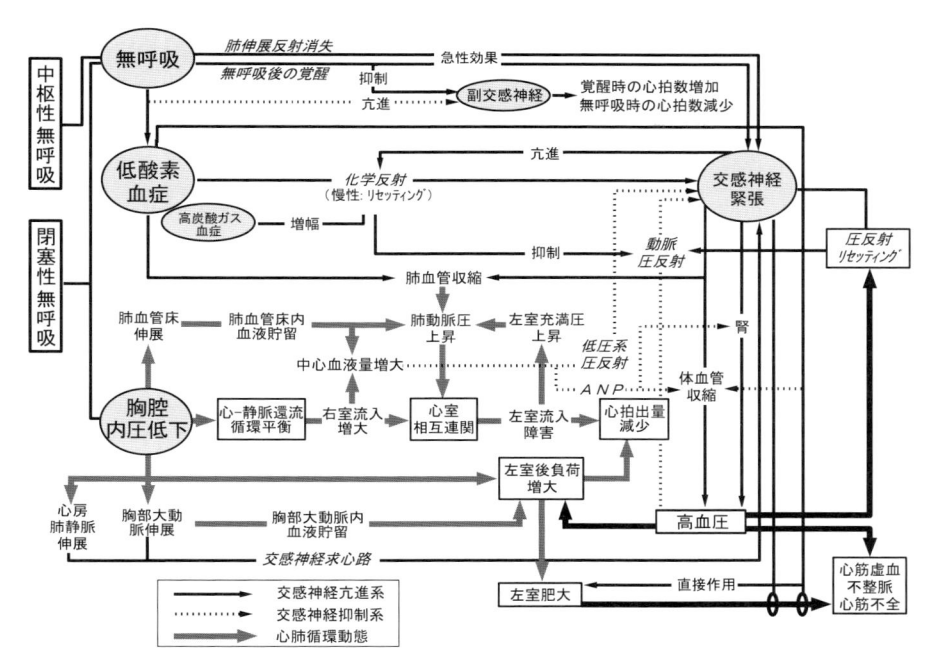

図 6.10　睡眠時無呼吸による神経調節と循環動態
睡眠時無呼吸による呼吸停止と低酸素血症は，主として反射性調節を介して交感神経活動を亢進させ，胸腔内陰圧負荷は心肺血行動態を介して交感神経を賦活する．睡眠時無呼吸に伴う交感神経亢進と左室後負荷の増大は高血圧や左室肥大を助長し，心筋虚血，不整脈，そして心不全の発症にかかわる．

酸素血症とよりよく相関する．この事実は，睡眠時無呼吸患者の交感神経活動の亢進が，循環動態の代償機転ではなく過剰な病的亢進であることを示唆する．

6.3.1　低酸素血症による交感神経緊張

無呼吸に伴う低酸素血症は末梢の化学反射を介して交感神経活動を賦活し，亢進した交感神経活動はまた化学反射を増幅させる悪循環を形成している[3]．交感神経活動による中枢性炭酸ガス化学反射の亢進は，前述のごとく呼吸調節の負帰還システムを不安定化し，周期性呼吸の発生要因となる．

6.3.2　胸腔内の陰圧負荷による交感神経緊張

心房，肺静脈および大動脈が伸展されると，交感神経求心路を介して交感神

経活動が亢進する交感神経緊張（sympatho-sympathetic reflex）が惹起される．一般に，心不全において中心血液量が増加して肺静脈圧や心房圧が上昇したときには，迷走神経求心路を介する反射性交感神経抑制（心肺圧受容器反射）が作動する．しかし慢性心不全ではこの抑制系は障害されやすく，交感神経求心路を介する交感神経緊張が優位となっていることが多い．交感神経緊張は強い心筋虚血によっても誘発されることが報告されている[5]．またこの反射系は，大動脈瘤による動脈伸展時にも作動し，交感神経を亢進させ血圧をさらに上昇させる悪循環にもかかわっている．閉塞性無呼吸においては気道閉塞時に著しい胸腔内の陰圧負荷が加わるため，心房，肺静脈，および胸部大動脈が引き延ばされ反射性に交感神経が亢進しやすくなる．また胸部大動脈の伸展は大動脈への血液貯留を増やし，胸腔内の陰圧負荷とあわせて左室後負荷を増大させる．睡眠時無呼吸に伴う交感神経亢進と左室後負荷の増大は，高血圧や左室肥大を助長し，ひいては心筋虚血，不整脈，そして心不全の発症へとつながる．

6.3.3 呼吸停止による交感神経緊張

無呼吸による呼吸停止は，低酸素血症と肺伸展反射の消失により交感神経活動を亢進させる[1]．図6.11の呼吸曲線と筋交感神経バースト数との関係をみると，呼吸停止直後からバースト数が急激に増加し，呼吸再開に伴いバースト数が減っ

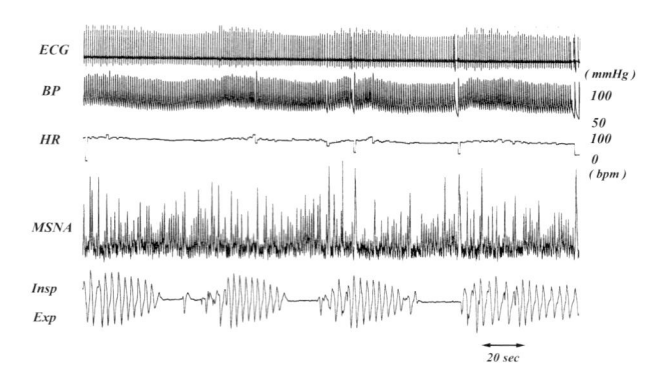

図 6.11 睡眠時無呼吸中の筋交感神経活動（MSNA）
呼吸停止に伴い交感神経バーストの頻度と振幅が増大し，同時に血圧と心拍数も増加している．呼吸再開により交感神経活動が減弱しているのがわかる．

ていることがわかる．一方，バーストの振幅を見ると，呼吸停止後徐々に振幅が増大し，呼吸再開に遅れて振幅が徐々に減少している．肺伸展反射による瞬時の呼吸性交感神経制御がバースト数に反映され，時定数の大きい化学反射による交感神経制御が，バーストの振幅に反映されていると解釈することができる．交感神経活動の変動に一致して血圧や心拍数が変動し，不整脈も発生している．

6.3.4 中途覚醒による交感神経緊張

周期性無呼吸に伴う交感神経活動の亢進のもう1つの重要な機序は，無呼吸終了時の中途覚醒である．中途覚醒による交感神経活動の亢進は一過性に血圧を著しく上昇させ，心不全患者の発作性夜間呼吸困難の原因になる．また，浅い眠りは迷走神経の緊張を弱め，交感神経活動の亢進とともに夜間の心拍数の低下を阻んでいる．気道閉塞時には，息止めや低酸素血症により反射性に副交感神経活動が亢進し心拍数は減少するが，覚醒により副交感神経緊張が解かれるため心拍数は増加する．無呼吸時の一過性の血圧上昇には，低酸素血症と中途覚醒による交感神経活動の亢進が重要であるが，昼間の持続的な血圧上昇には，中途覚醒よりも繰り返される低酸素刺激が重要であると考えられている．ノイズによりラットを頻回に中途覚醒させ，これを35日間続けても，持続的な血圧上昇は起こらなかった．これに対して睡眠中に頻回に低酸素刺激を繰り返したラットでは，血圧上昇が持続した．ただ，低酸素刺激を繰り返しても，副腎髄質を切除したラットや腎交感神経を除神経したラットでは，持続的な血圧上昇は生じなかった．これらは低酸素刺激による副腎からのエピネフリン分泌や腎交感神経活動の亢進が，持続的高血圧の発症に重要であることを示唆する．中途覚醒は昼間の持続性血圧上昇よりも，無呼吸終了時の一過性の血圧サージに大きく貢献しているようである．

6.3.5 交感神経緊張の遷延：昼間の交感神経緊張

睡眠時無呼吸において注目すべき点は，交感神経系の亢進が夜間だけでなく昼の覚醒時にも持ち越されることである．この持ち越し効果の機序は不明であるが，無呼吸の繰り返しによる低酸素血症や化学反射の亢進などによる，中枢性交感神経機能のリセッティングが想定されている．

〔麻野井英次〕

● 文 献

1) 麻野井英次:呼吸と自律神経機能の連携. 睡眠時無呼吸症候群(麻野井英次編), pp. 39-50, メディカルビュー社, 2008.
2) Goso Y et al.: Respiratory modulation of muscle sympathetic nerve activity in patients with chronic heart failure. *Circulation*, **104**: 418-423, 2001.
3) Yamada K et al.: Role of sympathoexcitation in enhanced hypercapnic chemosensitivity in patients with heart failure. *Am Heart J*, **148**: 964-970, 2004.
4) Khoo MCK: *Physiological Control System: Analysis, Simulation, and Estimation*. IEEE Press, pp. 151-156, 1998.
5) Joho S et al.: Cardiac sympathetic denervation modulates the sympathoexcitatory response to acute myocardial ishemia. *J Am Coll Cardiol*, **39**: 436-442, 2001.

chapter 7 SASの診断

7.1 診断基準

睡眠時の呼吸障害は,新しいAASM (ICSD-3) により表7.1の18の疾患に分類されている.

表7.1 睡眠呼吸障害の分類 (AASMのICSD-3)

閉塞性睡眠時無呼吸障害 (obstructive sleep apnea disorders)
1. 閉塞性睡眠時無呼吸,成人
2. 閉塞性睡眠時無呼吸,小児

中枢性睡眠時無呼吸障害 (central sleep apnea disorders)
1. 原発性中枢性無呼吸
2. チェーン-ストークス呼吸を伴う中枢性睡眠時無呼吸
3. 高地での周期性呼吸による中枢性睡眠時無呼吸
4. チェーン-ストークス呼吸を伴わない内科または神経学的疾患による中枢性睡眠時無呼吸
5. 薬物または物質による中枢性睡眠時無呼吸
6. 複合性睡眠時無呼吸
7. 新生児の原発性中枢性睡眠時無呼吸
8. 未熟児の原発性中枢性睡眠時無呼吸

睡眠関連低換気障害 (sleep related hypoventilation disorders)
1. 肥満低換気症候群
2. 先天性中枢性肺胞低換気
3. 視床異常による遅発性中枢性低換気
4. 特発性中枢性肺胞低換気 (睡眠時非閉塞性中枢性肺胞低換気,特発性)
5. 薬物または物質による睡眠低換気
6. 内科または神経学的疾患による睡眠時低換気
7. 睡眠時低酸素血症

孤発性症状あるいは正常亜型
　イビキ

7.1.1 診　　断

遭遇することが多い主立った疾患の診断基準を列記する．症状と基礎疾患および終夜睡眠ポリグラフ検査（PSG）の所見により診断される．

a. 閉塞性睡眠時無呼吸障害（別名：閉塞性睡眠無呼吸症）

成人の閉塞性睡眠時無呼吸（OSA）の診断基準

AとBとD，あるいはCとD．

A. 以下のうち1つ以上
  1. 眠気，回復しない睡眠，倦怠感，不眠などの患者の訴え
  2. 呼吸困難，あえぎ，窒息感による覚醒
  3. ベッドパートナーなどによる睡眠中の習慣的なイビキ，呼吸の途絶のうち1つあるいは両方の報告
  4. 患者が高血圧，気分障害，認知機能障害，冠動脈疾患，脳卒中，うっ血性心不全，心房細動，2型糖尿病と診断されている
B. PSG あるいは Out of Center Sleep Testing（OCST）で以下の所見が認められる
PSGで睡眠1時間当たり，OCSTで記録1時間当たり5以上の閉塞性呼吸イベント（閉塞性あるいは混合性無呼吸低呼吸，呼吸イベントに伴う覚醒反応，RERA）
C. PSG あるいは OCST で以下の所見が認められる
PSGで睡眠1時間当たり，OCSTで記録1時間当たり15以上の閉塞性呼吸イベント（閉塞性あるいは混合性無呼吸低呼吸，RERA）
D. 他の疾患で説明不能
［注］
1. OCST は通常睡眠を記録しないので，閉塞性呼吸イベント／時 を過小評価する可能性がある．
2. RERA は OCST では arousal を特定できないため判定できない．
3. 呼吸イベントの判定は AASM の判定マニュアルの最新版に従うこと．

小児の閉塞性睡眠時無呼吸

A. 観察者が以下のうち1つを報告
  1. イビキ
  2. 小児の睡眠中の努力呼吸，奇異呼吸あるいは閉塞呼吸
  3. 眠気，多動，行動障害，学習障害がある
B. PSGで以下のうち1つ
  1. 睡眠中1時間当たり1以上の閉塞性または混合性無呼吸あるいは低呼吸
  2. 吸気中のイビキ，吸気時鼻圧波形での平坦化，奇異性胸郭運動のうち1以上を伴い，総睡眠時間の少なくとも25%が高炭酸ガス血症（$PaCO_2>50$ mmHg），動脈血酸素飽和度低下あるいはそれらの併存という閉塞性低換気パターンを認める
［注］
1. 眠気は小児自身が訴えることもある．
2. 呼吸イベントは AASM 判定マニュアルの最新版に従う．

b. 中枢性睡眠時無呼吸障害（別名：中枢性睡眠無呼吸症）
原発性中枢性睡眠時無呼吸（CSA）の診断基準

A. 以下のうち1つ以上を患者または観察者が報告する
  1. 眠気
  2. 睡眠維持障害，頻回の覚醒，回復しない睡眠
  3. 呼吸困難による覚醒
  4. イビキ
  5. 無呼吸の観察
B. PSGで以下のすべて
  1. 中枢性無呼吸あるいは低呼吸が睡眠1時間当たり5以上
  2. 無呼吸，低呼吸総数の50%以上が中枢性無呼吸かつ／または中枢性低呼吸
  3. チェーン-ストークス呼吸ではない
C. 昼夜とも低換気ではない
D. 他の障害で説明できない
［注］
1. 小児では日中の症状は現れにくい．
2. 中枢性無呼吸，中枢性低呼吸，チェーン-ストークス呼吸はAASM判定マニュアルの最新版に従う．

チェーン-ストークス呼吸を伴う中枢性無呼吸（CSR）の診断基準
A＋C＋D または B＋C＋D．

A. 以下のうち1つ以上を患者または観察者が報告する
  1. 眠気
  2. 入眠困難，睡眠維持障害，頻回の覚醒，回復しない睡眠
  3. 呼吸困難での覚醒
  4. イビキ
  5. 無呼吸の観察
B. 心房粗細動，うっ血性心不全または神経学的疾患の存在
C. PSG（診断あるいはPAPタイトレーション）で以下のすべて
  1. 中枢性無呼吸あるいは低呼吸が睡眠1時間当たり5以上
  2. 中枢性無呼吸と中枢性低呼吸の総数が総無呼吸低呼吸数の50%以上
  3. 換気パターンがチェーン-ストークス呼吸の基準（AASM判定マニュアル）を満たす
D. 他の障害で説明できない
［注］
1. AASM判定マニュアルの最新版に従う．
2. C2の基準に満たさないときでもチェーン-ストークス呼吸とPSG所見にコメントをつけることができる．
3. チェーン-ストークス呼吸を伴う中枢性無呼吸はOSAの診断を除外するものではない．

複合性睡眠時無呼吸の診断基準

A. PSGで睡眠1時間当たり5以上の閉塞性呼吸イベント優位（たとえば閉塞性／混合性無呼吸，閉塞性低呼吸）
B. 補助換気機能のないCPAP装着中のPSGで閉塞性呼吸イベントの有意な改善があり，以下の1～3のすべてを伴う中枢性無呼吸や中枢性低呼吸の出現や持続

1. 無呼吸低呼吸指数が 5 以上
2. 中枢性無呼吸低呼吸指数が 5 以上
3. 中枢性無呼吸数と中枢性低呼吸数の和は，総呼吸イベント数の 50% 以上
C. 複合性睡眠時無呼吸の診断は，PAP 治療での中枢性睡眠時無呼吸の出現が，他の中枢性睡眠時無呼吸障害（たとえばチェーン-ストークス呼吸を伴う中枢性睡眠時無呼吸あるいは薬剤や物質による中枢性睡眠時無呼吸など）により説明可能であれば除外する
［注］
混合性睡眠時無呼吸の診断は閉塞性睡眠時無呼吸の診断を除外するものではない．つまり診断検査で閉塞性睡眠時無呼吸の診断はなされる．

c. 睡眠関連低換気障害（別名：睡眠時低換気症）

睡眠低換気の一般的基準

A. 成人では SRH は $PaCO_2 > 55$ mmHg（あるいは許容された代替測定法で）が 10 分以上，あるいは睡眠中に $PaCO_2$ の 10 mmHg 以上の増加（覚醒中臥位で比較して）あるいは 50 mmHg 以上が 10 分以上あること．許容される代替機器は呼気終末あるいは経皮モニターである
B. 小児では SRH は 25% 以上の TST で $PCO_2 > 50$ mmHg が動脈血，呼気終末，経皮 CO_2 モニターで測定される
［注］
動脈血 desaturation はしばしば認められるが，診断に必須ではない．

肥満低換気症候群

A. 覚醒中に低換気の存在（$PaCO_2 > 45$ mmHg）
B. 肥満の存在（BMI > 30 kg/m^2．小児では，年齢と性別による標準体重の 95 パーセンタイルを超える）
C. PSG で睡眠中の低換気の増悪（$PaCO_2$ 測定あるいは非侵襲的な $PaCO_2$ で評価）
D. 他の疾患で説明不能
［注］
1. 閉塞性睡眠時無呼吸は存在しうるがそのときには OSA と OHS 両方を診断とする．
2. 動脈血酸素飽和度低下は通常みられるが診断に必須ではない．

先天性中枢性肺胞低換気症候群

A. 睡眠低換気の存在
B. PHOX2B 遺伝子変異
C. 他の疾患で説明不能
［注］
1. 睡眠低換気は日中の低換気（$PCO_2 > 45$ mmHg）あるいは正常の日中 PCO_2 どちらもありうる．どちらにしても睡眠中に PCO_2 が上昇し基準に合致すれば睡眠低換気と診断できる．
2. PSG では重度の高炭酸ガス血症と動脈血酸素飽和度の低下を認める．中枢性無呼吸をみることもあるが優位なのは気流／一回換気量の低下である．
3. 先天性とはいっても，PHOX2B 変異患者の一部は，特に全身麻酔や重症呼吸疾患などのストレスにより，人生の後半，多くは成人になってから表現型が生じることもある．

7.1.2 診断と重症度評価：閉塞性 SAS の重症度分類（ICSD-1）

ICSD-3 には，重症度分類の記載はない．ICSD-1 では，眠気と呼吸イベントの数により決められている．

a. OSAS の重症度

A か B のどちらか重症なほうをとる．

A. 眠気（EDS）
 軽症： あまり集中していないときに思いがけない眠気や気づかずに眠ってしまうエピソードが起こる（テレビ見ているときや読書，乗客として旅行しているときなど）
 中等症： 多少集中が必要なときに思いがけない眠気や気づかずに眠ってしまうエピソードが起こる（コントロール不能な眠気がコンサート，会議，発表などに参加しているときに起こる）
 重症： かなり集中を必要とする活動期に眠気や気づかずに眠ってしまうエピソードが起こる（コントロール不能な眠気が食事中，会話中，運転中などに起こる）
B. 睡眠呼吸イベント
 軽症： 1 時間当たり 5 以上 15 未満
 中等症： 1 時間当たり 15 以上 30 未満
 重症： 1 時間当たり 30 以上
---

b. チェーン-ストークス呼吸（CSR）の重症度

これといった重症度の決まりはない．今後，エビデンスの集積が必要である．

〔篠邉龍二郎〕

●文 献

1) American Sleep Disorders Association, Diagnostic Classification Steering Committee : International Classification of Sleep Disorders : Diagnostic and Coding Manual. Westchester, IL : American Academy of Sleep Medicine, 2005.
2) Chesson AL Jr et al. : A joint project sponsored by the American Academy of Sleep Medicine, the American Thoracic Society, and the American College of Chest Physicians. Practice parameters for the use of portable monitoring devices in the investigation of suspected obstructive sleep apnea in adults. *Sleep*, **26**(7) : 907-913, 2003.
3) 篠邉龍二郎ほか：睡眠呼吸障害の診断・治療・連携ガイドライン．睡眠医療，**2**(3)：271-278, 2008.
4) 安藤真一：Complex Sleep Apnea Syndrome（CompSAS）の治療．睡眠医療，**2**(2)：243-245, 2008.
5) Marin JM et al. : Long-term cardiovascular outcomes in men with obstructive sleep apnoea-hypopnoea with or without treatment with continuous positive airway pressure : An observational study. *Lancet*, **365**(9464) : 1046-1053, 2005.

7.2 診断アルゴリズム

7.2.1 睡眠呼吸障害の診断連携指針と診断

睡眠呼吸障害（SDB）の診断連携ガイドライン[1]では，一般医療機関，SDBの診療を中心とする睡眠医療専門機関（たとえば，日本睡眠学会・学会認定医療機関 B 型），総合的睡眠医療専門機関（たとえば，日本睡眠学会・学会認定医療機関 A 型）において担うべき，診断のための連携について記述されている．

a. 一般医療機関での診断連携指針

到達目標は，日中の過度の眠気（EDS：excessive daytime sleepiness）やイビキなどの症状があり SDB が疑われる患者を的確に診断し，日本睡眠学会の認定医療機関[2]に紹介することであり，以下の A～D に従う．

b. SDB 中心の睡眠医療専門機関での診断連携指針

到達目標は，SDB が疑われる患者を的確に診断・治療し，EDS などを訴えるが SDB 以外の疾患が疑われる場合，また，治療に専門性が必要な場合に総合的睡眠医療機関に紹介することであり，以下の A, E～K に従う．

c. 総合的睡眠医療専門機関での診断連携指針

到達目標は，SDB の確定診断を含めて，睡眠障害全般の診断も的確にできることであり，以下の E, F, H～L に従う．

A. SAS が疑われる患者が受診したら，問診，質問票などの他に，できれば簡易無呼吸検査装置か経皮的動脈血酸素飽和度（SpO_2）モニターなどでスクリーニングする．
B. スクリーニングするための機器を持ち合わせていない医療機関では，D へ進む．
C. スクリーニングするための機器で検査した場合，以下に従う．
  i. 無呼吸低呼吸指数（AHI：apnea hypopnea index）または 3%酸素飽和度降下指数（ODI：oxygen desaturation index）が 5 未満（AHI<5）でエプワース眠気尺度（ESS：Epworth sleepiness scale）が 11 未満（ESS<11）で，SDB に随伴する臨床症状（日中過眠，睡眠中の窒息感・あえぎ・繰り返す覚醒，起床時の爽快感欠如，日中の疲労感，集中力低下など；以下，"SDB 随伴症状"と略す）がないときは，経過観察する
  ii. 5≦AHI<15 または 5≦3%ODI<15，および ESS<11 で，SDB 随伴症状はあるが，心疾患や脳梗塞などの既往のない場合は，経過観察する
  iii. 5≦AHI<5 または 5≦3%ODI<5，および ESS<11 で，心疾患や脳梗塞などの既往のある場合は，D へ進む
  iv. AHI<5 または 3%ODI<5 だが，SpO_2<90% が 5 分以上持続するときは，D へ進む
  v. AHI≧15 または 3%ODI≧15，または ESS≧11 では，D へ進む
D. SAS や SHVS が疑われる場合には，既往歴，現病歴および治療内容を診療情報提供書に記入の上，睡眠専門医療機関へ紹介する．

E. スクリーニングするための機器で検査した場合，以下に従う．
   i. AHI<5 または 3%ODI<5 で ESS<11 であれば，経過観察する．
   ii. 5≦AHI<15 または 5≦3%ODI<15，および ESS<11 で，心疾患や脳梗塞などの既往のない場合は，経過観察する．
   iii. 5≦AHI<15 または 5≦3%ODI<15，および ESS<11 で，心疾患や脳梗塞などの既往のある場合は，PSG を施行する．
   iv. AHI<5 または 3% ODI<5 だが，SpO_2<90% が 5 分以上持続するときは，PSG を施行する．
   v. AHI≧15 または 3% ODI≧15，または ESS≧11 のときは，PSG を施行する．
F. PSG 上 AHI<5 で，入眠期レム睡眠期（SOREMP：sleep onset rapid eye movement period），睡眠時周期性四肢運動（PLMs：periodic limb movements during sleep），レム睡眠行動障害（RBD：REM related behavior disorder）など他の睡眠障害を疑う所見がなければ，経過観察する．
G. PSG 上 AHI<5 だが，SOREMP, PLMS, RBD など他の睡眠障害が疑われるならば，総合的睡眠医療専門機関へ紹介する．また，ESS≧16 の場合は，SDB 以外の疾患も積極的に検索すること．
H. PSG 上 AHI<5 だが SpO_2<90% が 5 分以上持続するのは，SHVS が疑われるため，呼吸器専門医へ紹介する．
I. PSG 上 AHI≧5 でイベントの大多数（50% 以上）が閉塞性であり，SDB 随伴症状を伴う場合は OSAS と診断する（明らかな症状がなくても AHI≧15 の場合は OSAS と診断する）．
J. AHI≧5 でイベントの大多数（50% 以上）が中枢性であり，SDB 随伴症状を伴う場合は CSAS と診断する（明らかな症状がなくても AHI≧15 の場合は CSAS と診断する）．
K. 心疾患，脳血管障害，腎不全が基礎疾患として存在し，呼吸振幅が漸増漸減する周期性呼吸が最低 10 分持続する場合は CSR と診断する．
L. PSG 上 AHI<5 の場合でも，以下のときはそれぞれの診断をする．
   i. SOREMP が出現するなら，他の過眠症の検索を施行する．〔中枢性過眠症診断治療ガイドラインに従い，反復睡眠潜時検査（MSLT：multiple sleep latency test）や hypocretin，ヒト白血球抗原検査（HLA：human leucocyte antigen）などの検査をして総合的に診断する〕
   ii. PLMS≧15 が出現し，昼間の生活に支障があるようなら PLMD と診断する（睡眠関連運動障害診断治療ガイドラインに従う）
   iii. レム睡眠中に異常行動が観察され，筋緊張を伴わないレム睡眠（RWA：REM sleep without atonia）があれば，RBD と診断する（睡眠時随伴症診断治療ガイドラインに従う）
   iv. てんかんや他のパラソムニアなどを含めて総合的に診断する（睡眠時随伴症診断治療ガイドラインに従う）

7.2.2 睡眠呼吸障害の診断アルゴリズム

診断は図 7.1 の SDB 診断アルゴリズムに従うが，一般医療機関では，一般診療に受診している患者からリスクのある方をいかに拾い出し，睡眠医療専門機関へ依頼をするかであり，図中の上方のスクリーニング検査などで篩い分けする役割を担うことが，主眼になっている．睡眠医療専門機関は，PSG によりさまざまな SDB を適確に診断する役割を担うことになっている． 〔篠邉龍二郎〕

● 文 献
1) 篠邉龍二郎ほか：睡眠呼吸障害の診断・治療・連携ガイドライン．睡眠医療，**2**(3)：271-278，2008．
2) 日本睡眠学会．(http://jssr.jp/)

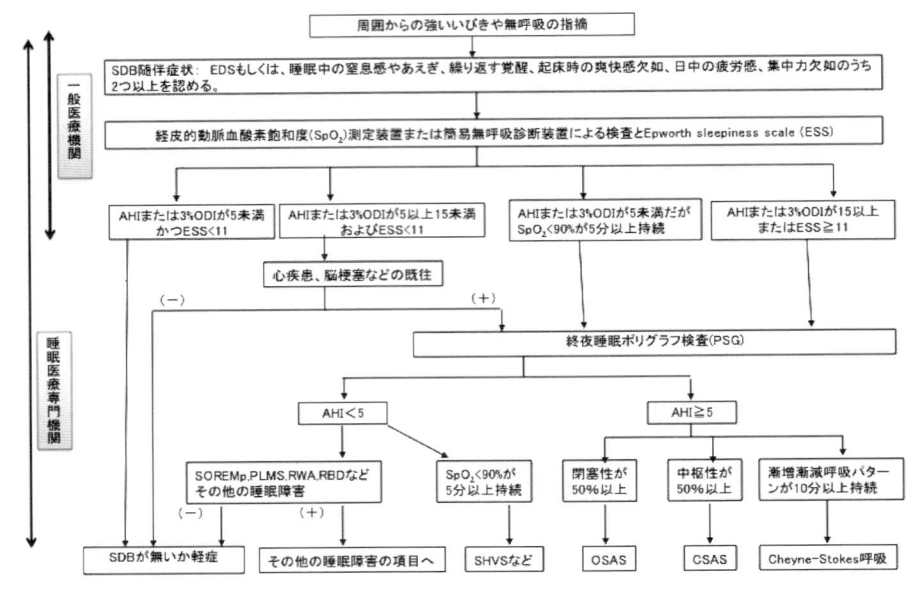

図7.1 睡眠呼吸障害（SDB）診断アルゴリズム

7.3 診断法

7.3.1 質問票と睡眠日誌

a. 質問票

睡眠時無呼吸症候群（SAS）に対する質問票は，1) SASによって引き起こされる臨床症状を調査する，2) SASによる眠気の程度を調査する，3) SASの背景疾患やSASを悪化させる合併症を調査する，4) SASに合併しているSAS以外の睡眠障害を調査する，などを目的としている．

1) 臨床症状： SASによって引き起こされる臨床症状には睡眠不足によるものと呼吸障害（窒息）によるものがある．イビキの程度，無呼吸の指摘，日中の眠気，気力の低下，記憶力低下，抑うつ気分，勃起不全（ED：erectile dysfunction），免疫能低下（風邪をひきやすいなど），夜間頻尿，夜尿症，頭痛・頭重感，胸やけ，居眠り運転事故などの有無について質問が必要である．なかでもSASに伴う睡眠障害が原因の抑うつ気分については見落とさないように，ベック抑うつ尺

度，Self-Rating Depression Scale (SDS)，あるいはハミルトンうつ病評価尺度などを用いて把握することが必要である．また小児では発育不良（低身長・低体重などの成長遅延），無呼吸の目撃，日中の過度の眠気，多動あるいは攻撃的行動，睡眠中の頸部の過伸展，発汗，食事が遅い，食事中の嘔吐の有無について両親からの聞き取りが必要である．

2) 眠気の程度: SAS に伴う眠気は一般には ESS (Epworth Sleepiness Scale)[1] で評価されてきた．しかし，英語と日本語の表現の違いから日本語訳での ESS（第3章の表3.1）が過小評価されることが問題となっており，J-ESS（日本語版 ESS）（表7.2）が推奨されている．また ESS から J-ESS への変換は0～3点の加算が必要となるため，得点変換表もつくられている．

3) 合併疾患: SAS の背景疾患や SAS を悪化させる合併症には，肥満（20歳頃に比べて体重が著しく増加），糖尿病，高血圧，心臓疾患（虚血性心疾患），脳血管障害，脂質異常症，高尿酸血症，多血症，白血球増多症，うつ病・うつ状態，心不全，不整脈，呼吸器疾患（喘息，肺炎，気胸など），神経疾患，耳鼻科疾患（蓄膿症，アレルギー性鼻炎，扁桃肥大など），癲癇，非アルコール性脂肪性肝炎（NASH），逆流性食道炎などの有無について調査する．

表 7.2 J-ESS™ (Japanese version of the Epworth Sleepiness Scale : ESS 日本語版)[1,3]

もし以下の状況になったとしたら，どのくらいうとうとする（数秒～数分眠ってしまう）と思いますか．最近の日常生活を思いうかべてお答えください．
以下の状況になったことが実際になくても，その状況になればどうなるかを想像してお答えください．（1～8の各項目で，○は1つだけ）
すべての項目にお答えしていただくことが大切です．できる限りすべての項目にお答えください．

	うとうとする可能性はほとんどない	うとうとする可能性は少しある	うとうとする可能性は半々くらい	うとうとする可能性が高い
1) 座って何か読んでいるとき（新聞,雑誌,本,書類など）	0	1	2	3
2) 座ってテレビを見ているとき	0	1	2	3
3) 会議，映画館，劇場などで静かに座っているとき	0	1	2	3
4) 乗客として1時間続けて自動車に乗っているとき	0	1	2	3
5) 午後に横になって，休息をとっているとき	0	1	2	3
6) 座って人と話をしているとき	0	1	2	3
7) 昼食をとった後（飲酒なし），静かに座っているとき	0	1	2	3
8) 座って手紙や書類などを書いているとき	0	1	2	3

7. SAS の診断

表 7.3 一般的な睡眠日誌[4]

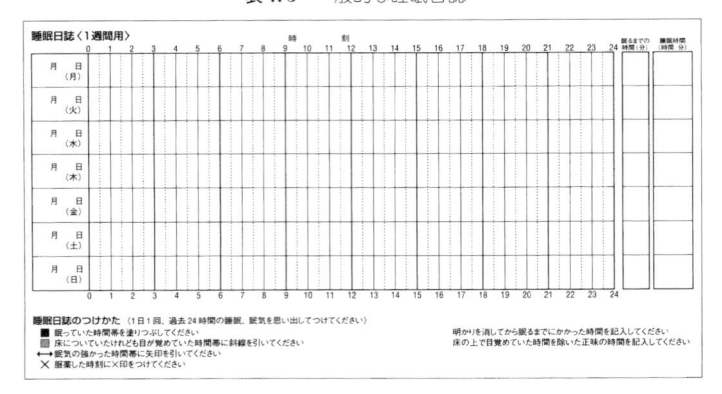

表 7.4 認知行動療法を行う際の睡眠日誌[5]

4) SAS 以外の睡眠障害の合併： 過眠症，レム睡眠行動障害，レストレスレッグス症候群などの睡眠障害の合併の有無も鑑別する．睡眠不足，睡眠衛生不良，不眠症，変則勤務，睡眠覚醒リズム障害などは睡眠日誌を用いて鑑別する．

b．睡眠日誌

SAS 診療においても日中の過度な眠気の主原因が合併する睡眠不足や睡眠衛生不良だけでなく，不眠症，変則勤務，睡眠覚醒リズムの障害であることが日常的にみられる．SAS 診療においても患者の睡眠状態を把握し，合併する他の睡眠障害を除外したり，治療に役立てるために睡眠日誌は必須のアイテムとなる．

1) 通常の睡眠日誌： 表 7.3 に示すものは，一般的に用いられている睡眠日誌である．

2) 認知行動療法を行う際に用いる睡眠日誌： 入床時間，寝つくまでの時間，夜間の覚醒回数と覚醒時間，起床時間などを日誌（表 7.4）に継続して書き綴り，総臥床時間と総睡眠時間から睡眠効率を算出する．また日誌より求めた平均入眠時刻から，入床時間を指示するなどして，認知行動療法を行う際の刺激コントロール法と睡眠制限法を行うことに役立つ． 〔小池茂文〕

● 文　献

1) Johns MW：A new method for measuring daytime sleepiness：The Epworth Sleepiness Scale. Sleep, **14**：540-545, 1991.
2) 睡眠障害の対応・治療ガイドライン研究会：評価尺度―評価尺度の適正と使用法―．睡眠障害の対応と治療ガイドライン（内山　真編），じほう，pp. 225-231, 2002.
3) 福原俊一ほか：日本語版 the Epworth Sleepiness Scale (JESS)―これまで使用されていた多くの「日本語版」との主な差異と改訂―．日本呼吸器学会雑誌，**44**：896-898, 2006.
4) 睡眠障害の対応・治療ガイドライン研究会：睡眠日誌．睡眠障害の対応と治療ガイドライン（内山　真編），じほう，pp. 236-237, 2002.
5) 渡辺範雄：睡眠日記と睡眠環境．自分でできる『不眠』克服ワークブック（短期睡眠行動療法自習帳），創元社，pp. 20-41, 2011.

7.3.2　パルスオキシメーター

パルスオキシメーター（pulse oximeter）は，身体末梢（指先，耳朶など）に装着したセンサーにより経皮的に末梢血動脈血酸素飽和度（SpO_2；単位%）と脈拍数を計測する機器である．睡眠呼吸障害（SDB：sleep disordered breathing）検出のためには，連続記録が可能なことが要件である．実地臨床や職域検診では頻用されている．

a. 測定項目
1) 数値判定：

①酸素飽和度低下指数（ODI：oxygen desaturation index）： 睡眠中の連続測定により，記録1時間当たりのSpO_2が前値よりも低下した回数である．低値（dip）の基準として，2%，3%，あるいは4%を用いる．間欠的低酸素の回数を表し，最も多用される指標である．記録時間は全睡眠時間が理想だが，全記録時間あるいは自己申告や体動計から算出した全就床時間が適用される．酸化ストレスの程度と相関し，CPAP療法の血圧降下予測因子としては無呼吸低呼吸指数（AHI）よりも優れているとの報告もある．

②入眠時平均酸素飽和度（continuous oxygen saturation, mean value）： 入眠付近のSpO_2低値は肥満や呼吸器疾患が原因となる．

③最低酸素飽和度（minimum oxygen saturation during sleep SpO_2）： 計測中のSpO_2の最低値である．

④平均最低酸素飽和度（mean nadir SpO_2）： SpO_2の低下イベントでの底値（dip）の平均値である．

⑤CT90%（cumulative percentage of time at saturation below 90%）： 検査時間中でSpO_2が90%未満であった時間の比率であり，持続的低酸素時間の指標である．1%未満が正常範囲とされる．

⑥脈拍数変動： 心拍数に連動し呼吸イベント時に減少，呼吸再開時に増加し，周期性変化を示す．周期的下肢運動や体位変換（寝返り）でも脈拍数が変化するが，閉塞性SASよりもその周期が20～40秒と比較的短い．また，脈拍上昇指数（脈拍数上昇回数／検査時間）は脳波上の覚醒反応，すなわち睡眠分断と相関する．

2) 目視判定：

①低酸素持続時間や，SpO_2変動程度や変動時間帯（たとえばレム睡眠や体位に依存するSASの推定）など目視判定を加えることが重要である．

②閉塞性呼吸イベント時には前値からなだらかな低酸素に至り，呼吸再開により急峻な立ち上がりを示すのに対し，中枢性呼吸イベントでは呼吸再開時の上昇部が緩やかで，左右対称な形状を示すことが特徴である．

b. 意義・特長
1) 有効性： 敏感度は67～97%，特異度は62～92%とされる．軽症SAS（AHI5

〜15程度）ではパルスオキシメーター単独では感度が低いため，スクリーニングとして使用する場合には慎重であるべきであり[1]，米国睡眠医学会（AASM）のガイドラインでは推奨されていない[2]．PSGでのAHI>15のSASを検出する指標としては，3%ODI>15（BMI≧25の場合），3%ODI>10（BMI<25群）が適している．AHI≧20に相当する異常は3%ODI≧15[3]（BMI≧25群），2%ODI≧15（BMI<25群）である．非肥満者では，肥満者と同じ換気量低下でも，SpO_2低下が大きくないため，過小評価となりやすい（図7.2）[4,5]．

2) 信頼性： SpO_2の算出は，機種毎の算出アルゴリズムが異なる．パルス信号はノイズ処理のために移動平均処理を行い，その平均値を記録している．移動平均時間が長いとノイズは少なくなるが，無呼吸によるSpO_2の変化に追従できなくなる．2007年AASMスコアリングマニュアルでは，PSGでのパルスオキシメーターは移動平均時間が3秒以下，サンプリングレートが25 Hz（理想），10 Hz（最低）が推奨されており，パルスオキシメーター単独の基準設定となる．メモリへの記録時間も，通常2秒での設定が妥当である．

3) 簡易性： 検査手技が簡単で，費用が安く，非侵襲的であり，在宅検査が可能である．また解析が簡易であり大量処理に向いている．

c. 注意点
- 脈波変動を感知し飽和度を測定する動脈血と静脈血を判別するため，拍動の

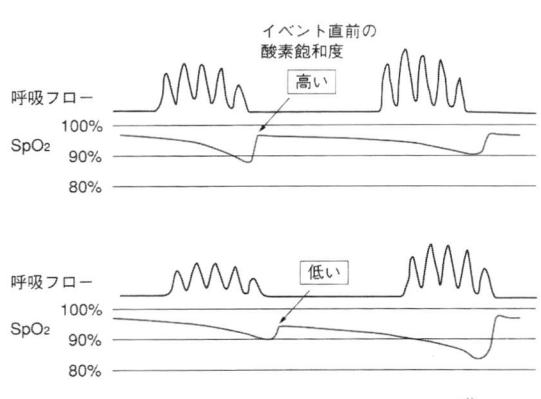

図7.2 呼吸イベント直前の酸素飽和度の高低[4]
換気相での換気量の大小により，呼吸イベント直前の酸素飽和度の高低に違いが出る．イベント直前の酸素飽和度が高いほど，その後の酸素飽和度の低下は小さくなる．

検知ができない末梢血管の循環不全，無拍動型の人工心肺装置使用時には測定ができない．
- プローブの固定が強すぎたり，右心不全による静脈圧の上昇，三尖弁閉鎖不全，高い呼気終末圧，血圧計のカフを巻くことなどで，静脈の拍動が出現し，心拍数よりも高値となることがある．
- 光の透過率で飽和度を測定する原理上，一酸化炭素中毒，メトヘモグロビン血症などでは，SpO_2 を正確に測定できない．
- 低酸素血症を規定する以下の因子を考慮して判断する必要がある．
  i) ベースライン，仰臥位での SpO_2
  ii) 酸素含有量
  iii) 機能的残気量の減少程度，肥満や COPD の有無
  iv) 換気血流のミスマッチ
  v) 呼吸イベントの時間的長さ
- ODI の値は単位記録時間なので，PSG の単位睡眠時間とは異なる．したがって中途覚醒がある場合には慎重な数値算出が必要である．小型携帯活動計の併用による修正も有用である．
- 在宅でのパルスオキシメーターと入院 PSG の結果の相違がある場合は検査環境，飲酒の有無，体位，肥満度などを勘案する必要がある．
- パルスオキシメーターの結果のみで SDB の否定はできない．特に PSG での低呼吸イベントは，SpO_2 の低下または脳波覚醒を伴う呼吸フローの低下でスコアされるため乖離が起きる．軽症 SAS や上気道抵抗症候群などの検出は不可能である．パルスオキシメーターは呼吸障害を検出するのみで，睡眠障害の評価は不可能である．
- SDB 型の判別には限界がある．OSA，CSA，低換気などのタイプ判別はある程度可能だが，最終的には必ず PSG にて評価する必要がある．
- パルスオキシメーターの結果のみでの CPAP 導入は，健康保険上認可されない．

〔田中春仁〕

● 文　献

1) Flemons WW et al.: Home diagnosis of sleep apnea: A systematic review of the literature: an evidence review cosponsored by the American Academy of Sleep Medicine, the American College of Chest Physicians, and the American Thoracic Society. Chest, **124**(4): 1543-1579, 2003.

2) Collop NA et al.: Clinical guidelines for the use of unattended portable monitors in the diagnosis of obstructive sleep apnea in adult patients. *J Clin Sleep Medicine*, 3(7): 737-747, 2007.
3) 日本睡眠学会 認定委員会 睡眠障害診療ガイド・ワーキンググループ：睡眠呼吸障害 (SDB). 睡眠障害診療ガイド，文光堂，pp. 32-47, 2011.
4) 佐藤 誠：パルスオキシメーターの妥当性と限界．臨床医の観点から．新潟県内での取り組み．睡眠時無呼吸症候群スクリーニングハンドブック（谷川 武編），厚生科学研究所，pp. 44-47, 2004.
5) Nakano H et al.: Effect of body mass index on overnight oximetry for the diagnosis of sleep apnea. *Respir Med*, 98(5): 421-427, 2004.

7.3.3 簡易 SAS 検査
a. 閉塞性 SAS（OSAS）の簡易診断法（在宅診断法など）

SAS の診断法には，PSG と簡易 SAS 診断法（簡易モニター）がある．基本的には，PSG を施行して，SDB の診断と治療を行うべきである．しかし，わが国での PSG を施行できる施設は，日本睡眠学会の認定施設が 90 あまりしかない．簡易モニターは，脳波，眼電図，オトガイ筋筋電図を省くことで，在宅での検査を可能にした方法である．装着が簡単であるが，脳波記録がないので，睡眠時間が確定できない．そのため，正確な AHI が測定できない．また，SDB と同様に過眠を呈する他の疾患，たとえば，脚動センサーがついていないために周期性四肢運動障害（PLMD：periodic limb movement disorders）は除外できない．

1) 検査機器： 米国の AASM，ATS（American Thoracic Society）と ACCP（American College of Chest Physicians）の 3 学会合同による指針[1]は，SAS の検査機器を Type 1～Type 4 までの 4 段階に分類した．Type 1 は監視下での PSG である．簡易検査は表 7.5 のように Type 2～Type 4 の 3 段階にまで分類され，ICSD-3 では OCST（Out of Center Sleep Test）と呼ばれる．

わが国の診療報酬上の記載では，「携帯型装置とは鼻呼吸センサー，気道音センサーによる呼吸状態および経皮的センサーによる動脈血酸素飽和状態を終夜連続して測定するもの」である．そのため，医療保健では，i) 鼻気流，ii) イビキ音，iii) パルスオキシメーターによる動脈血酸素飽和度（SpO_2）の最低 3 項目を測定できることが必須の条件である．日本での通常の SAS の簡易モニターの機器は，米国の指針（表 7.5）に当てはめると，Type 3 か Type 4 に相当する．

Type 2 を除けば，SAS の簡易モニターには脳波記録が含まれないため，夜間の睡眠段階（深度）の判定はできない．そのため，簡易モニターでは正確な睡眠時間が測定できず，真の AHI の算出に限界がある．検査記録時間や自己申告の

表7.5 簡易モニターの分類：AASM, ATS, ACCP の 3 学会合同指針[1]

Type	チャンネル数	検査項目（センサー）
2	7以上	脳波，眼電図，オトガイ筋筋電図，心電図か脈拍，気流，呼吸努力，酸素飽和度（SpO$_2$）
3	4以上	換気か気流（少なくとも2チャンネル以上の呼吸運動か,呼吸運動と気流），脈拍か心電図，SpO$_2$
4	1か2	SpO$_2$か気流

睡眠時間による問題点を含み，簡易モニターで求めた AHI はあくまでも推定値であることに注意が必要である．

2）携帯型簡易検査装置（Type 3）： 鼻や口の気流，胸腹部の呼吸運動，呼吸音などの簡単な呼吸のモニターと酸素飽和度の測定を行い，メモリーに記録されたものを解析するが，睡眠時間は測定されず，正確な AHI は算出されない．付属のセンサーによっては過小または過大評価する可能性がある．

3）パルスオキシメーター（Type 4）： 最近のパルスオキシメーターは小型軽量化され，メモリー機能のついた機種であれば，終夜の連続記録から，酸素飽和度低下指数（ODI：oxygen desaturation index または oxygen dip index）を算出し，SAS を診断することが可能である．ただし，睡眠時間は不明であり，真の ODI は算出できず，低血圧や低体温，不整脈などの条件により過大または過小評価する可能性がある．また，desaturation の起こしにくいタイプの SAS や上気道抵抗症候群（UARS）などの診断・鑑別はできない．

b. 適応症および使用適応

わが国の医療保険制度における健康保険適応では，簡易モニター（携帯型装置）は「SDB が強く疑われる患者に対して，睡眠時無呼吸症候群の診断のために用いる」ものである．

しかし米国の AASM task force（2007）による簡易モニターの適応[2]では，「簡易モニターは慢性閉塞性肺疾患（COPD）やうっ血性心不全（CHF：congestive heart failure）などの合併症をもつ患者では使用すべきではない．また一般的なスクリーニング検査でも使用すべきでない．簡易モニターは睡眠外来などを受診し，専門医の注意深い問診や診察などにより，臨床的に OSAS の可能性が高い患者においてのみ使用されるべきである」と記載されている[2]．COPD や CHF が合併している場合には，どちらが影響しているのか，判断が難しく，安易に診

断できないこともあるため，簡易モニターを確定診断のために使用することは避けるべきである．そのため，CHF を合併する循環器疾患の患者では，原則として PSG を用いて SDB の確定（最終）診断を行うことが望ましい．

c. センサー類

1) 鼻呼吸センサー： 鼻呼吸センサーには現在使用できるものとして，圧センサーと温度センサーの 2 種類がある．圧センサーは換気量と直線的ではないが相関があり，気流制限（フローリミテーション）を検出しやすい．低換気での感度が低く，低呼吸を無呼吸として過大評価する可能性がある．逆に，温度センサーは換気量とは相関せず，少しの気流でも感知するため，低呼吸を正常呼吸と過小評価する可能性がある．

1999 年の AASM 推奨の代替基準（AASM 1999）では，温度センサーは閉塞性低呼吸／無呼吸の評価において「D ランクに適さない」とみなされたため，それ以降の検査機器では，おもに圧センサーが用いられるようになった．しかし，AASM 2007 の簡易モニターの臨床的ガイドラインでは，圧センサーと温度センサーの両者を用い，圧センサーで低呼吸を，温度センサーで無呼吸を検出するように推奨されている．

2) 気道音センサー： 以前はマイクロフォンで記録するものが多かったが，最近は，鼻呼吸センサーの圧センサーから変換して記録するタイプが多い．

3) 経皮的センサー： パルスオキシメーターのことであり，経皮的に動脈血酸素飽和度（SpO_2）を記録する．同時に脈拍数を検出することができる．ただし，末梢血管の循環不全などがあるときには検出不能である．パルスオキシメーターでの SpO_2 の算出は機種によって多少異なるが，多くはノイズ信号の処理のために移動平均処理を行いその平均値を記録している．移動平均時間が長いとノイズは少なくなるが，無呼吸による SpO_2 の変化に追従できなくなることがある．AASM 2007 では，移動平均時間が 3 秒以下，サンプリング間隔が 1 秒程度の機種がよいと推奨されている．

4) 呼吸運動センサー： 胸腹ベルトには，ストレインゲージとピエゾ（Piezo）センサーがある．両者とも換気量との相関はない．位相のずれや呼吸の減弱を必ずしも正確に表さない．また，呼吸インダクタンス（RIP：respiratory inductance plethysmography）法で胸腹部の 2 つの測定値の合計を算出し，閉塞性低呼吸／無呼吸やチェーン-ストークス呼吸を検出できる．ただし，心拍動

のアーチファクトがしばしば検出されるため，中枢性イベントに対してはやや精度が落ちることがある（中枢性イベントを的確に診断できるのは食道内圧による胸腔内圧測定のみである）．

d. 解析ソフトウェア

簡易モニターの記録波形などを解析し，SASの重症度判定などを行うためには，各検査機器に対応した専用解析ソフトウェアにより解析を行う．しかし，現状では自動解析のみでの解析結果を鵜呑みすることはできず，必ず視察マニュアル解析を加えて評価したほうがよい．そのため，機種の選択では，マニュアル解析できる解析ソフトウェアが付属するものを選ぶべきである．イベントを訂正できるだけではなく，解析できるパラメータも変えうる機種がSASの簡易モニターとして推奨される．

e. 評価のための項目

1）無呼吸指数（AI：apnea index）：　簡易モニターにおいて，無呼吸の総回数を記録時間（推定睡眠時間）で割って，1時間当たりに換算したもの．

2）無呼吸低呼吸指数（AHI：apnea hypopnea index）：　簡易モニターにおいて，無呼吸低呼吸の総回数を記録時間（推定睡眠時間）で割って，1時間当たりに換算したもの．

3）呼吸障害指数（RDI：respiratory disturbance index）：　AHIとほぼ同義．通常簡易モニターにおいて，無呼吸低呼吸の総回数を記録時間（推定睡眠時間）で割って，1時間当たりに換算したもの．

4）酸素飽和度低下指数（ODI：oxygen desaturation index）：　簡易モニターにおいては，ベースラインのSpO_2から任意の値の低下した回数を記録時間（推定睡眠時間）で割って，1時間当たりに換算したもの（任意の値とは，2%，3%，4%などで3%なら3% ODIなどと表記する）．

ほかには，体位，イビキなどが評価項目に挙げられる．機種によっては，AHI with 3% ODIなど呼吸とSpO_2低下を組み合わせたものまたは，体位別も算出できる．

f. SAS診療のための簡易モニター使用の限界（留意点）

- 睡眠脳波は記録されていないため，睡眠の質（深さ）は判定できないこと．
- 在宅や非監視での検査の場合，本当に寝ているかが保障されないこと．
- 取りつけを患者自身がする場合は，記録状態が保障されないこと．

上記の点を十分考慮に入れて使用する．検査のための機種は，PSGを行う前のスクリーニングで使用するのであれば，SpO_2 モニターかType 4の検査機器でもよいかもしれない．しかし，ある程度の診断をつけたいときには，Type 3の機種を使用し，鼻・口センサーは圧と温度の両方で，呼吸運動センサーは胸と腹の両方で行い，RIPを使用し，SpO_2 と心電図をつけうるものが好ましい（ただし，センサー数が増加すると患者自身では自宅で装着できなくなり，結局入院で検査技師がつける場合もある）．

いずれのタイプの機器による検査においても，自動計測の結果の数値だけを判断基準とせず，必ず実波形を確認した上で判定する． 〔篠邉龍二郎〕

● 文　献

1) Chesson AL Jr et al.: Practice parameters for the use of portable monitoring devices in the investigation of suspected obstructive sleep apnea in adults. *Sleep*, **26**(7): 907-913, 2003.
2) Collop NA et al.: Clinical guidelines for the use of unattended portable monitors in the diagnosis of obstructive sleep apnea in adult patients. Portable Monitoring Task Force of the American Academy of Sleep Medicine. *J Clin Sleep Med*, **3**(7): 737-747, 2007
3) 百村伸一ほか：循環器病の診断と治療に関するガイドライン（2008-2009年度合同研究班報告）循環器領域における睡眠呼吸障害の診断・治療に関するガイドライン．*Circulation Journal*, **74** Suppl. II: 963-1051, 2010.

7.3.4　睡眠ポリグラフ検査

睡眠ポリグラフ検査（PSG：polysomnography）は脳波，眼球運動およびオトガイ筋筋電図の記録を基本とし，呼吸曲線，心電図，酸素飽和度（SpO_2），前脛骨筋筋電図，イビキなどの生体現象を時間軸に合わせて記録し，睡眠深度やその経過，睡眠中の異常行動や呼吸および循環の生理現象を総合的かつ客観的に評価する検査法である．

PSGの実施・解析にあたってはRechtschaffenとKalesの基準（1968年）に従うのが一般的とされてきた．現在は，2007年に米国睡眠医学会（AASM：American academy of sleep medicine）より刊行された"The AASM Manual for the Scoring of Sleep and Associated Events"が普及しつつある．本項ではこれを「AASM 2007」として解説し，また2012年に刊行された改定版のVersion 2.0については「Ver.2」として解説する．

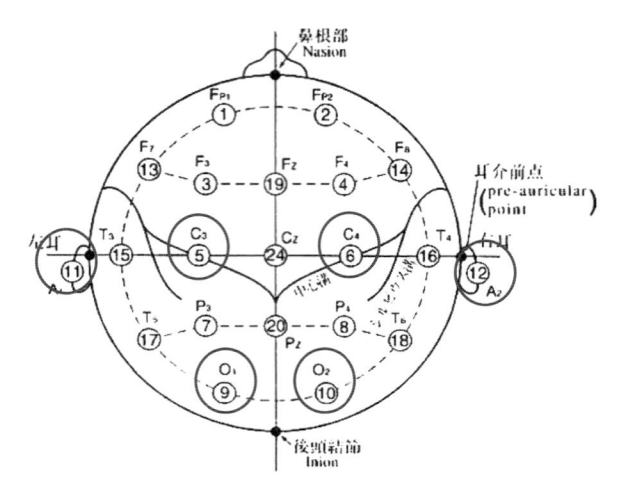

図 7.3 国際脳波学会連合標準電極配置法（10-20 法）
Rechtschaffen と Kales らは 10-20 法に準拠し C_3, C_4, O_1, O_2, A_1, A_2 への装着を基本とした．2007 年 AASM は F_3, F_4 の追加を推奨している．

a. PSG の一般的な生体情報

1）脳　波：　覚醒時か睡眠中か，睡眠と生体情報の関係はなど，睡眠中の客観的な評価を判定するには脳波の記録は必須である．電極の装着は国際脳波学会連合標準電極配置法（10-20 法）（図 7.3）に準拠して C_3, C_4, O_1, O_2 に装着するのが基本である．AASM 2007 では F_3, F_4 が追加され，基準電極は M_1, M_2 とし乳様突起におかれる．

2）眼球運動とオトガイ筋筋電図：　覚醒，睡眠を通して PSG の解析上重要な役割を果たす．特にレム睡眠を判定する場合，急速眼球運動と筋電位が重要な決め手となる．眼球運動の電極は，AASM 2007 において E_1 は左外眼角から 1 cm 下方，E_2 は右外眼角から 1 cm 上方に装着することが推奨されている．これは眼球の角膜が網膜に対して（＋）に荷電している点を応用し，眼球の動きを電位変化として記録するものである．この誘導では眼球運動の水平または垂直の動きが逆位相で記録される．一方，オトガイ筋筋電図は AASM において正中で下顎の下縁から 1 cm 上方，下顎から 2 cm 下方で正中から 2 cm 右側と左側の 3 点に装着することが推奨されている．なお，標準のオトガイ筋筋電図は，下顎下の電極のうち片方を使用し，下顎上の電極を基準とする．下顎下に装着したもう 1 つの

電極は，主要電極のいずれかが不具合を起こしても引き続き筋活動を表示できるように予備とする．

3) 呼吸曲線： 呼吸現象として鼻孔や口部の気流，胸郭や腹部の運動を記録する必要がある．呼吸時に生じる気流の変化を温度変化としてとらえる方法と，圧変化としてとらえる方法がある．双方を同時に記録するのが一般的である．胸郭，腹部の変化はストレインゲージ法を用いた呼吸バンドが多く用いられ，胸郭，腹部の動きを電気抵抗の変化として記録する．SAS ではこれらの呼吸記録から閉塞性無呼吸，中枢性無呼吸，混合性無呼吸，低呼吸に分類される．また，無呼吸の頻度，持続時間などから SAS の重症度が判定され，治療方針が決定されるため重要な記録となる．

4) 心電図： 心電図が脳波上に混入することがあり，同時記録はてんかんとの鑑別に重要である．また，検査中における不整脈や虚血性変化の観察は重要である．装着位置は心電図第 II 誘導またはその類似誘導が望ましい．不整脈の診断には P 波の有無が重要であるため，P 波の見やすい誘導（波形）を選択する．

5) 酸素飽和度（SpO_2）： 血液中の酸素濃度測定は生体の病的変化を客観的に知る情報の 1 つである．血液中の酸化ヘモグロビンと還元ヘモグロビンの近赤外線に対する吸光度から酸素飽和度が連続的に測定される．測定部位は基本的に指尖部が使用されるが，幼少児などでは趾尖を使用することもある．

6) 下肢筋電図： 下肢前脛骨筋に 2 個の電極を装着し双極誘導で記録する．AASM 2007 では電極の間隔は前脛骨筋全長の 3 分の 1 ないし 2〜3 cm のいずれか短いほうとされている．下肢筋電図は周期性四肢運動障害（PLMD）の診断に用いられる．

7) イビキ： イビキは咽頭部の狭窄が原因で吸気・呼気時に発生することが多く，SAS との関係は非常に高い．咽頭部に振動センサー（加速度型マイクロフォン）などを装着して記録する．

8) 食道内圧： 食道内圧は胸腔内圧が反映され，呼吸努力がモニターできる．閉塞性の無呼吸低呼吸では呼吸努力の確認が判定上重要なポイントとなる．上気道抵抗症候群の判定には食道内圧の記録が重要である．

9) 体　位： 体位により無呼吸の出現頻度が変化することがある．全ボールスイッチ法や加速度センサー法などを応用して体位を検出し，記録する方法が一般的である．

b. 睡眠段階の判定

睡眠段階の判定は 1 区間を 30 秒とする単位で行い，C_3, C_4 の脳波を中心に，O_1, O_2，眼球運動，オトガイ筋筋電図より覚醒，ノンレム睡眠，レム睡眠を判定する．なお，AASM 2007 では F_3, F_4 にて徐派睡眠を判定するとされている．ここでは AASM 2007 における睡眠段階の判定について示す．

1) stage W： 定義として α 律動，まばたき，読書眼球運動，急速眼球運動（REM）が挙げられる．判定ルールとしてエポックの 50% 以上が後頭部において α 律動であったときは，そのエポックを stage W と判定する．また，視察的に識別可能な α 律動がないときは，以下のいずれかがあればエポックを stage W と判定する．

 a) 周波数 0.5～2 Hz のまばたき
 b) 読書眼球運動
 c) 正常あるいは高いオトガイ筋緊張を伴う不規則な両側の急速眼球運動

2) stage N1： 定義として緩徐眼球運動（SEM），低振幅でさまざまな周波数が混在する EEG 活動（LVMF：low voltage mixed frequency），頭頂部鋭波（V 波；vertex sharp wave），入眠が挙げられる．判定ルールとして α 律動のみられる被検者では，α 律動が減少し，低振幅でさまざまな周波数の混在する活動がエポックの 50% 超を占めた場合に stage N1 として判定する．また，α 律動のみられない被検者では，以下の現象のいずれかが最初にみられた場合に stage N1 と判定する．

 a) stage W より 1 Hz 以上低下した背景活動を伴う 4～7 Hz の活動
 b) 頭頂部鋭波
 c) 緩徐眼球運動

3) stage N2： 定義として K 複合（K complex），睡眠紡錘波（sleep spindle）が挙げられる．判定ルールとして開始，継続，終了それぞれが定義されている．

 a) 開始のルール
  エポックの前半，あるいは直前のエポック後半で以下のイベントが 1 つでも認められた場合は，（stage N3 の基準が満たされなければ）stage N2 の開始と判定する．
 ⅰ) 覚醒反応を伴わない 1 つ以上の K 複合
 ⅱ) 1 つ以上の連続する睡眠紡錘波

b） 継続のルール

LVMF であり，K 複合や睡眠紡錘波はないが，ⅰ）覚醒反応を伴わない K 複合，ⅱ）睡眠紡錘波が前にあれば，stage N2 として継続する．

c） 終了のルール

以下のイベントの1つがみられたときに stage N2 は終了する．

ⅰ） stage W への移行

ⅱ） 覚醒反応

ⅲ） 粗体動に続いて緩徐眼球運動，LVMF が出現する一方で，覚醒反応を伴わない K 複合や睡眠紡錘波がみられない状態

ⅳ） stage N3 への移行

ⅴ） stage R への移行

4） stage N3： 定義として徐波活動が挙げられ，徐波睡眠を意味しており R&K 法の睡眠段階3と睡眠段階4に相当する．判定ルールとして徐波活動がエポックの 20% 以上を占める場合は，年齢にかかわらず stage N3 とする．

5） stage R： 定義として急速眼球運動（REM），オトガイ筋筋電図低緊張，鋸歯状波（sawtooth waves），一過性筋活動が挙げられる．判定ルールとして以下の現象がすべてあるエポックは stage R とする．

ⅰ） 低振幅でさまざまな周波数が混在する EEG 活動

ⅱ） オトガイ筋筋電図低緊張

ⅲ） 急速眼球運動

その他，R&K 法の movement time（体動）判定および3分間ルールはなくなり，入眠はいずれかの睡眠段階の出現で判定される．

c． 覚醒反応の判定

AASM 2007 では，安定した睡眠が10秒以上続いた後，α や θ，周波数 16 Hz 以上の波形を含む EEG（紡錘波を除く）が3秒以上持続した場合は，覚醒反応（arousal）と判定する．REM 睡眠期における覚醒反応の判定には，1秒以上のオトガイ筋筋電図緊張亢進を同時に伴うことも必須である．

d． 呼吸イベントの判定

1） 睡眠時無呼吸： AASM 2007 では鼻口温度センサーを用いた判定が推奨されている．睡眠中10秒以上の気流の停止を睡眠時無呼吸と定義される．このイベント時に呼吸努力が確認される場合を閉塞性無呼吸とし，呼吸努力が認めら

れない場合を中枢性無呼吸，イベント開始時は中枢性で途中から閉塞性に移行する場合を混合性無呼吸という．

2) 睡眠時低呼吸： AASM 2007 では鼻圧センサーでの判定が推奨されている．スコアリング定義としては振幅が基準より 30% 以上低下し，10 秒以上持続し，酸素飽和度の 4% 以上の低下を伴い，イベントの 90% が振幅低下基準を満たすものを推奨している（図 7.4）．また振幅が基準より 50% 以上低下し，10 秒以上持続し，酸素飽和度の 3% 以上の低下あるいは覚醒反応を伴い，イベントの 90% が振幅低下基準を満たすものを代替としている．

一方，Ver. 2 では鼻圧センサーに加え，PAP タイトレーション検査時は PAP 機器の気流で判定するよう推奨されている．またスコアリング定義は振幅が基準より 30% 以上低下し，10 秒以上持続し，酸素飽和度の 3% 以上の低下あるいは覚醒反応を伴うものとしている．さらに閉塞性低呼吸と中枢性低呼吸のスコアリングも定義されている．

3) その他： 無呼吸や低呼吸の基準には満たないが 10 秒以上続く呼吸努力後に覚醒反応を伴う呼吸努力関連覚醒反応（RERA：respiratory effort related arousal），呼吸振幅の周期的な漸増・漸減を伴うチェーン-ストークス呼吸，低換気の判定もされる．

e. 周期性四肢運動（PLM）イベント

周期性四肢運動（PLM：periodic leg movement）は，下肢前脛骨筋筋電図においてスコアリングされる．持続時間は 0.5〜5.0 秒，振幅は校正波の 25% 以上，間隔が 5〜90 秒で 4 個以上連続して出現するものと定義されている．AASM 2007 では持続時間は 0.5〜10 秒，振幅は安静時に比して最低でも 8 μV の増加，間隔は 5〜90 秒で最低 4 つのイベントが必要としている．また，無呼吸低呼吸イベントの前後 0.5 秒以内はスコアリングできず，覚醒反応と PLM は一方の終了後 0.5 秒以内に他方が生じていれば，どちらが先であれ相互に関連しているとみなすべきであるとされている．

f. PSG から求められる各種指標

PSG の所見を評価する際，睡眠を客観的に評価する指標として睡眠変数やヒプノグラム（睡眠図）などがある．

1) 睡眠変数： 睡眠変数は PSG 中の眠っている時間，睡眠の深さ，中途覚醒など睡眠の質や量を数値化したものである（表 7.6）．

7.3 診断法

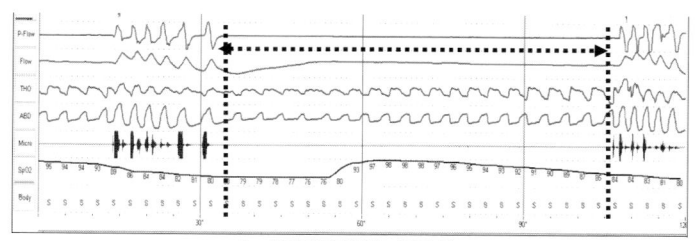

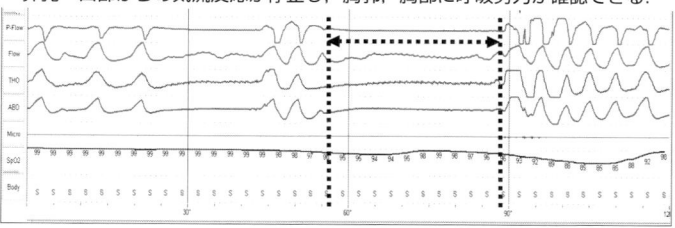

A 閉塞性無呼吸（OSA）
鼻孔・口部からの気流反応が停止し，胸郭，胸部に呼吸努力が確認できる．

B 中枢性無呼吸（CSA）
鼻孔・口部，胸郭，胸部からの反応がともに停止し，呼吸努力も確認できない．

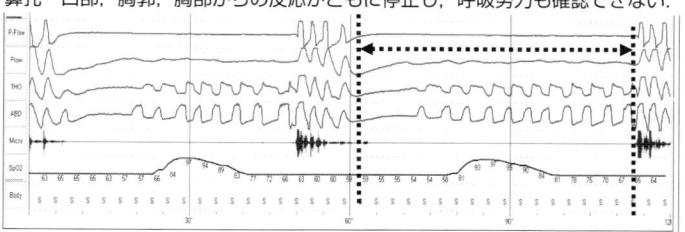

C 混合性呼吸（MSA）
イベントは中枢性変化で始まり，途中から閉塞性に移行している．

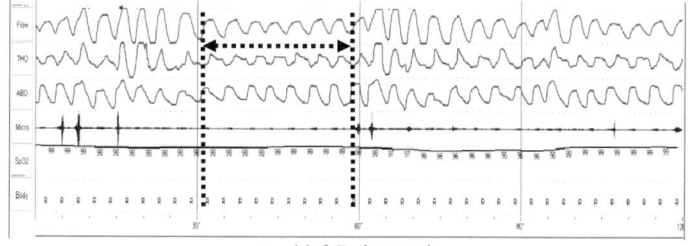

D 低呼吸（HYPO）
P-Flow イベントの振幅はイベント前の基準値より 30% 以上減少し，SpO_2 も 4% 以上低下している（AASM 2007 推奨ルール）．

図 7.4 睡眠時無呼吸の無呼吸タイプ（2 分間記録）
P-Flow は鼻圧センサー，Flow は鼻口温度センサー，THO は胸郭運動，ABD は腹部運動，Micro はイビキ，SpO_2 は酸素飽和度，Body は体位を表す．

表 7.6　PSG から算出されるおもな睡眠変数

総就床時間（TIB：time in bed）
　就床から起床までの時間（min）
睡眠時間（SPT：sleep period time）
　入眠から最終覚醒までの時間（min）
総睡眠時間（TST：total sleep time）
　睡眠時間（SPT）－中途覚醒時間（WASO）（min）
中途覚醒時間（WASO：wake time after sleep onset）
　睡眠時間内における覚醒時間の総和（min）
睡眠効率（SE：sleep efficiency）
　TST／SPT×100（％）
睡眠潜時（SL：sleep latency）
　消灯から入眠までの時間（min）
レム睡眠潜時（REM sleep latency）
　入眠から最初のレム睡眠出現までの時間（min）
各睡眠段階の出現時間（sleep stage N1, N2, N3, R）
　各睡眠段階の時間の総和（min）
各睡眠段階の出現率（％stage N1, N2, N3, R）
　各睡眠段階／TST（または TIB, SPT）×100（％）
覚醒反応回数（number of arousal）
　睡眠中の覚醒反応回数
覚醒反応指数（arousal index）
　覚醒反応回数／TST／60（／h）
無呼吸低呼吸数（number of respiratory events）
　無呼吸・低呼吸の総和
無呼吸指数（AI：apnea index）
　無呼吸の回数／TST／60（／h）（閉塞性，中枢性，混合性別に計算）
低呼吸指数（HI：hypopnea index）
　低呼吸の回数／TST／60（／h）
無呼吸低呼吸指数（AHI：apnea hypopnea index）
　無呼吸・低呼吸の総和／TST／60（／h）
血中酸素飽和度平均値（average SpO$_2$）
　（％）
血中酸素飽和度最低値（minimum SpO$_2$）
　（％）
単独の下肢運動総数（LM：leg movement）
周期性四肢運動回数（PLM：periodic leg movement）
　睡眠時間内に確認される周期性四肢運動の回数
周期性四肢運動指数（PLMI：periodic leg movement index）
　PLM 回数／TST／60（／h）

2）ヒプノグラム（睡眠図）：　一夜の睡眠構築を把握するために重要なものである（図 7.5）．

g. おわりに

PSG は多くの電極を生体に装着し，長時間（6 時間以上）にわたって記録する

図 7.5 ヒプノグラム（睡眠図）
一夜の睡眠経過を図示したもので，睡眠構築を把握できる．

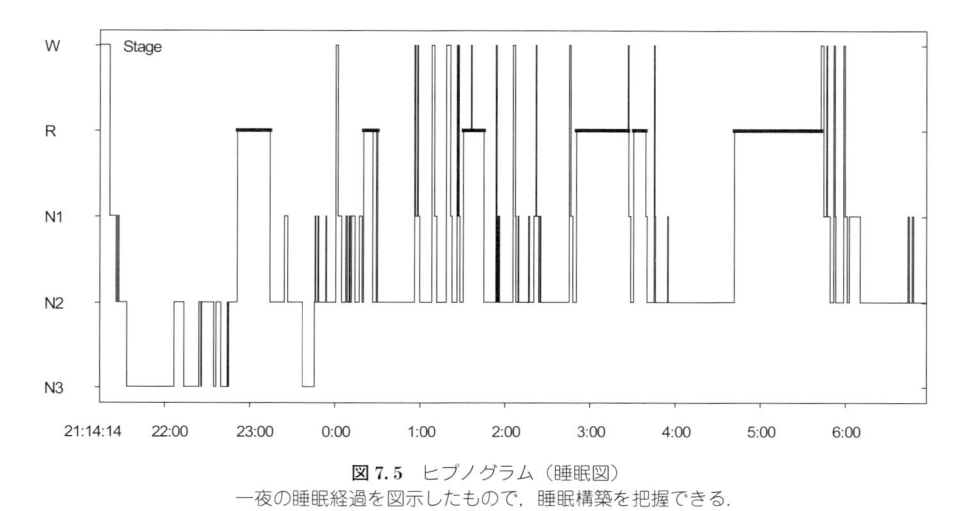

検査である．記録中の安全には日本睡眠学会から「PSG 安全管理基準」が提唱されている．PSG の施行にあたっては「PSG 安全管理基準」に沿った「PSG 安全管理マニュアル」を作成し，安全な検査に努めなければならない．

〔伊藤朝雄・佐藤雅子・今井正人〕

● 文　献
1) 野田明子ほか：睡眠ポリグラフ検査の測定法と判定．睡眠学（日本睡眠学会編），朝倉書店，pp. 690-706, 2009.
2) 難波一義ほか：睡眠検査学の実際．睡眠検査学の基礎と臨床（松浦雅人編），新興医学出版社，pp. 64-125, 2009.
3) 野田明子ほか：polysomnography (PSG) の基礎的知識．臨床睡眠検査マニュアル（日本睡眠学会編），ライフ・サイエンス，pp. 16-76, 2006.
4) The AASM Manual for the Scoring of Sleep and Associated Events : American Academy of Sleep Medicine, 2007.
5) The AASM Manual for the Scoring of Sleep and Associated Events VERSION2.0 : American Academy of Sleep Medicine, 2012.
6) 米国睡眠医学会著，日本睡眠学会監訳：AASM による睡眠および随伴イベントの判定マニュアル，ライフ・サイエンス，2010.

7.3.5 反復睡眠潜時検査と覚醒維持検査

眠気の客観的評価法として反復睡眠潜時検査（MSLT：multiple sleep latency test）や覚醒維持検査（MWT：maintenance of wakefulness test）が知られている．

a. MSLT

眠気が強いほど眠りやすく入眠までの時間が短くなるとし，入眠潜時を測定することで眠気の度合いを評価する方法がMSLTである．Carskadonら[1]によって開発され1986年に標準化され，2005年にAASMが実施手順を発表している[2]．検査は，脳波，眼球運動，オトガイ筋筋電図，心電図を含んだポリグラフ測定を，日中に2時間間隔にて5回施行する．被験者は暗室にて臥位で閉眼を保つ．「眠ってください」との指示にて検査を開始した後，入眠までの時間を測定する．

1) 適応： 睡眠障害の診断としてナルコレプシーや特発性過眠症などの鑑別診断に用いられる[3]．AASMの勧告では，OSASの診断や鼻マスク式CPAPの治療効果判定，内科疾患，ナルコレプシー以外の神経疾患，不眠症または概日リズム睡眠障害の眠気評価には，ルーチンの適応ではないとされている．わが国では中枢神経用薬のモディオダールが，OSAS患者のCPAP療法後の残遺眠気に対して適応外処方が2012年に認可された．モディオダールの適正使用を目的としてOSAS患者の残遺眠気評価にMSLTが推奨されている．

2) 評価： 各測定において，入眠潜時と入眠期レム睡眠期（SOREMP：sleep onset REM period）の有無は必ず評価し，5回の測定の結果としてMSLTの平均入眠潜時，SOREMPの回数（ICSD-3ではPSGのSOREMPも含む）を算出する．平均入眠潜時が8分以下の場合，病的な眠気ありと評価される．平均入眠潜時が8分以下でSOREMPが2回以上はナルコレプシーの診断条件である．

3) 標準値： 平均入眠潜時は，正常健常者では5回測定で11.6 ± 5.2分，4回測定で10.4 ± 4.3分であった[2]．ナルコレプシーでは3.0 ± 3.1分，特発性過眠症では6.2 ± 3.0分，OSAS患者では3.5 ± 2.7分であり，CPAP治療後では12.1 ± 4.7分まで延長したと報告されている[4]．

b. MWT

MSLTの変法であり，どれだけ長く起きていられるかという覚醒維持能力を評価するのがMWTである．1982年にMitlerによって考案されその後1997年にDoghramjiらによって標準化された[5]．2005年にAASMが臨床実施手順[2]を発表している．検査は，MSLTと同じくポリグラフ測定を日中に2時間間隔で4

回施行する．被験者はほの暗い室内にて起座位で開眼状態を保つ．「起きていてください」との指示にて検査を開始した後，入眠までの時間を測定する．検査開始後 20 分後（20 分法）または 40 分後（40 分法）に終了する．

1) 適応: 覚醒能力に問題のある，たとえば職業ドライバーなどに適応しうるが，平均睡眠潜時と事故のリスクとの関連性にはエビデンスが乏しく，AASM では MWT を事故リスクの判断指標として単独で使用することは推奨していない．

2) 評価: 入眠潜時が長いと覚醒維持能力があると評価される．4 回の平均入眠潜時が 8 分未満の場合，覚醒維持能力に問題ありとされる．

3) 標準値: 平均入眠潜時は，健常者では 20 分法で 18.7±2.6 分，40 分法で 35.2±7.9 分と測定時間により変化することが知られている[5]．過度の眠気のある患者でも，意識や意欲によってしばしば 20 分以上覚醒維持されるため，天井効果の影響をなくすために現在は 40 分法が推奨されている． 〔八木朝子〕

● 文　献

1) Carskadon MA et al.: Guidelines for the multiple sleep latency test (MSLT): A standard measure of sleepiness. *Sleep*, **9**: 519-524, 1986.
2) Littner MR et al.: Standards of practice committee of the American Academy of Sleep Medicine: Practice parameters for clinical use of the multiple sleep latency test and the maintenance of wakefulness test. *Sleep*, **28**: 113-121, 2005.
3) 日本睡眠学会編：ナルコレプシーの診断・治療ガイドライン，2010．
4) Tonon C et al.: Proton magnetic resonance spectroscopy study of brain metabolism in obstructive sleep apnea syndrome before and after continuous positive airway pressure treatment. *Sleep*, **30**: 305-311, 2007.
5) Doghramji K et al.: A normative study of the maintenance of wakefulness test (MWT). *Electroencephalogr Clin Neurophysiol*, **103**: 554-562, 1997.

7.3.6　食道内圧測定

a. 測定意義

SAS の診断において，食道内圧（P_{es}）測定は呼吸努力測定の最も精度の高い方法とされている[1,2]．P_{es} は，胸腔内圧を鋭敏に反映することが知られており，SAS に伴う胸腔内圧の変動を間接的に測定する[3,4]．

P_{es} 測定の第一の目的は，無呼吸や低呼吸の性状判別である[1,2]．上気道の閉塞または狭窄が原因である閉塞性の無呼吸や低呼吸の場合，気流が停止（無呼吸）

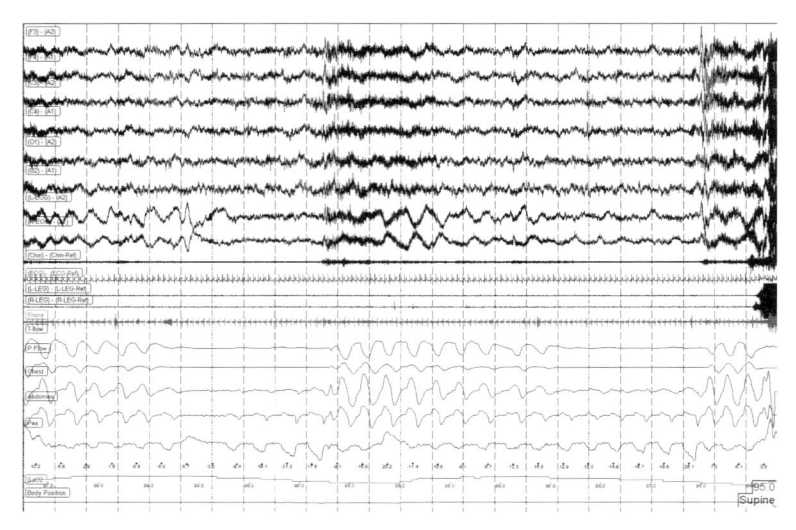

図 7.7 食道内圧測定を含んだ PSG 所見(閉塞性無呼吸)
F3-A2, F2-A1, C3-A2, C4-A1, O1-A2, O2-A1 は脳波, LOC および ROC は左右眼球運動, Chin はオトガイ筋電図, ECG は心電図, LLEG, RLEG は左右下肢筋電図, Snore はイビキ音, T-Flow は温度センサーによる口鼻気流, P-Flow は鼻圧, Chest は胸部運動, Abdom は腹部運動, P_{es} は食道内圧曲線, SaO_2 は動脈血酸素飽和度, Body Postion は体位. 1 区画は 120 秒.
図は食道内圧測定を含んだ 120 秒間の PSG 所見である. T-Flow および P-Flow とも波形が平坦化し, 気流が消失を認め無呼吸が 2 か所観察される. いずれも胸腹部運動が持続しており閉塞性無呼吸である. 食道内圧曲線からは呼吸ごとに食道内圧陰圧値がしだいに増加(下向き波形の振れ幅の増大)し, 無呼吸中の呼吸努力の増大が観察される. 覚醒反応直前に陰圧値は最大となり, 覚醒反応によって呼吸努力はいったん解消される.

または減衰(低呼吸)の間, 呼吸中枢からの指令は継続され胸郭と腹壁の呼吸筋運動が保たれている. この場合, 呼吸性に次第に強くなる呼吸努力が認められ, 胸腔内の陰圧負荷が増大する(図 7.7). 一方, 呼吸中枢が原因で, 呼吸筋の運動が停止または減弱するのが中枢性である. この場合, 呼吸努力は完全な消失かまたはごくわずかに認める程度であり, 胸腔内圧の変動もそれに準じる. これら呼吸努力の特徴から定性的に閉塞性か中枢性かを評価することができる. OSASと CSAS の鑑別診断は, 主体を構成する呼吸障害によって診断される. OSASの場合は, 閉塞性無呼吸や閉塞性低呼吸が, CSAS の場合は中枢性無呼吸や中枢性低呼吸が 50%以上の場合である.

P_{es} 測定の第二の目的として, 呼吸努力関連覚醒反応(RERA)[5]を含めた持続

性呼吸努力の検出がある．RERA とは気流は減衰しないが，上気道抵抗が高く呼吸努力が持続的に増大し，脳波覚醒を契機に上気道抵抗がいったんは解消され正常呼吸に戻る状態をさす．脳波覚醒の直前までは，持続的に強い呼吸努力が発生しており，標準的な PSG 測定法では検出が難しく P_{es} 測定において呼吸努力の量的増大が明らかにされる．

それら以外の目的は閉塞部位診断である．その場合計測点を上咽頭，中咽頭，下咽頭もしくは声帯下，食道内などと多数にする．多系統萎縮症では下咽頭や声帯付近での狭窄が SAS の原因となるため，診断部位の特定は診断に有用である．

b．圧トランスデューサーカテーテル法

軟質素材のカテーテル先端部に小型圧トランスデューサーが内蔵されている．カテーテル末端に電池式小型駆アンプを接続すれば携帯が可能である．

欠点として，カテーテルは経鼻的に挿入するため留置の違和感が伴う．場合によっては嚥下反射や睡眠検査中の中途覚醒を惹起させうる． 〔八木朝子〕

● 文　献

1) AASM task force：Sleep-related breathing disorders in adults: Recommendations for syndrome definition and measurement techniques in clinical research. *Sleep*, **22**：667-689, 1999.
2) The AASM Manuan for the Scoring of Sleep and Associated Events. Rules, Terminology, and Technical Specifications. American Academy of Sleep Medicine, 2007.
3) Fry DL et al.：The measurement of intraesophageal pressure and its relationship to intrathoracic pressure. *J Lab Clin Med*, **40**：664, 1952.
4) Milic-Emili J et al.：Improved technique for estimating pleural pressure from esophageal balloons. *J Appl Physiol*, **19**：207-211, 1964.
5) Guilleminault C et al.：A cause of excessive daytime sleepiness：The upper airway resistance syndrome. *Chest*, **104**(3)：781-787, 1993.

c．非侵襲的胸腔内圧測定法

胸腔内圧（intrathoracic pressure）は特に OSA，習慣性イビキや UARS などの"低酸素血症を伴わない SDB"中の上気道抵抗の評価ではその意義が重視されつつある．生理学的には，intrathoracic pressure は pleural pressure と同等とみなされていて，その値は下部の食道内圧（P_{es}）に一致する．胸腔内に直接に針を留置し pleural pressure を侵襲的に測定するのは困難なため，以前より intrathoracic pressure の測定には経鼻式の食道バルーンまたは先端チップマノメータ付きのカテーテルを用いた測定がその代用法であった．しかし，これらの

測定法は，鼻から喉を経由し食道下部までカテーテルを飲み込ませ，そこに長時間にわたりカテーテルを留置する必要があったので，一般の検査法としては好まれずあまり利用されていない．そのため，非侵襲的に経皮から測定が可能な容積脈波を用いた胸腔内圧推定は簡便で有用な手法と考えられる．

近年，経皮から約 0.2 mm の深さにある上皮と真皮の間の毛細血管情報を，特異的かつ高感度に測定する緑色容積脈波の収縮期側の包絡線の変動成分から非侵襲的に胸腔内圧を推定するセンサ，IPES (Intrathoracic Pressure Estimate Sensor) が開発された．このセンサーの原理は，Shiomi ら[1]による OSA 中の奇脈 (pulsus paradoxus) の出現とその機序の解明に基づいている．PSG 中に経鼻式食道バルーン・カテーテルを用いて P_{es} を測定し，さらに心エコー法と観血的橈骨動脈血圧を同時に連続的に測定すると，OSA 中の吸気努力 (obstructed inspiration) に一致して P_{es} が大きく陰圧にふれる際に，一緒に心エコー図上の心室中隔の拡張期左方偏位がみられ，さらに動脈血圧では奇脈が出現した．この機序としては，OSA の患者では obstructed inspiration 中の著しい P_{es} の陰圧負荷が一過性右室容量増大を生じ，拡張期の心室中隔を左方偏位させる．その可逆的な左方偏位は ventricular interdependence により左室充満を制限し，次の stroke volume を低下させ，奇脈 (収縮期血圧の低下) を生じると推論された (第5章参照)．これらの観察は，逆方向性に解けば，胸腔内圧の変化が奇脈のように収縮期の血圧あるいは脈波上の収縮期側成分に現れていることを示唆する[1]．そこで，高感度の脈波 (IPES) を用い収縮期の呼吸性変動成分を抽出し，その変動量から胸腔内圧を推定しているのである．

今後，さまざまな症例についてもデータが蓄積され，標準的な胸腔内圧を反映した指標となることにより，診断や病態理解の向上に寄与できると期待される．

〔難波晋治・德永　豊・塩見利明〕

● 文　献
1) Shiomi T et al.: Aging, respiratory efforts during sleep, and pulsus paradoxus. *Lung*, **171**(4): 203-211, 1993.

7.4 その他の検査および鑑別診断の方法

7.4.1 耳鼻咽喉科的診察法
a. 鼻腔形態

鼻内は鼻鏡を使うと図7.8のように鼻甲介(上,中,下とあるが通常,鼻鏡からは上鼻甲介は見えない)と鼻中隔が観察できる.中鼻甲介と下鼻甲介の間を中鼻道,下鼻甲介と鼻底の間を下鼻道と呼ぶ.

b. 鼻鏡検査

鼻腔は鼻鏡を使っても1つの視野で全部見えないので患者の頭の位置を変換させて行う.患者が座位にて頭部が垂直な状態(第1頭位)では鼻前庭,鼻腔入口部,下鼻甲介,鼻中隔など鼻腔の下半部がよく見える.さらに頭を上方に仰向かせ(第2頭位)にて鼻底,中鼻甲介前端,中鼻道の状態を観察できる.正常の鼻粘膜は濃桃色であるが,炎症があれば発赤,通年性アレルギー性鼻炎では蒼白または灰青色になる.肥大や萎縮の有無,鼻中隔の状態を調べる.

c. 鼻腔通気度

1) 検査の原理: 鼻腔を通過する気流速と鼻腔前後の気圧差から,抵抗=気圧差／流速 という流体力学の関係式から鼻腔の抵抗を算出する.その際,鼻腔通気度測定法(rhinomanometry)は,被検者が自発的に安静鼻呼吸をしている間に,気流速度($\dot{V}$)と鼻腔前後の気圧差(ΔP)を同時に測定し,液体力学の関係式,抵抗(R)=圧差(ΔP)／流速($\dot{V}$)に代入して鼻腔抵抗を算出することに基づいており(active rhinomanometry),この方法がわが国でも国際的にも

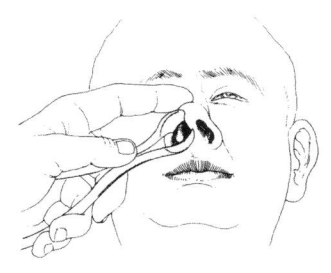

A 前鼻鏡検査　　　B 前鼻鏡検査所見

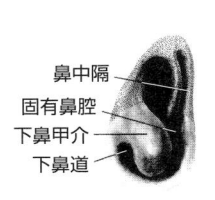

第1頭位（明るい部分がみえる）　　第2頭位（明るい部分がみえる）

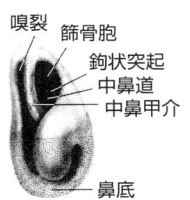

図7.8 鼻内観察[1]

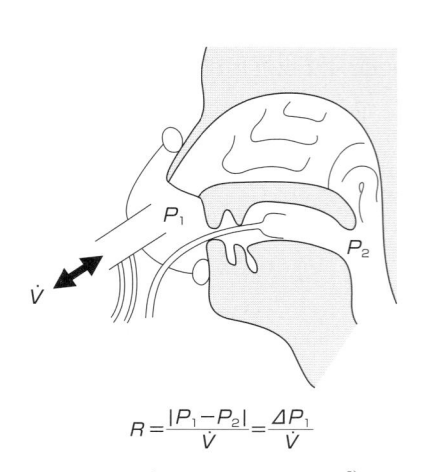

$$R = \frac{|P_1 - P_2|}{\dot{V}} = \frac{\Delta P_1}{\dot{V}}$$

図 7.9 ポステリオール法の原理[2)]
後鼻圧導出を口腔内からとる．

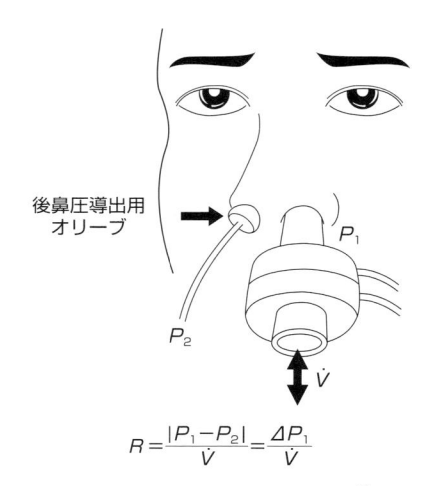

$$R = \frac{|P_1 - P_2|}{\dot{V}} = \frac{\Delta P_1}{\dot{V}}$$

図 7.10 アンテリオール法の原理[2)]
後鼻圧導出を気流速度を測る鼻腔の反対側にて代用する．

主流である．本測定法は，鼻腔後方の圧の取り口から，口腔より中咽頭に器具を挿入して行うポステリオール（posterior）法（図 7.9）と，測定しない側の前鼻腔から鼻腔後方圧を導出するアンテリオール（anterior）法（図 7.10）に大きく分けられる．ポステリオール法は口腔を介する中咽頭圧を安定的かつ容易に導出しにくいことから，現在では圧導出が容易で再現性の高いアンテリオール法が標準法として広く採用されている．

2）測定機器： JIS 規格を満たしている鼻腔通気度計を使用する．

3）測定方法： ノズルまたはマスクを使用してアクティブ・アンテリオール法で左右片側ずつ測定し，抵抗値を算出する．両側抵抗値は，左右片側抵抗値よりオームの法則の計算式

$$1/T = 1/R + 1/L \quad (T：両側抵抗，R：右側抵抗，L：左側抵抗)$$

に従って算出する．いずれの機器にてもその機能は内蔵されており，自動的に算定される．

4）使用単位： $Pa/cm^3/s$ とする．Pa はパスカルと読み，s は秒（second）を表す．$1\,Pa = 1\,N/m^2$（ニュートン毎平方メートル）であり，これは気体の圧力を表す．1 気圧（atm）$= 1.013 \times 10^5\,N/m^2$ なので，旧単位 $cmH_2O/l/s$ の約 1/10 となる．

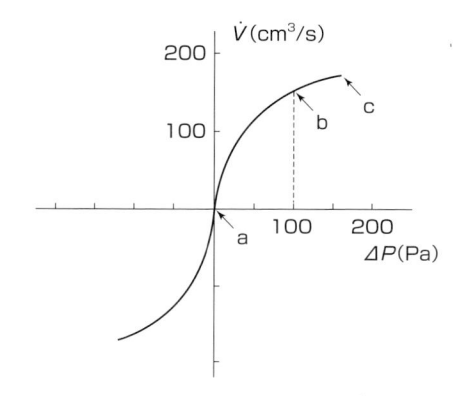

図7.11 鼻腔通気度測定曲線[2]

鼻腔通気度測定中に常にa（0）点を確実に通過しているか確認する必要がある．b=（ΔP100 Pa, そのときの流速）．通常はこの点での$\Delta P/V$の鼻腔通気度値を採用する．c=（最大流速点でのΔP, 最大流速）．ΔPが100 Paまでいかなかった場合（この場合はc点は100 Paを越えている），bの代わりにc点での$\Delta P/V$の鼻腔通気度値を採用する．

5）評価の方法： 評価にはΔP100 Pa点の抵抗値を採用する．鼻呼吸曲線がΔP100 Paの点に到達しない場合，安静鼻呼吸とはいえ，被験者にもう少し深く呼吸してもらいΔP100 Pa点まで到達させるか，どうしても到達しない場合は，最大流速点（$\dot{V}_{max}$）の抵抗値を用いる（図7.11）．

6）測定前に必要な安静： 測定前10分間，座位にて安静に保つ．

7）抵抗値の正常値と睡眠時無呼吸との関係： 正常値ではなく，あくまで参考値として表現する．日本人の正常成人の平均的両側鼻腔抵抗値はおよそ0.25±0.10 Pa/cm^3/sとしている．小児の平均的抵抗値は，まだ確立されていない．また鼻腔通気度とOSASとの関係は，現在においては弱いながらもあるとする考えが多い[3]．

8）アンテリオール法： 機器のスイッチをonにして，測定画面の基点が0点にあることを確認する．次にノズルを用いる場合には，測定しないほうの鼻孔に鼻腔後方圧導出用のオリーブを装着し，測定側鼻孔にノズルの着いた測定機器を当て安静鼻呼吸を行ってもらう（図7.12）．その際，前鼻孔が変形しないよう注意する．

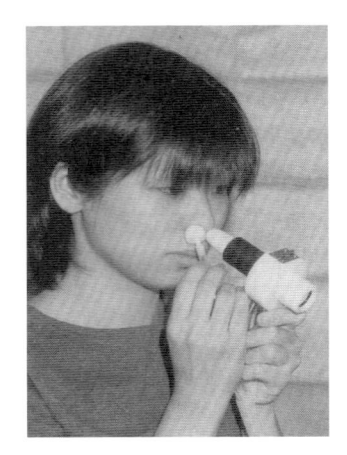

図 7.12　ノズル・アクティブ・アンテリオール法[2]

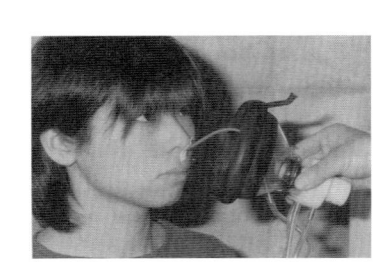

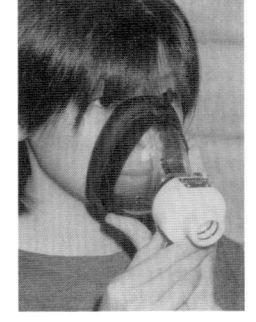

A　マスク装着前　　　　　　B　マスク装着時
図 7.13　マスク・アクティブ・アンテリオール法[2]

　マスクを使用する場合は，測定しないほうの鼻孔に鼻腔後方圧導出用の器具をテープで貼付し，測定機器がついたマスクで外鼻孔を閉鎖しないように鼻周囲全体を覆うように装着し安静鼻呼吸をさせる（図7.13A, B）．その際，マスクで鼻のあたりを強く圧迫しないよう注意する．アンテリオール法，ポステリオール法とも機器が自動測定を終了したら，$\Delta P 100$ Pa 点の抵抗値を読み取る．右側，左側，両側の数値があるが，最も使われるのは両側である．

9) 両側鼻腔通気度からみた鼻閉度の分類[2)]

$0.75\,\mathrm{Pa/cm^3/s}$ 以上： 高度鼻閉，中等度から高度な鼻閉が両側にある．

$0.50\,\mathrm{Pa/cm^3/s}$ 以上： 中等度鼻閉，一側の頻回または高度な鼻閉，他側は十分または不十分な通気性である．

$0.25\,\mathrm{Pa/cm^3/s}$ 以上： ほぼ正常から軽度鼻閉，鼻閉なし，あるいは軽い一側または両側の鼻閉，あるいは間欠的な症状を認める．

$0.25\,\mathrm{Pa/cm^3/s}$ 未満： 正常，通気性は良好．

また片側の鼻腔通気度の場合は，$1.2\,\mathrm{Pa/cm^3/s}$ 以下を正常（長谷川ら）とみなす．

d. 口腔の観察

口腔内から中咽頭では，口蓋垂，口蓋扁桃，咽頭後壁が見えるかどうかが診察上のポイントとなる（図7.14）．これら視診の障害となるのが舌背である[4)]．舌背と軟口蓋・口蓋弓との関係から軟口蓋低位の有無を観察する．閉塞性睡眠時無呼吸（OSA）では，口蓋垂や口蓋扁桃が大きかったり，逆に，舌背が大きく盛り上がって口蓋垂や口蓋扁桃や咽頭後壁が見えにくいのが特徴である．口蓋扁桃の大きさ（図7.15），口狭部の幅（図7.16），軟口蓋の位置（図7.17）などはOSAと関係があるとされ，それぞれに重症度分類（グレード）がある．

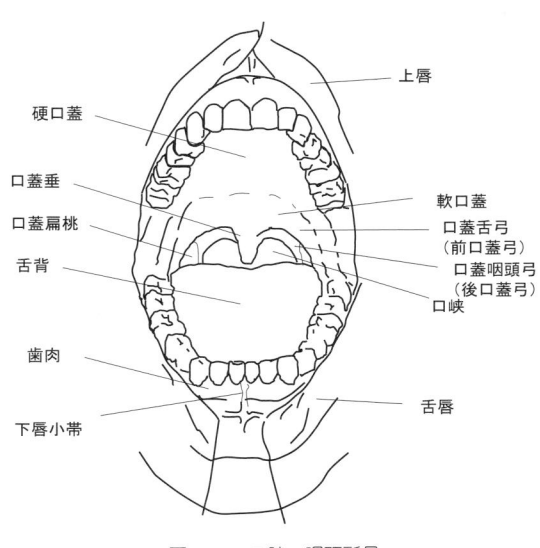

図7.14 口腔，咽頭所見

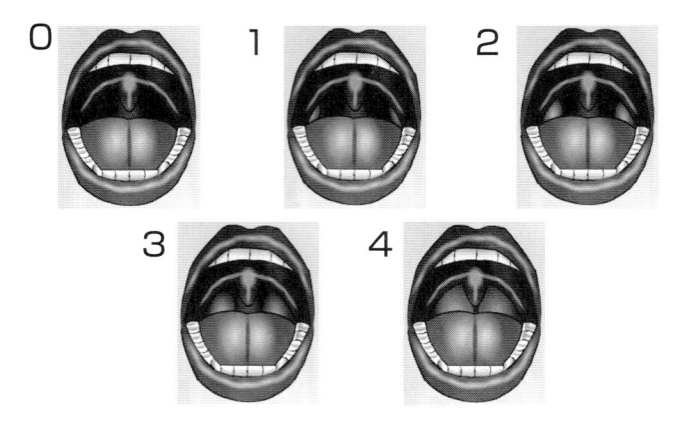

図 7.15 口蓋扁桃肥大の分類[5]

扁桃肥大については，摘出後をグレード 0，埋没型をグレード 1，軽度肥大をグレード 2，中等度肥大をグレード 3，左右が接するものをグレード 4 と分類している．

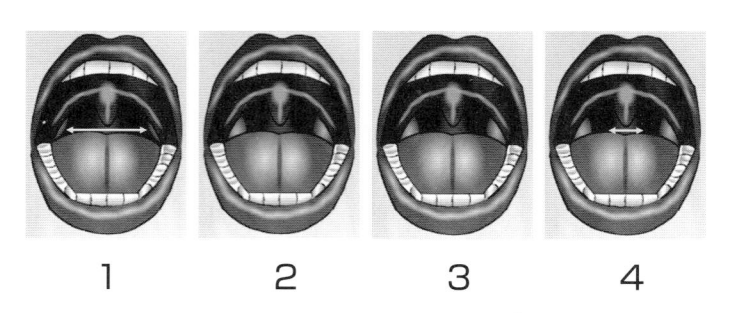

図 7.16 口狭部の幅についての分類[6]

後口蓋弓や咽頭側索の狭さと舌の幅を比較して，同じであればグレード 1，25％以上狭ければグレード 2，50％以上狭ければグレード 3，75％以上狭ければグレード 4 と分類している．

e. 薬物下内視鏡検査

　今まで挙げた鼻腔通気度検査，口腔内の閉塞部位診断は覚醒時に行うために，実際の睡眠下での真の閉塞状態を観察しているとはいえない[4]．そのため薬物下に睡眠させたり全身麻酔下に筋弛緩薬を投与し，無呼吸下に気道内圧を変化させたりして上気道の閉塞部位を調べたりしている．調べるときには鼻腔から軟性の内視鏡（喉頭ファイバー）を挿入し鼻腔-上，中，下咽頭の評価を行う．所見と

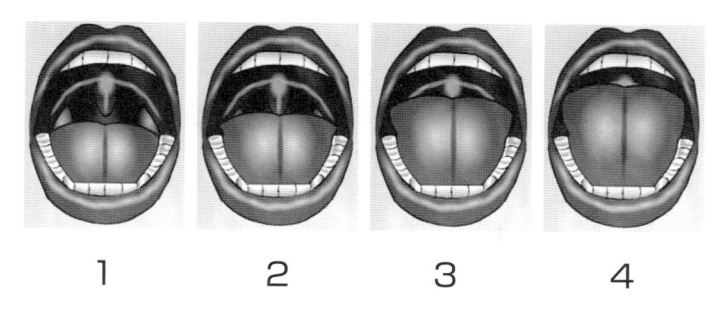

図 7.17 軟口蓋の位置についての分類[5]
扁桃全体がよく見えるものをグレード1，扁桃の上極しか見えないものをグレード2，口蓋弓が隠れるものをグレード3，硬口蓋しか見えないものをグレード4と分類している．

手術適応を照らし合わせると軟口蓋部の全周狭窄型は咽頭の手術での効果がよくない[7]．

〔中田誠一〕

● 文 献

1) 廣瀬 肇ほか：鼻の検査法．新耳鼻咽喉科学（改訂10版）（野村恭也編），南山堂，pp. 256-261, 2004.
2) 内藤健晴ほか：鼻腔通気度測定法（Rhinomanometry）ガイドライン．日鼻誌，**40**：327-331, 2001.
3) Tagaya M et al.：Pathogenic role of increased nasal resistance in obese patients with obstructive sleep apnea syndrome. *Am J Rhinol*, **24**：51-54, 2010.
4) 岡本牧人ほか：その他の検査．成人の睡眠時無呼吸症候群診断の治療のためのガイドライン（睡眠呼吸障害研究会編），メディカルレビュー社，pp. 23-26, 2005.
5) Friedman M et al.：Clinical predictors of obstructive sleep apnea. *Laryngoscope*, **109**：1901-1907, 1999.
6) Tsai WH et al.：A decision rule for diagnostic testing in obstructive sleep apnea. *Am J Respir Crit Care Med*, **167**：1427-1432, 2003.
7) Iwanaga K et al.：Endoscopic examination of obstructive sleep apnea syndrome patients during drug-induced sleep. *Acta Otolaryngol* (Suppl.), **550**：36-40, 2003.

7.4.2 歯科的診察法

a. 口腔内診査

歯科では，医科医療機関からのPSGデータ・所見を添えた依頼書を受け取り，口腔内装置（OA：oral appliance）を作製・装着するときには以下のことを診査・診断し，OAによる治療を行う．①歯牙数，②歯周診査（Dental X rayもしくはPanorama X ray, Probing chart），③顎関節診査，④歯列弓・Curve of Spee評

価，⑤顎顔面骨格診断（セファロメトリー・CT・MRI），⑥上下顎歯列弓の印象採得，⑦下顎位のタイトレーション（a：ジョージゲージ（George gauge）[1]：Peter George により開発された下顎の前方移動量を計測できる器具，b：イビキ音テスト（snoring sound test，江崎和久により開発された効果的な下顎位を決める方法），c：下顎の最大前方位の70％を前進させる方法，⑧口腔内装置の決定：上記の歯牙の数，歯周病の進行程度，歯列弓形態，Curve of Spee の程度，セファロメトリックス（セファロ分析）での気道分析や頭蓋顔面骨格診断などにより決定する，⑨OAの装着，⑩OAによる治療効果判定をホーム・モニター（home sleep test）で行う，⑪医科医療機関へPSG採得のため紹介する．

b. 歯科的診察法としての画像診断法の特徴

歯科的診察法には頭部X線規格写真法（セファロ分析）とCTおよびMRIがある．歯科の分野ではCone-Beam CTが開発され，さまざまな歯科の分野で応用されている．Cone-Beam CTの特徴は1980年代に開発され医科用CTとして使われているヘリカルスキャンCTに比べて被曝量が小さく，硬組織の解像度がよいことである．しかしその撮影範囲は狭く，CT値の信頼性は低いことが欠点である．口腔・頭蓋顔面領域には最適で有効に活用されている．セファロ分析は立体を2次元の表現しかできない．そのため左右の計測点が重なり正確なデータになりにくい．その点CTとMRIは立体を3次元で計測できるため正確なデータを得られる．またCTとMRIは実測したデータが得られるが，セファロ分析は1.1倍に拡大されているため，今まで採得してきたセファロ分析のデータとCTとMRIのデータの互換性が問題となる．CTとMRIはリアルサイズの3次元セファログラムへとパラダイムシフトさせてゆくべきと考える．またCTとMRIには頭部固定装置がないため位置づけが難しいので，何らかのイヤーロッドが必要であろう．CTとMRIの特徴として内部構造を明らかにすることが挙げられる．たとえば閉塞性睡眠時無呼吸症候群（OSAS）の患者は正常人に比べて気道が狭く，正常人でも睡眠中は覚醒時に比べて気道が小さくなるといわれている．また同一人物でも体重を減少させると気道は広がる．

c. 頭部X線規格写真法（セファロ分析）

OSASの重要なリスクファクターは肥満といわれている．しかし肥満ではないOSASがあることもまた事実である．この原因の1つに顎顔面形態異常が指摘されている．顎顔面形態異常のなかでも下顎の劣成長が大きな因子である．では見

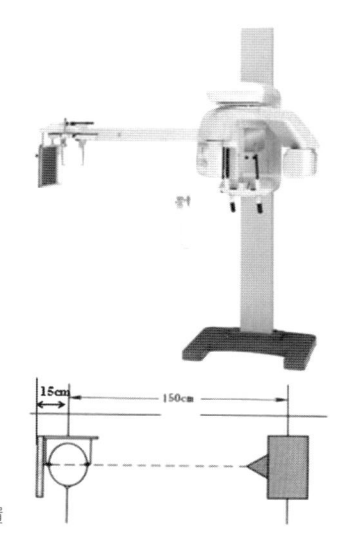

7.4 その他の検査および鑑別診断の方法　　　　　　　　　　　　119

図 7.18 頭部固定装置

た目で下顎の劣成長が判断できるかというと，これは難しい．そこで必要なのは頭部X線規格写真法（セファロ分析）で，セファロとは頭蓋のことである．昔から人類学の分野では盛んに使われていた方法で，矯正歯科の分野ではこの方法をX線フィルムに応用した．セファロ分析にはおもに2つの重要な規格がある．頭部固定装置と1.1倍の拡大率である（図 7.18）．

1) 頭部固定装置（Cephalostadt）：　頭部固定装置とは頭蓋が左右にぶれないように固定する装置のことである．X線写真は元来立体のものを平面に表現したものである．そのため少しでもぶれるとまったく異なった画像となってしまう．特に顎顔面頭蓋には左右に同名の計測点がある．たとえば眼や耳や顎関節などは左右に2つずつある．そのために左右にぶれないように耳の穴で固定できる頭部固定装置を使用してX線規格撮影を行う．

2) 1.1倍の拡大率：　2つ目の規格はX線フィルム上での拡大率を1.1倍にすることである．X線管球中心と顔面正中間距離と顔面正中とフィルム間距離を10対1にする．現在日本の施設では管球-顔面正中間距離を 150 cm，顔面正中-フィルム間距離を 15 cm の規格を採用しているところがほとんどである．しかしSAS患者の撮影を行いはじめてからできることなら距離を 200 cm と 20 cm にすべきだと感じている．なぜならSAS患者では顔面正中-フィルム間距離が

15cm では肩がフィルムカセットに当たってしまうことがあるからである.
 3) 頭部X線規格写真撮影時の注意点: セファログラムを撮影するには気をつけなければならないことがある.
  ①できることなら撮影は仰臥位で行いたい.
  ②口蓋,舌から喉頭蓋までを明瞭にするためにバリウムを飲んでもらう.
  ③頭部固定装置に患者を固定するときにはきちんと耳棹を耳の穴に入れる.
  ④患者の頭位をできるだけ自然頭位にする.
  ⑤必ず咬頭かん合位にする.すなわち上下の歯を咬み合わせた状態で撮影する.
  ⑥撮影直前に唾を飲んでもらう.嚥下の最中に撮影してしまうと舌骨の位置が変動してしまうためである.

そうして得られた側面セファログラム(画像)が図7.19Aである.これを分析しなければならない.そのためには計測点と分析法を理解しなければただのフィルムでしかない.

側面セファログラム上のおもな計測点は図7.19B,表7.7にあるとおりだが,これらは硬組織上の計測点であり,SAS患者のセファロ分析の場合は軟組織が重要な指標となる.気道にかかわる咽頭腔,軟口蓋,舌,舌骨などのデータも重要な計測点である(図7.20).

側面セファログラムの代表的な分析法には,①Downs-Northwestern 分析法,②Ricketts 分析法,③Steiner 分析法,④Sassouni 分析法,⑤プロフィログラム

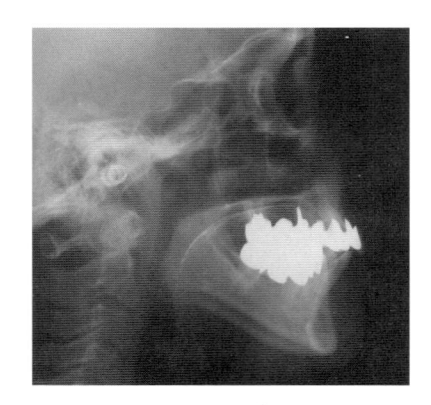

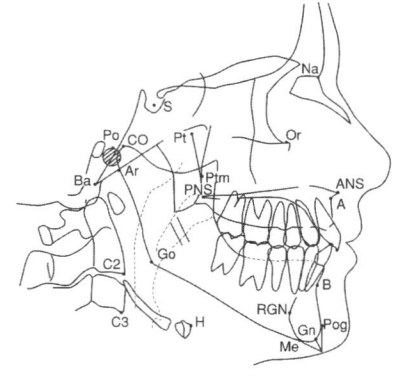

A 側面セファログラム画像   B 側面計測点とトレーシング

図7.19　セファログラム画像および計測点

7.4 その他の検査および鑑別診断の方法

表7.7 計測点の定義

名　称	定　義
Na（Nasion）	前頭鼻骨縫合最前方点
Ba（Basion）	大後頭孔前縁
Pt（Pterygoid point）	正円孔出口の下縁，翼口蓋窩外形線の後上方点
Po（Porion）	外耳孔最上方点
Or（Orbitale）	眼窩下縁最下点
S（Sella turcica）	トルコ鞍中央点
A（A point）	上顎前歯歯槽骨最深点
B（B point）	下顎前歯歯槽骨最深点
ANS（Anterior nasal spine）	上顎骨間縫合最前方点
PM（Prituberance menti）	オトガイ隆起の上縁
ME（Menton）	下顎結合最下点
H（Hyoid）	舌骨最前上方点
GN（Gnathion）	下顎下縁平面・顔面平面（Na-Pog）の二等分線と下顎骨との交点
AR（Articulare）	側頭骨と下顎骨後縁との交差
Ptm（Pterygomaxillary fissure）	翼上顎裂最下点
PNS（Posterior nasal spine）	硬口蓋最後方点
Pog（Pogonion）	下顎下縁平面に対する垂線と下顎結合との接点
X（X point）	下顎孔付近を示す作図上の点
RGN（Retrognathion）	下顎結合最後方点
Go（ゴニオン）	下顎枝後縁・下顎下縁平面がなす角の二等分線と下顎角との交点
Co（Conderion）	下顎頭最後方点
C2	第2頸椎体部最前下方点
C3	第3頸椎体部最前下方点

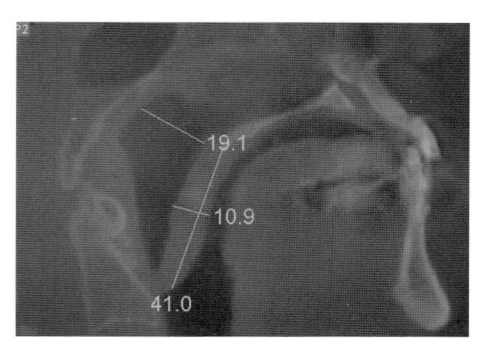

図7.20 CTによる正中画像
咽頭腔や軟口蓋の長さや厚さのデータが得られる．

分析法，などがあるがそれぞれ利点と欠点がある．筆者のSAS患者を分析した経験によると，そのなかでもRicketts法が優れていた[2]．Ricketts法は垂直成分の分析に優れ，そして成長発育をも追跡できる長所がある．このRicketts法に

加えて気道分析することが最も臨床的によいように思われる．また身長に違いがあるように顎顔面形態の大きさにも違いがあるので基本的にセファロ分析ではあまり実長では評価せずに角度で評価することが多い．

4) SAS 患者のセファロ分析： 今までのセファロ分析の研究によると SAS 患者の顎顔面形態は短い前頭蓋底，小さい頭蓋底角，後退した下顎骨，小さな下顎骨，上顎骨も後退し，短く，前顔面高が増大しており，さらに OSAS 患者の気道分析に関しては，頭蓋あるいは下顎下縁に対して舌骨の低位，長い軟口蓋，狭い気道などの特徴が指摘されている．

d. セファログラムを使わずに睡眠呼吸障害（SDB）の有無を確認する方法

1) ES Angle： セファログラムと CT を使わずに SDB を見逃さないための1つの方法は ES Angle（単純な側貌写真）がある（図 7.21）．これは必ずしも写真である必要はなく横から外見を観察することによって無呼吸症患者を発見できる．無呼吸症患者 44 名の ES Angle は 135°であり，コントロール 26 名の平均 111°と有意差があった．また ES Angle は AHI と Spearman の相関係数は 0.729 と高かった．ES Angle が大きければ OSAS を疑ってみる価値は十分にある．

2) Kushida Index： Kushida らは OSAS 患者は口蓋が深いことに注目し，口腔内を計測することにより無呼吸の予測式を提案をしている[4]．

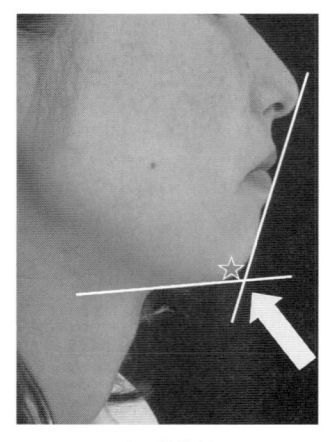

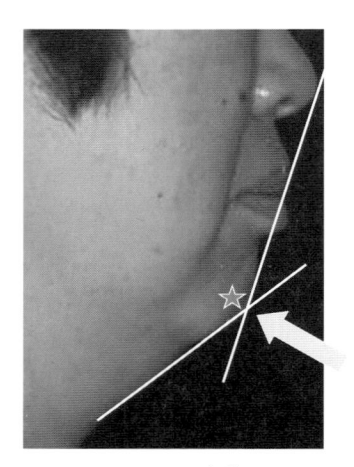

A　健常者　　　　　　B　OSAS 患者

図 7.21 ES Angle

Kushida Index：$P + (M_x - M_n) + 3OJ + 3\langle MaxBMI - 25.0 \rangle (NC \div BMI)$

ここで，P は口蓋の深さ（mm），M_x は上顎第 2 大臼歯間幅径（mm），M_n は下顎第 2 大臼歯間幅径（mm），OJ はオーバージェット（mm），BMI（Kg/m^2），NC は首回り輪状甲状部（cm）である．この形態計測モデルは 70 をカットオフ値としたときに，感度 97.6％，特異度 100％ で無呼吸症を発見できた．しかし日本人の BMI は正常値が 22 といわれているので訂正が必要であろう．

〔菊池　哲〕

● 文　献
1) Fransson AM et al.：Validation of measurements of mandibular protrusion in the treatment of obstructive sleep apnoea and snoring with a mandibular protruding device. *Eur J Orthod*, **25**(4)：377-383, 2003.
2) Higurashi N et al.：Comparison of Ricketts analysis and Downs-Northwestern analysis for the evaluation of obstructive sleep apnea cephalograms. *Psychiatry Clin Neurosci*, **55**(3)：259-260, 2001.
3) Frankel R, Frankel C：*Orofacial Orthopedics with the Function Regulator*, Karger, pp. 19-21, 1989.
4) Kushida CA et al.：A predictive morphometric model for the obstructive sleep apnea syndrome. *Ann Intern Med*, **127**：581-587, 1997.

7.4.3　アクチグラフ

体動のレベルとその頻度の信号を時系列的に計測記録する方法を行動ロガーといい，小型活動量測定装置はアクチグラフ（actigraph）と呼称される．

a. AG と AG 計の特徴

1) 小型軽量で携帯可能：　小型高感度加速度センサーとロガーを内蔵し，30 秒〜1 分当たりの活動量を 1 か月程度記録できる．

2) 非侵襲的簡便装着解析：　脳波電極の装着が不要である．非利き手の手首や腰に装着のみで運用できるが，利き手に装着しても結果は変わらないとする報告もある．

3) 解析：　アクチグラフは短時間に解析ソフトにより，計測されたデータを時系列にヒストグラム化することができる．そこからアルゴリズムを用いて睡眠覚醒を推定し，各種睡眠指標の算出や覚醒（活動）・睡眠パターンを把握する[1]．機種により，加速度の感知方向（2 軸や 3 軸），感度やデータ化の方法，判定アルゴリズムが異なるため，比較時には注意が必要である．

4) 客観的評価法：　自己記入式睡眠日誌では，正確性に欠ける問題点がある．

アクチグラフを利用すれば，睡眠日誌との乖離を評価することで患者の認知行動変容につなげることも可能である．

5) 日常生活環境の中での記録： 検査室環境下のPSGは対象者の睡眠を障害する可能性があるが，アクチグラフは日常生活の睡眠覚醒パターン，すなわち睡眠習慣を評価することができる．日常生活防水機能やほぼ1か月間の長期間連続記録が可能な機器もある．

6) 他のセンサーとの組み合わせ： 光，音，温度などのセンサーと組み合わせで，時系列を一致させる同時観察が可能である．また任意の行動イベントや数値レベルをボタンなどで付加入力可能である．

7) 睡眠関連以外の指標： 消費カロリー，身体活動量，活動強度，歩数など日中の覚醒時指標も解析できる機器もある．

8) 脳波睡眠と高い相関： PSGに対して健常者で約85〜96%[2]，睡眠障害患者でも78〜85%の相関がある[3]．

9) アクチグラフの欠点： 睡眠の深度・段階の評価ができないこと，睡眠時無呼吸や下肢運動異常が信号ノイズ処理に影響する．

表7.8 アクチグラフの運用指針（文献[2]を日本語化）

目的	対象	評価内容	推奨レベル
睡眠障害の評価	健常成人	睡眠パターン	Standard
	閉塞性睡眠時無呼吸症候群（PSGが利用できないとき）	総睡眠時間／重症度（呼吸モニターと同時測定）	Standard
	睡眠相前進症候群／睡眠相後退症候群／交替勤務者睡眠障害	睡眠パターン	Guideline
	時差障害，非24時間睡眠／覚醒症候群などの概日リズム障害	睡眠パターン	Option
	不眠症状（うつ病に伴うものも含む）	概日リズムパターン／睡眠分析	Option
	過眠症状	睡眠リズム／平均睡眠時間	Option
治療効果評価	概日リズム障害		Guideline
	不眠症状（うつ病に伴うものも含む）		Guideline
特殊対象や状況での利用	高齢者	睡眠や概日リズムパターン（睡眠日誌や介護者の観察などと連携下）	Guideline
	療養施設の高齢者	睡眠や概日リズムパターン	Guideline
	幼少児	睡眠パターンや治療効果	Guideline

推奨レベルのStandardは高度の臨床的確実性を反映する患者管理原則．Guidelineは中等度の臨床的確実性を反映する患者管理勧告．Optionは臨床的有用性が不確実な患者管理戦術．

b. 睡眠医療におけるアクチグラフの臨床使用

2007年AASMではアクチグラフの運用指針[4]を出している（表7.8）．

〔田中春仁〕

● 文　献

1) Cole RJ et al.：Automatic sleep/wake identification from wrist Activity. *Sleep*, **15**(5)：461-469, 1992.
2) Morgenthaler T et al.：Practice parameters for the use of actigraphy in assessment of sleep and sleep disorders: an update for 2007. *Sleep*, **30**(11)：519-529, 2007.
3) Enomoto M et al.：Newly developed waist actigraphy and its sleep/wake scoring algorithm. *Sleep and Biological Rhythms*, **7**(1)：17-22, 2009.

7.4.4　ホルター心電図

ホルター心電図検査は，厚生労働省の国内の統計で年間120万件以上実施されている．OSAは循環器疾患の危険因子であり，また中枢性睡眠時無呼吸（CSA）は心不全や脳血管障害などに伴って出現するために，ホルター心電図検査の対象の多くは睡眠時無呼吸のハイリスク集団である．また多くの医療機関にはホルター心電図記録が再解析可能な状態で保存されている．このような背景から，睡眠時無呼吸をホルター心電図から検出できれば，①PSGによる確定診断や治療法の検討が必要な人の効率的なスクリーニング，②治療抵抗性の心血管疾患における危険因子の簡便なスクリーニング，③本人も医療担当者もともに疑っていないケースでの重症睡眠時無呼吸の発見，などのメリットが期待できる．

a. 心拍数周期性変動

心拍数周期性変動（CVHR：cyclic variation of heart rate）[1]は睡眠中の無呼吸に伴って現れる特徴的な心拍数の変動である（図7.22）．CVHRは無呼吸中の徐脈（心電図R-R間隔の延長）と，呼吸再開に伴う頻脈（R-R間隔の短縮）からなる．睡眠時無呼吸は25～130秒の周期で繰り返すため，CVHRも周期的な変動パターンを呈する．無呼吸中の徐脈は心臓迷走神経によって媒介され，自律神経障害例ではCVHRの消失や振幅の低下が見られる．

心拍には心拍変動と呼ばれる生理的な変動がある．CVHRの周波数は心拍変動の超低周波数（VLF：very low frequency, 0.003～0.04 Hz）と一致するため，CVHRはVLF成分の増加として現れることがある．CVHRと生理的なVLF成分との違いは，前者が強い周期性をもつのに対し，後者には周期性がなく不規則

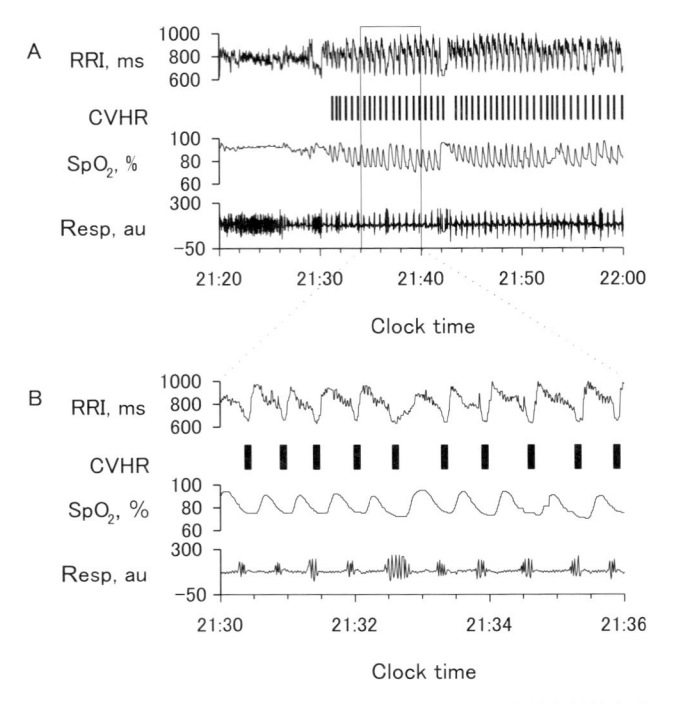

図7.22 PSG 中に観察された，睡眠時無呼吸に伴う周期性心拍数変動（CVHR）[3]
呼吸曲線（R_{esp}）に周期的に現れる無呼吸に一致して R-R 間隔（RRI）に特徴的な変動が見られる．CVHR の縦のバーは，CVHR 自動検出アルゴリズム（ACAT）によって検出された CVHR の時間的位置を示す．拡大図（B）に見られるように，CVHR は無呼吸中の徐脈（R-R 間隔の延長）と呼吸再開に伴う頻脈（R-R 間隔の短縮）の繰り返しとして観察される．無呼吸に伴う酸素飽和度（SpO_2）の低下は循環時間による遅れを伴って周期的に現れる．

に出現する．CVHR は閉塞性と中枢性無呼吸のどちらにも見られ，中枢性無呼吸に伴う CVHR のほうがより規則的な周期性を示す．

b. CVHR の自動検出

CVHR を利用して，睡眠中の心電図から睡眠時無呼吸を検出するアルゴリズムは数多く報告されているが，その精度を実際の臨床例で立証しているものは少ない．Hayano ら[2] は就床中の R-R 間隔時系列から CVHR を自動検出するアルゴリズムとして ACAT（auto-correlated wave detection with adaptive

7.4 その他の検査および鑑別診断の方法

threshold) を開発した[2]. アルゴリズムの開発には，63 例の PSG データを用い 1 時間当たりの CVHR の回数 (CVHR index) が AHI と一致するように作成した. アルゴリズムの精度の検証には，睡眠時無呼吸の診断のために PSG を受けた連続 862 例[2] および 1 企業の全男性従業員 165 名[3] を用い，PSG による診断結果と比較した.

その結果，CVHR index は AHI と強い相関を示した（図 7.23）．862 例のうち，280 例に中等症以上（AHI≧15）の睡眠時無呼吸が見られたが，CVHR index≧15 を基準とすることでこれらの症例を感度 83%，特異度 88% で検出できた．CVHR index は，軽症例の睡眠時無呼吸の検出には適さないが重症例（AHI≧30）の検出には強力な手段となる．企業の一般男性 165 名では，CVHR index が 10 未満のときに中等症以上の睡眠時無呼吸がある確率は 2%，15 未満のときに重症な睡眠時無呼吸の確率は 0%，また CVHR index が 30 以上のときは全例が重症な睡眠時無呼吸であった（表 7.9）.

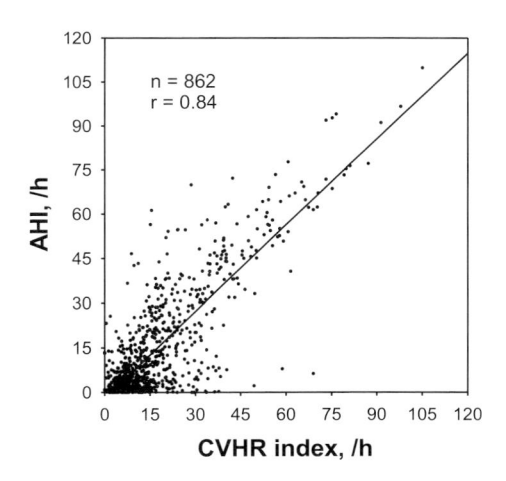

図 7.23 睡眠時無呼吸を疑われて PSG 検査を受けた 862 例における AHI と 周期性心拍数変動指数（CVHR index）との関係[2]
AHI は PSG より計測された 1 時間当たりの無呼吸および低呼吸発作の回数，CVHR index は同時に記録した心電図から CVHR 自動検出アルゴリズムによって測定された 1 時間当たりの CVHR の回数を示す．

表 7.9 一般男性における CVHR index によるさまざまな重症度の睡眠時無呼吸の検出力（尤度比）[3]

AHI	CVHR index				検査前確率（有病率）
	<10	10～15	15～30	≧30	
≧5	0.39 (19%)	1.78 (52%)	∞ (100%)	∞ (100%)	38%
≧15	0.10 (2%)	0.40 (7%)	14.7 (73%)	∞ (100%)	16%
≧30	0.00 (0%)	0.00 (0%)	4.66 (33%)	∞ (100%)	10%

データは尤度比および検査後の有病率（%）を示す.

c. ホルター心電図による睡眠時無呼吸のスクリーニング

ACAT は CVHR の自動検出アルゴリズムとして，一部のホルター心電図解析装置（Cardy Holter Analyzer System）に組み込まれており，通常のホルター心電図を記録するだけで CVHR index の値を知ることができる．今後，心血管疾患のさまざまな病態における睡眠時無呼吸のスクリーニングや，リスクの評価，治療効果の追跡のための有用なツールとして期待される． 〔早野順一郎〕

● 文 献

1) Guilleminault C et al.: Cyclical variation of the heart rate in sleep apnoea syndrome. Mechanisms, and usefulness of 24 h electrocardiography as a screening technique. *Lancet*, **1**(8369): 126-131, 1984.
2) Hayano J et al.: Screening for obstructive sleep apnea by cyclic variation of heart rate. *Circ Arrhythm Electrophysiol*, **4**(1): 64-72, 2011.
3) Hayano J et al.: Accuracy of ECG-based screening for sleep-disordered breathing: A survey of all male workers in a transport company. *Sleep Breath*, published online, 2012.

7.4.5 CAP

a. CAP とは

CAP（cyclic alternating pattern）とは，一過性の脳波活動と，それとは区別される背景脳波が交代性に出現する周期性脳波活動（図 7.24）である．non-REM 睡眠期における活動量を計測し睡眠の安定性を評価する．イタリアで研究され，2001 年に測定と判読のアトラス[1]が発表された．一過性脳波は，周波数は低く高電圧の律動（同期性），周波数は高く低電圧の律動（非同期性），またはその両者（同期性と非同期性）を含む律動で構成される．

b. 測定意義

PSG では，皮質上に投影される覚醒反応として α 波や β 波など非同期性成分

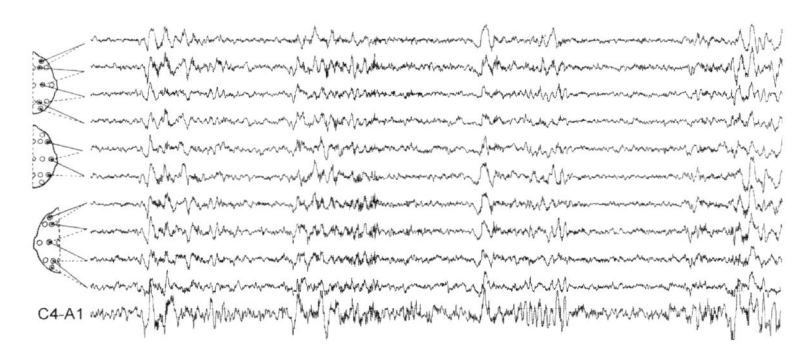

図 7.24 CAP 像（文献 3 を改変）
すべての誘導において，周期的な同期性脳波が認められている．

（低振幅速波）を判定する．CAP では非同期性成分のみならず，K 複合波，θ または δ バーストなどの同期性成分も含め判定するため，皮質下の覚醒も含めた高感度な覚醒反応の評価法とされた．CAP の増加は，覚醒系が活発化し睡眠が不安定であると解釈する．

また CAP は従来の睡眠段階法に比べ主観的睡眠感と相関性が高い[2]ことから，主観的睡眠感が重視される不眠症の診断や治療時に有用な評価法として期待されている．

c. 評価法

代表的な指標は，CAP が出現した総持続時間をノンレム睡眠時間で除した CAP 率である．正常睡眠において CAP はある程度観察され，CAP 率は年齢によって異なる．10～19 歳では 43.4±6.5％，20～39 歳では 31.9±7％，40～59 歳では 37.5±5.3％，60 歳以上では 55.3±8.2％ と報告されている[3]．

d. SAS と CAP

睡眠障害や神経疾患により CAP 率が高くなることが多い．SAS では覚醒反応が多く CAP 率は非常に高値になる．CPAP 治療開始直後より CAP 率は低下し正常化する[4]．一方，同期性脳波は一部正常化せず，このことは SAS による睡眠への影響の長期性を示唆している．　　　　　　　　　　　　〔八木朝子〕

● 文　献

1) Terzano MG et al.: Atlas, rules and recording techniques for the scoring of cyclic alternating pattern (CAP) in human sleep. *Sleep Med*, **2**: 537-553, 2001.

2) Terzano MG et al.：CAP variables and arousals as sleep electroencephalogram makers for primary insomnia. *Clin Neurophysiol*, **114**：1715-1723, 2003
3) Parrino L et al.：Cyclic alternating pattern (CAP) in normal sleep：Polysomnographic parameters in different age group. *Electroenceph clin Neurophysiol*, **107**：439-450, 1998.
4) Parrino L et al.：Reorganziation of sleep patterns in severe OSAS under prolonged CPAP treatment. *Clin Neurophysiology*, **116**：2228-2239, 2005.

chapter 8 SASの合併症・併発症

8.1 肥満・メタボリックシンドローム

　生活習慣病は，循環器疾患，糖尿病，がんなど生活習慣により発症すると考えられる疾患すべての総称である．この中には，最近話題のメタボリックシンドロームが含まれる．内臓肥満やメタボリックシンドロームは，胃食道逆流症（GERD：gastroesophageal reflux disease, NERD：non-erosive reflux disease）や咽喉頭逆流症（LPRD：larryngopharyngeal reflux disease）に起因する胸やけや咽喉頭異常感を高率に合併する．また，昼間の眠気を抑えるために，喫煙するSAS患者もいるが，喫煙は，喉頭がんの非常に強いリスク因子である．

　生活習慣病は肥満やメタボリックシンドロームに関連してSASと密接にかかわっている．

8.1.1 肥満とSAS

　体重の増加により，SASの程度は重症化する．Wisconsin Sleep Cohort Studyの追跡調査[1]によると4年間の体重の増減によりSASの重症度が変化し，たとえば，10%の体重増加ではAHIが32%増加し，逆に体重が10%減るとAHIは26%減少した．

　愛知医科大学病院睡眠医療センターにSDBの疑いで来院し，PSGを施行した症例を対象に肥満度とSASの重症度を検討した結果[2]でも，男性の肥満度別のAHIは，BMIの増加に伴い漸増した[2]．BMI<18.5の群と18.5≦BMI<20の群の間では有意差はなかったが，18.5≦BMI<20の群を最低値としJカーブを描き，BMIが上昇するに従い，特にBMI≧23で有意差をもってAHIは増大（悪化）した（図8.1）．

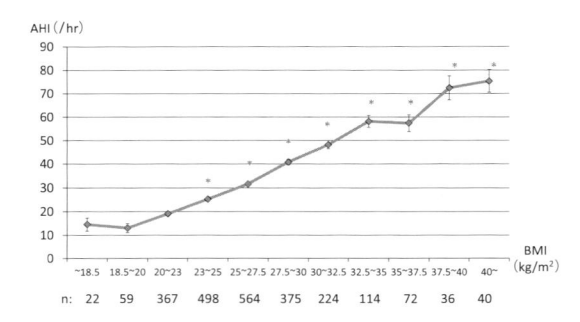

図 8.1 BMI と AHI（男性）
表示：Mean±SE，Kruskal-Wallis の H 検定；$p<0.001$，Dunn 法：$*p<0.001$：対 BMI18.5～20．
男性では，BMI が 18.5 未満から 40 以上へ順に，AHI は，14.55±2.80，13.06±1.89，19.07±0.89，25.26±0.87，31.69±0.88，40.78±1.18，48.25±1.75，58.19±2.51，57.40±3.58，72.44±5.17，75.36±4.82 であった．BMI<18.5 の群と 18.5≦BMI<20 の群の間では有意差はなかったが，18.5≦BMI<20 の群を最低値とし J カーブを描き，BMI が上昇するに従い BMI≧23 で有意差をもって AHI は悪化した．

　一方，最低 SpO_2（％）も男性では，BMI が 18.5 未満から 40 以上へ順に，最低 SpO_2 は漸減（悪化）した．BMI<18.5 の群と 18.5≦BMI<20 の群の間では有意差はなかったが，BMI<20 の群を最高値として J カーブを描き，BMI が上昇するに従い BMI≧25 で有意差をもって最低 SpO_2 は減少（悪化）した．
　SAS の治療の第 1 選択は CPAP である．しかし，CPAP で気道確保し，夜間の呼吸障害が改善しても，治療開始後から体重の低下（適性体重への変化）がなければ，何年 CPAP を使用しても，CPAP を外したときに AHI が改善しないことになるため，SAS では食事・運動療法により減量させることが肝要である．

8.1.2　メタボリックシンドローム

　動脈硬化，心血管病のリスクとして，脂質異常症，糖尿病，高血圧，肥満などがあり，それらの集積は，さまざまな呼び名で記述されてきた．しかし，それぞれのリスクファクターは違うものが組み合わされ煩雑であったため，それぞれのリスクとしては軽微だが，集積すると心疾患の頻度が高くなる一群がメタボリックシンドロームと呼ばれるようになった．メタボリックシンドロームの基準は WHO にはじまり，続いて米国，そしてわが国では 2005 年に策定された．

わが国のメタボリックシンドロームの診断基準はウエスト周囲径が男性 85 cm 以上, 女性 90 cm 以上を必須条件に, 空腹時血糖値 110 mg/dl 以上, トリグリセリド 150 mg/dl 以上または, HDL コレステロールが 40mg/dl 未満, 血圧 130/85 mmHg 以上, の高血糖, リポタンパク異常および血圧高値の 3 項目のうち 2 項目以上を満たすものである.

8.1.3　メタボリックシンドロームと SAS

SAS の疑いで愛知医科大学睡眠医療センターに精査のために入院した成人患者 908 例（男 778, 女 130）, 平均年齢 48.5±13.5 歳 (20～89 歳) を対象に, 日本の診断基準に従い, メタボリックシンドロームと判定し, 男女別に SAS の重症度別に検討した結果[4]では, メタボリックシンドロームの合併頻度は, 男性では正常群で 22.0%, SAS 群で 49.5% と SAS 群でその頻度は有意に高かった. また, 女性では正常群で 6.7%, SAS 群で 32.0% と SAS 群でその頻度は有意に高かった. 男性の SAS 群の中では, 軽症群 27.1%, 中等症群 44.4%, 重症群 59.0% と SAS が重症化するに従いその頻度は有意に高くなった. 女性の SAS 群の中では, 軽症群 20.0%, 中等症群 20.0%, 重症群 50.0% と重症群でその頻度は有意に高かった（図 8.2）.

また, 症例数を増やし, 米国の基準 NCEP-ATP III クライテリア（ウエスト周囲径が男性 85 cm 以上, 女性 90 cm 以上, 空腹時血糖値 110 mg/dl 以上, トリグリセリド 150 mg/dl 以上または, HDL コレステロールが 40 mg/dl 未満,

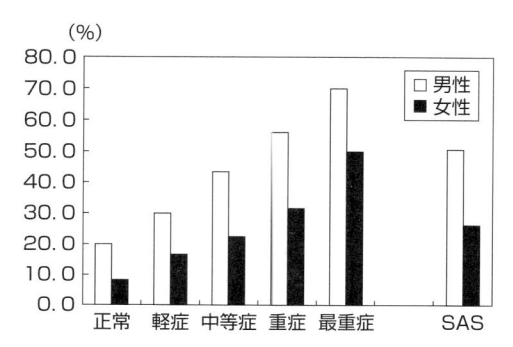

図 8.2 SAS 重症度別 MetS 頻度（男女別）
正常 (AHI<5/hr), 軽症 (5≦AHI<15/hr), 中等症 (15≦AHI<30/hr), 重症 (30≦AHI<60/hr), 最重症 (60≦AHI).

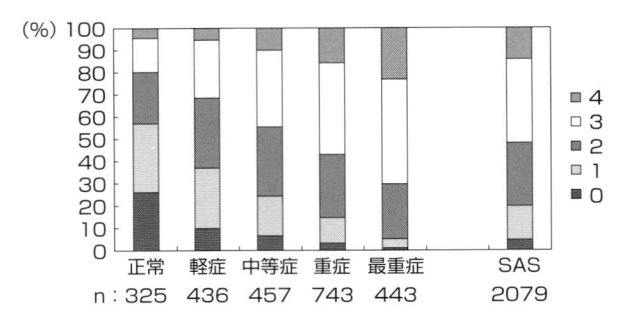

図 8.3 SAS 重症度別 MetS 因子数の比較（男性）
正常（AHI＜5/hr），軽症（5≦AHI＜15/hr），中等症（15≦AHI＜30/hr），重症（30≦AHI＜60/hr），最重症（60≦AHI）．

血圧 130/85 mmHg 以上，の高血糖，リポ蛋白異常および血圧高値の 4 項目を同列に扱う）に準じて，その因子を単純に合計し検討した結果[1]では，SAS が重症化するほどその因子の重積は多くなった．これは，重症以上の SAS ではメタボリックシンドロームの割合も増えるが，その因子も重積する率が高くなることを示唆する（図 8.3）．さらに，AHI が 15 未満かそれ以上で分け，AHI が 15 未満の群のメタボリックシンドロームの頻度を 1 とした場合，SAS の重症者では，その尤度比は，年齢，BMI で補正しても，男性で 2.08（CI：1.41〜3.06），女性で 2.24（CI：0.84〜5.99）と男性で有意差が認められた．そのため，SAS の重症化に従い，メタボリックシンドロームの合併頻度は高まるものと考えられる．

〔篠邉龍二郎〕

● 文　献
1) Peppard PE et al.：Longitudinal study of moderate weight change and sleep-disordered breathing. *JAMA*, **284**(23)：3015-3021, 2000.
2) 篠邉龍二郎：メタボリックシンドロームと睡眠時無呼吸症候群．呼吸, **30**(3)：292-299, 2011.
3) Chei CL et al.：Body mass index and weight change since 20 years of age and risk of coronary heart disease among Japanese：The Japan Public Health Center-Based Study. *Int J Obes* (Lond), **32**(1)：144-151, 2008.
4) Sasanabe R et al.：Metabolic syndrome in Japanese patients with obstructive sleep apnea syndrome. *Hypertension Research*, **29**：315-322, 2006.

8.2 高　血　圧

8.2.1　高血圧リスク

OSASと高血圧は互いに合併率が高い．肥満者が多い欧米では閉塞性睡眠時無呼吸（OSA）患者の約50％に高血圧が合併し，高血圧患者の約30％にOSAが合併する．わが国の正確な頻度はわからないが，Karioら[1]の検討では，日本人高血圧患者の約10％にOSA（AHI≧15）が合併し，その頻度は欧米人高血圧患者の約3分の1であった（図8.4）．

OSAと高血圧は単なる合併ではなく，OSA自体が高血圧の原因となる二次性高血圧の原因疾患の1つである．OSAの高血圧リスクとしての影響は若年で大きく，若年青年からの前高血圧症にまで関連している．一方，高齢者の血管ステッフネスの増大に起因する収縮期高血圧への影響は少ない．

8.2.2　夜間高血圧と血圧スリープサージ

OSAの高血圧の最も重要な特徴は，仮面夜間高血圧と治療抵抗性高血圧である（表8.1）．

診察室血圧が正常血圧（＜140/90 mmHg）で，診察室外で測定した血圧が高血圧（早朝高血圧や夜間高血圧）を示す場合を，仮面高血圧と定義する．夜間高血圧は夜間血圧が基準値120/70 mmHg以上の場合，早朝高血圧は早朝血圧が基準値135/85 mmHg以上の場合である．夜間高血圧や，血圧日内変動異常で夜間

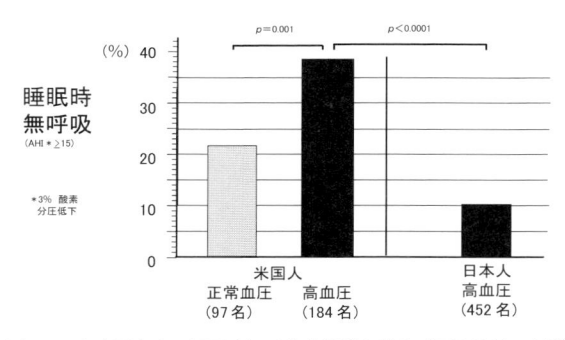

図8.4　高血圧患者の睡眠時無呼吸症候群合併率（日米比較研究）[1]
NY SHHS vs. JMS ABPM Study Wave2 Core.

8. SASの合併症・併発症

表 8.1 閉塞性睡眠時無呼吸の高血圧の特徴[2]

治療抵抗性高血圧
仮面高血圧
夜間高血圧（non-dipper・riser 型，血圧スリープサージ）
早朝高血圧（血圧モーニングサージの増強）
心拍数増加を伴う高血圧
若年の拡張期（優位）高血圧

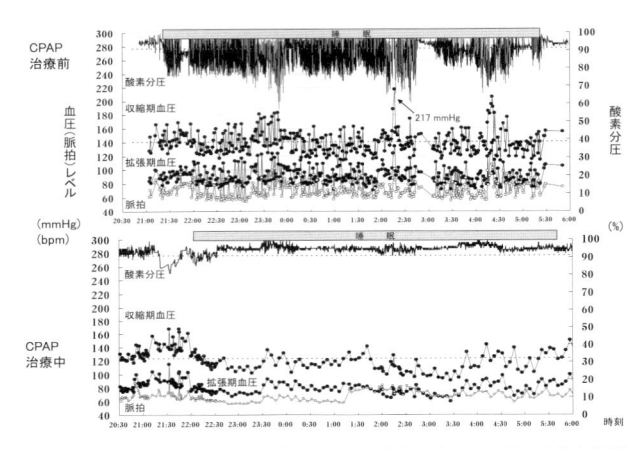

図 8.5 新規夜間低酸素トリガー血圧計で検出した睡眠時無呼吸症候群の夜間血圧（スリープサージ）[1]

血圧下降が減少している non-dipper 型や，逆に夜間血圧が上昇する riser 型では，高血圧性臓器障害や将来の心血管イベントや心血管死亡リスクが高い．

OSA では昼間の血圧も上昇するが，特に夜間に血圧高値を示す夜 non-dipper・riser 型間夜間高血圧を示すことが多い．この夜間高血圧は早朝へ持続し，家庭血圧ではしばしば「早朝高血圧」として検出され，診察室血圧が正常である場合には，仮面高血圧となる．

さらに，OSA の non-dipper・riser の特徴として，夜間血圧の変動が大きいことが挙げられる[1]．OSA の無呼吸発作時には，胸腔内陰圧負荷に加え，無呼吸後半から無呼吸が解除される時相に一致して著明な血圧上昇（血圧スリープサージ）が引き起こされる[1]．近年，夜間酸素低下をトリガーとしてこの血圧スリープサージをとらえる家庭血圧計の開発が進められている（図 8.5）．持続陽圧呼吸（CPAP）療法によりこの血圧スリープサージは消失する．過剰な血圧スリー

プサージは OSA で多い夜間発症の心血管イベントの誘引になると考えられる．また，OSA 患者では夜間血圧のみならず，モーニングサージも増強している．

8.2.3 治療抵抗性高血圧と腎デナーベーション

降圧薬3剤以上で治療しても血圧コントロールがつかない治療抵抗性高血圧の場合は，第一に OSA を疑う．特に降圧薬の就寝前投与などの夜間・早朝高血圧に対する特異的治療を行っても，家庭血圧で測定した早朝血圧レベルが持続して高値（135/85 mmHg 以上）を示す治療抵抗性早朝高血圧では OSA を強く疑う．

治療抵抗性高血圧では交感神経が亢進しているが，なかでも OSA を合併する高血圧は，交感神経活動の亢進が特に強く[4]，neurogenic hypertension（神経因性高血圧）ともいわれる．近年，この交感神経活動の亢進に直接的にアプローチする治療法として腎交感神経を腎動脈内腔より焼灼する腎デナーベーションが注目されている．本治療法は治療抵抗性高血圧患者に対して臨床応用が始まり，優れた持続性の降圧効果を示したが[5]，最近，OSA を合併した治療抵抗性高血圧にも著効することが確認された．これらの成績は，治療抵抗性高血圧，特に OSA 合併高血圧の背景には交感神経活性の亢進があることを示している．CPAP 治療のできない OSA 合併治療抵抗性高血圧は腎デナーベーションのよい適応となろう．

8.2.4 高血圧と臓器障害の発症機序

OSA が高血圧とその臓器障害のリスクを増大させる機序は多様である（図8.6）．OSA により，覚醒反応（arousal），肺の伸展受容体刺激の低下，化学受容体刺激，低酸素血症，高炭酸ガス血症，胸腔内の陰圧負荷などが直接引き起こされる．これらの刺激により，交感神経の活性化を主体としたさまざまな高血圧発生機序にかかわるリスク因子が変化する．

OSA では夜間に頻回な覚醒反応が生じ，交感神経が活性化されるが，それを抑制する肺の伸展受容体反射は逆に低下している．特に，夜間低酸素発作時には交感神経バーストが生じ，血圧や心拍数のスリープサージがみられる．また，レム睡眠時には無呼吸発作が増悪し，冠動脈スパズムが生じ，冠攣縮性狭心症が引き起こされることがある．さらに，夜間血圧のスリープサージに加え，周期的な胸腔内の陰圧負荷（大きい場合は－80 mmHg にも及ぶ）により，心室壁や心房

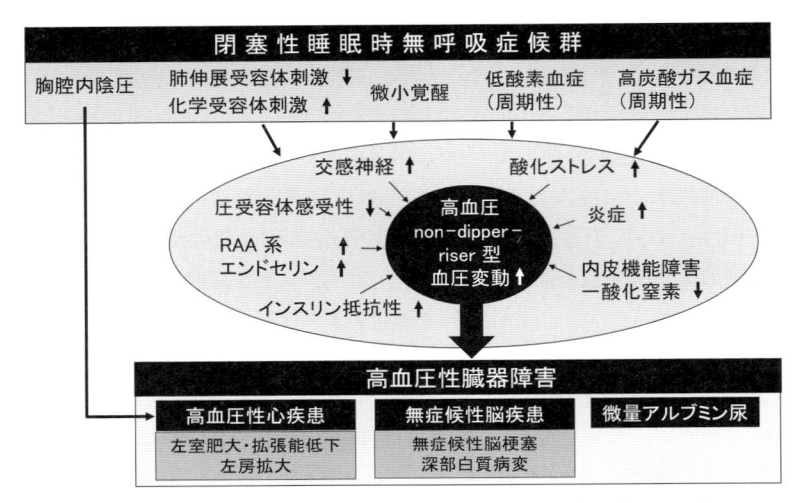

図 8.6 閉塞性睡眠時無呼吸による高血圧と臓器障害の発症メカニズム[2]

壁に機械的ストレスがかかり，左室肥大や左房リモデリングが進展し，心不全や心房細動のリスクが増大する．OSA 患者の左室形態異常では遠心性心肥大が多い．

さらに，OSA では，交感神経亢進に起因するアディポネクチン低下，インスリン抵抗性，レニン・アンジオテンシン・アルドステロン系の亢進，さらにエンドセリンなど昇圧ホルモンも増加している．

夜間の周期的な低酸素血症では，酸化ストレスが亢進し，炎症反応が引き起こされ，血管内皮が障害される．また，OSA 患者では一酸化窒素の産生が低下する．OSA 患者では血中高感度 C 反応性タンパクが増加しているが，その増加は non-dipper 型 OSA 患者では，dipper 型患者よりも大きい．

8.2.5 OSA 合併高血圧の治療

OSA 合併高血圧の治療では，CPAP を行わない限り，左室壁圧と胸部大動脈にかかる胸腔内の陰圧負荷は完全には抑制できない．したがって OSA 患者こそより厳格な 24 時間血圧コントロールが必要である．具体的には，早朝血圧 135/85 mmHg 未満，夜間血圧は 120/70 mmHg 未満を目標とする（図 8.7）．

まず，減量，アルコール制限，減塩，禁煙などを開始した後，AHI≧20 の

8.2 高　血　圧

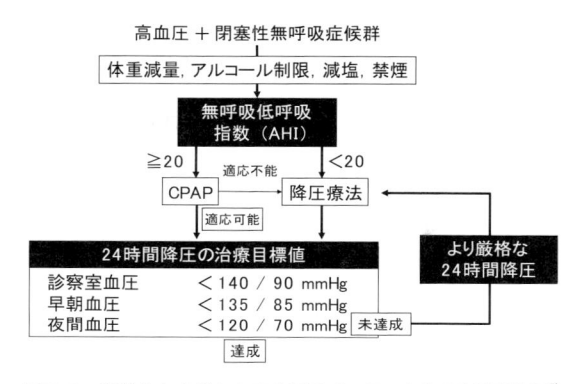

図 8.7 OSASを合併した高血圧のパーフェクト24時間降圧[2]

OSAS患者の治療の第一選択はCPAP療法である．CPAPにより経時的にOSA患者の筋交感神経活動が低下し，夜間・早朝血圧が低下する．しかし，適応は中等症〜重症のOSA患者のみであり，器具を装着しての睡眠に抵抗があるため，自覚症状のない患者では，この治療を拒否する場合も少なくない．

AHI<20やCPAP適応不能のOSA合併高血圧患者では薬物治療を行う．OSA合併高血圧において，どの降圧薬がより有効かを示す十分なエビデンスはない．OSA患者では，長時間カルシウム拮抗薬，レニン・アンジオテンシン系抑制薬，少量の利尿薬などを用いる．さらに交感神経活性が亢進していることから，交感神経抑制薬も有用である．α_1遮断薬ドキサゾシンの就寝前投与によってOSA合併高血圧患者の血圧スリープサージが部分的に抑制される．

また，OSA合併高血圧患者では，レニン・アンジオテンシン・アルドステロン系や食塩感受性が亢進し，体液貯留が生じる．特に心不全を合併したSAS患者では，夜間就寝時中に下腿より上半身に体液シフトが起こり，これが原因で喉頭浮腫からOSAが重症化する．体液貯留傾向にあるOSA合併高血圧患者に利尿薬あるいはアルドステロン遮断薬を投与することで，血圧低下だけでなく，OSA発作自体への好影響も期待できる． 〔苅尾七臣〕

● 文　献

1) Kario K : Obstructive sleep apnea syndrome and hypertension : Ambulatory blood pressure. *Hypertens Res*, **32** : 428-432, 2009.
2) Kario K : Obstructive sleep apnea syndrome and hypertension : Mechanism of the linkage and

24-h blood pressure control. *Hypertens Res*, **32**：537-541, 2009.
3) Shirasaki O et al.：Development and clinical application of a new technique for detecting 'sleep blood pressure surges' in sleep apnea patients based on a variable desaturation threshold. *Hypertens Res*. **34**：922-928, 2011.
4) Grassi G. Assessment of sympathetic cardiovascular drive in human hypertension：Achievements and perspectives. *Hypertension*, **54**：690-697, 2009.
5) Krum H et al.：Catheter-based renal sympathetic denervation for resistant hypertension： A multicentre safety and proof-of-principle cohort study. *Lancet*, **373**：1275-1281, 2009.

8.3 糖　　尿　　病

8.3.1　OSAS と 2 型糖尿病

　OSAS と 2 型糖尿病（DM）の関連性については，以前から多数の報告がされてきた[1]．国際糖尿病連合（IDF：International Diabetes Federation）の共同声明以降は，両者の関連が特に注目されている．愛知医科大学病院睡眠医療センターの研究[1] では，OSAS 患者 679 例，健常・対照群 73 例を対象に PSG の翌朝に経口ブドウ糖負荷試験（75gOGTT）を施行し，AHI との関連性を調べた結果，OSAS 群における DM の合併率は対照群よりも有意に高値であった（25.9% vs. 8.2%, $p=0.0009$）[2]．AHI における重症度別の比較でも重症度が高くなるに従い合併率は増加し，最重症群の DM の合併は 34.4% と高率であった．また，OSAS 群で耐糖能異常（DM または IGT）と診断された患者は 424 例（62.4%）であった．このように，OSAS 患者では高率に耐糖能障害を合併することが明らかになったが，インスリン抵抗性の指標である HOMA-IR については，AHI よりも BMI（body mass index）において有意な関連性が認められた[2]．

8.3.2　SAS とインスリン抵抗性

　OSAS とインスリン抵抗性との関係については，次のような研究があるが，いまだ一定の見解が得られていない．i）OSAS の疑われる症例 18 人に対し OGTT を施行しインスリン抵抗性における年齢，BMI，4%desaturation（ODI4）の関与を検討した結果，インスリン抵抗性における最も強い決定因子は BMI ではなく ODI4 である．ii）習慣性イビキをもつ肥満小児 62 人に PSG を施行した研究では，空腹時インスリン値は，BMI から独立して OSAS の重症度に相関する可能性があると報告されている．iii）PSG を施行した 270 人の被検者（AHI≧5 の

OSAS 患者 185 名）でのインスリン抵抗性の検討では，BMI がおもな因子であったが，AHI および SpO_2 も独立因子である．iv）150 人の中年肥満男性において PSG，MSLT と OGTT を用いて，SDB とインスリン抵抗性の関連を調べた研究では，BMI と体脂肪率を補正した後においても，AHI≧5 の OSAS 患者では糖尿病や耐糖能障害の合併率が増加すると述べられている．しかし，別のグループは，v）50 人の健康で血圧の正常な肥満症例（女性 34 名，年齢 44.3 歳，BMI 27.1 kg/m²）に SSPG 法を用いて in vivo インスリン感受性を測定し，AHI≧10 の SAS 群は非 SAS 群に比べインスリンの抵抗性の存在が認められるが，それは AHI ではなく BMI に関連すると報告している．

8.3.3 CPAP 治療とインスリン抵抗性

CPAP 治療とインスリン抵抗性の検討でも多数の報告がある[1]．OSAS 男性 5 例（平均 33.8 歳）を対象に，1 か月間の CPAP 療法中に食事療法と運動療法を行い，その前後でグルコースクランプ法を施行した検討では，脂肪重量および受容体接合部以降でのインスリン抵抗性の有意な改善を認めている．また別の二重盲試験の検討では，CPAP 療法でインスリン感受性が治療 1 週間後，非肥満者であれば 12 週間後にさらに改善することが報告されている[4]．これらは，インスリン抵抗性はおもに肥満に関与しているが，OSAS の病態もまた直接的にインスリン抵抗性に関与することを示唆している．一方，10 人の未治療 OSAS 患者の検討では，経口ブドウ糖負荷試験と間接熱量測定を施行し，CPAP 治療前後における総ブドウ糖酸化，体重または除脂肪体重によるブドウ糖酸化，insulin energetic expenditure を比較しているが，それらに明らかな変化が認められていない．

8.3.4 OSAS が DM を惹起する機序

OSAS と DM の直接的な関連性が数多くの研究で明らかになりつつある．そのおもな機序として，現在考えられている主要な仮説を以下に述べる（図 8.8）．

日本人 OSAS 患者の約 7 割が肥満を有しており，さらに中心性肥満の程度と OSAS の重症度が関連性を示す．この中心性肥満ではレプチン分泌との関連性が指摘されており，OSAS 患者においてもこのレプチン調節を介したインスリン抵抗性の存在が示唆されている．たとえば，遺伝的肥満マウスを用いたインスリン抵抗性の研究において，断続的な低酸素血症の反応におけるインスリン抵抗性の

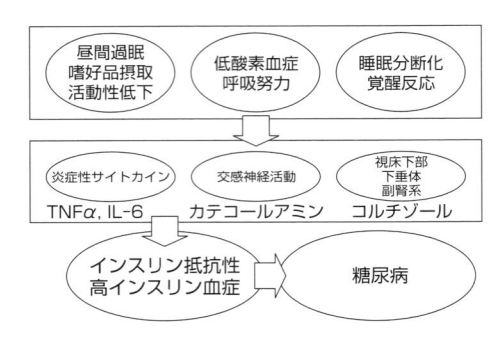

図 8.8 肥満以外の OSAS 関連因子と糖尿病の関係

増加は，レプチン調節の障害に依存すると帰結している．
　また，交感神経系の関与も示唆されている．交感神経からカテコールアミンが分泌されると，インスリンと拮抗し異化促進作用により血糖が上昇する．OSASでは夜間に呼吸停止と再開を繰り返し睡眠が分断されるため，自律神経は呼吸停止，脳波上覚醒と呼吸再開のサイクルが起こるたびに交感神経系が亢進される．夜間の低酸素や呼吸努力による静脈および右心系への負荷も交感神経を刺激する．また，実際には熟睡していないため，慢性的な不眠によっても交感神経が刺激される．一方，日中では過度な眠気により，眠気に対抗しながら生活しなければならず，正常者よりも強い交感神経刺激を受けていることが推定される．このように一日中，交感神経系からカテコールアミン分泌が過剰に行われれば，それが早朝空腹時高血糖だけではなく，24時間持続的な高血糖を引き起こし，糖尿病を発症させると考えられる．
　視床下部-下垂体系では，コルチゾールの増加，膵 β 細胞活動の減少，成長ホルモンおよびインスリン様成長因子Ⅰ（IGF-I）の減少，神経内分泌系による食欲の調節に作用し，インスリン抵抗性を発症させる．さらに，低酸素血症やそれに伴う呼吸努力が，炎症性サイトカイン（TNF-α やレジスチン）の分泌をも促進させる．
　日常の生活習慣においても，日中の眠気によりタバコ，カフェイン，カロリーの過剰摂取および日中の活動性の低下が，直接あるいは，炎症性サイトカインの分泌や交感神経活動を介してインスリン抵抗性を惹起させる．

8.3.5 OSAS 起因性負のスパイラル

OSAS が日中の眠気を引き起こし，眠気による日中の生活習慣の乱れが，肥満の原因になる．そして肥満が OSAS を悪化させるという負のスパイラルが起こる．この悪循環のすべての時相で，インスリン抵抗性を引き起こす十分な説がそろってきている．メタボリックシンドロームは心血管疾患の重大な危険因子として考えられており，その原因であるインスリン抵抗性に OSAS や睡眠障害が関与している可能性が示唆されることは，単に高血圧，脂質異常症，糖尿病が OSAS に高率に合併しているだけではなく，冠危険因子発症の基盤に影響を与えている可能性を示唆するもので，心血管疾患そのものの治療戦略を変えうる可能性があると考えられる．

〔大竹一生〕

● 文 献

1) Tasali E et al：Obstructive sleep apnea and type 2 diabetes：Interacting epidemics. Chest, **133**(2)：496-506, 2008.
2) Otake K et al.：Glucose intolerance in Japanese patients with obstructive sleep apnea. Intern Med, **48**(21)：1863-1868, 2009.
3) 山之内国男ほか：肥満睡眠時無呼吸症候群における CPAP を併用したインスリン抵抗性に対する歩行トレーニング効果．肥満研究, **4**(5)：26-29, 1999.
4) Lam JC et al.：A randomised controlled trial of nasal continuous positive airway pressure on insulin sensitivity in obstructive sleep apnoea. Eur Respir J, **35**(1)：138-145, 2010.

8.4 脂質異常症と動脈硬化

8.4.1 OSA と脂質異常症

OSA は，肥満，メタボリックシンドロームを高頻度に合併するため[1]，心血管イベントリスクとなることが明らかになってきた．脂質異常症はメタボリックシンドロームの構成因子であるため，OSA 患者における脂質異常症の合併は多いが，OSA と脂質異常症との直接的な関連については意見が分かれている[2]．マウスなどを用いた動物実験では，間欠的低酸素暴露が中性脂肪やコレステロール異常をきたすことが証明されている．いくつかの臨床研究においても，OSA は総コレステロールや LDL コレステロール，中性脂肪の上昇に関与する独立因子であると報告されているが，有意な関連はないとする報告もある．最近，Sharma ら[3] は，OSA 患者に対する適切な CPAP 療法がメタボリックシンドロームに及

ぼす効果を，shamCPAP（プラセボ様）と比較して報告している[3]．それによれば，3か月間のCPAP療法は，総コレステロール，LDLコレステロール，中性脂肪を有意に低下させた．ただし，この検討はクロスオーバー試験であり，1か月のwashout期間を設けているが，CPAP療法の持ち越し効果などの問題点も指摘されている．このように脂質異常症に対するCPAP療法の改善効果のエビデンスは十分ではなく，今後さらなる基礎，臨床両面からの研究が必要である．

8.4.2　OSAと動脈硬化

OSAにおいて認められる低酸素血症と再酸素化，高炭酸ガス血症，胸腔内の陰圧負荷，覚醒反応と睡眠の分断は，交感神経活性の亢進，炎症，酸化ストレス，血管内皮障害などに影響をもたらし，動脈壁内膜に生じる粥状動脈硬化と，中膜を主体とした血管の硬さ（arterial stiffness）の亢進を引き起こす．さらにOSAに高率に合併するメタボリックシンドロームの基本病態である肥満やインスリン抵抗性と病態が重なり，動脈硬化危険因子を複数持ち合わせるなかで，動脈硬化病変を形成し進展させる（図8.9）．臨床研究では，OSAと動脈硬化の関連性を検討するため，潜在的動脈硬化症に関連した血管内皮機能，早期粥状硬化指標の1つである頸動脈の内膜中膜複合体厚（IMT：intima-media thickness）や，動脈壁硬化の指標である脈波伝搬速度（PWV：pulse wave velocity）などのサロゲートマーカーを用い，これらに及ぼすOSAの影響が多数報告されている．さ

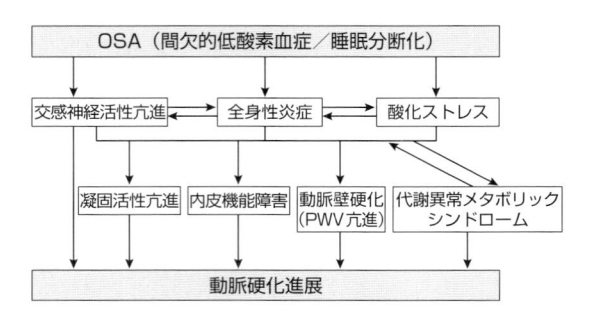

図8.9　OSAの動脈硬化進展機序
OSAは睡眠中の繰り返す上気道閉塞に伴う間欠的かつ著しい低酸素血症，高炭酸ガス血症，それに伴う頻回の覚醒反応，睡眠の分断化から，交感神経活性亢進，全身炎症，酸化ストレスなどの機序を介して動脈硬化進展を促進する．

8.4 脂質異常症と動脈硬化

らにCPAP療法により，これらマーカーの改善効果も報告されている[4,5]（図8.10，8.11）．

このようにOSAは，夜間に繰り返される低酸素血症からさまざまな機序を介し動脈硬化を進展させ，心血管イベントの発生リスクを増大させる．CPAP療法は中等症以上のOSAに対する標準的治療であり，動脈硬化のサロゲートマーカー

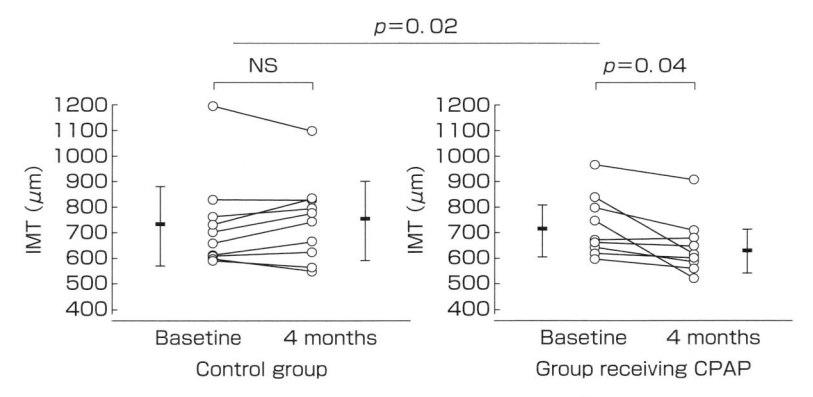

図8.10 CPAP療法のIMTに対する影響[5]
4か月間のCPAP療法は，IMTを707±105 μmから645±95 μmへと有意に（$p=0.04$）低下させた．

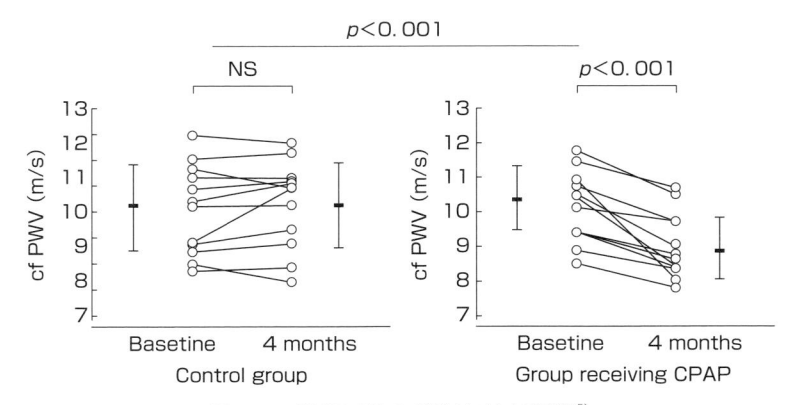

図8.11 CPAP療法のPWVに対する影響[5]
cf PWV：頸動脈-大腿動脈間脈波伝搬速度．
4か月間のCPAP療法は，cf PWVを10.4±1.0 m/sから9.3±0.9 m/sへと有意に（$p<0.001$）低下させた．

である血管内皮機能，IMT，PWV の改善のみならず，心血管イベント発症抑制も明らかになっている．動脈硬化進展抑制の観点から早期に OSA を診断し，積極的に治療介入することが必要である． 〔椎名一紀・高田佳史・山科　章〕

● 文　献
1) Shiina K et al. : Concurrent presence of metabolic syndrome in obstructive sleep apnea syndrome exacerbates the cardiovascular risk : A sleep clinic cohort study. *Hypertens Res*, **29**(6) : 433-441, 2006.
2) Drager LF et al. : Obstructive sleep apnea and dyslipidemia : Implications for atherosclerosis. *Curr Opin Endocrinol Diabetes Obes*, **17**(2) : 161-165, 2010.
3) Sharma SK et al. : CPAP for the metabolic syndrome in patients with obstructive sleep apnea. *N Engl J Med*, **365**(24) : 2277-2286, 2011.
4) Ip MS et al. : Endothelial function in obstructive sleep apnea and response to treatment. *Am J Respir Crit Care Med*, **169**(3) : 348-353, 2004.
5) Drager LF et al. : Effects of continuous positive airway pressure on early signs of atherosclerosis in obstructive sleep apnea. *Am J Respir Crit Care Med*, **176**(7) : 706-712, 2007.

8.5　虚血性心疾患

8.5.1　虚血性心疾患と睡眠時無呼吸の疫学

狭心症などの冠動脈疾患に OSA が合併する頻度は，35〜40% であり，冠動脈疾患を有しない症例よりも 2 倍以上の頻度である．急性冠症候群ではさらに高率に認められ，重症度も高く，CSA を認める症例もある．急性心筋梗塞の発症時刻と OSA の関係を前向きに検討した報告では，午前 0 時から午前 6 時に発症した患者の 91% に OSA を認め，他の時間帯に発症した患者よりも OSA を有する率は 6 倍高いことが示されている（図 8.12）．OSA が冠動脈プラークの不安定化に関与し心筋梗塞を発症させる可能性が考えられ，重症 OSA 患者では夜間心臓突然死が多いことを示す過去の報告とも符合する．夜間や早朝に生じることの多い冠攣縮性狭心症の患者では重症 OSA が多く，多変量解析を行うとオッズ比 9.61 ときわめて高いことがわが国から報告されている[2]．

8.5.2　虚血性心疾患の病態・予後に及ぼす睡眠時無呼吸の影響

睡眠中に繰り返す無呼吸は低酸素血症，血圧の上昇，交感神経活性の亢進を生じ，酸化ストレス，血管内皮機能障害，炎症，血小板凝集能や凝固系の障害，イ

8.5 虚血性心疾患

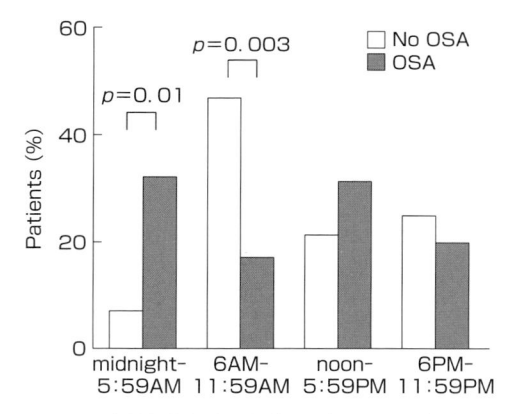

図 8.12 急性心筋梗塞の発症時間と OSA の合併の有無との関係[1]

ンスリン抵抗性の促進などを介して冠動脈硬化の促進，冠動脈プラークの不安定化を惹起すると考えられる．さらに無呼吸時に生じる胸腔内の陰圧負荷は，左室後負荷を増大（左心室壁内外圧差：LV transmural pressure の上昇）させ，右室への静脈還流増大と低酸素性肺血管収縮から心室中隔を圧排し，左室充満が障害され左室拡張末期圧が上昇する．その結果，心筋への酸素供給の低下と心筋酸素需要の不釣り合いが生じ，虚血性心疾患の発症，進展に関与すると考えられる．

上記の機序から，OSA は虚血性心疾患の危険因子となり，予後にも影響することが報告されている．2005 年に Marin らによって報告された 10 年間の観察研究において，重症 OSA 患者は健常群に比較して心血管死（心筋梗塞，脳卒中による死亡）が 2.87 倍，非致死的心血管イベント（心筋梗塞，脳卒中，冠血行再建）が 3.17 倍高いことが示されている（第 2 章の図 2.1 参照）．最近，OSA が虚血性心疾患の危険因子であることを示す 2 つの大規模研究の結果が報告されている．50 歳以上 1436 名を 2.9 年間追跡した研究では，AHI≧5 では冠動脈イベントまたは心血管死のリスクが約 2 倍高まることが示され，米国の Sleep Heart Health Study の平均 8.7 年の前向き観察研究では，70 歳以下の男性に限定すれば OSA は冠動脈疾患の危険因子であった[4]．冠動脈形成術を行った急性冠症候群患者 89 名の 57% に AHI≧10 の OSA が認められ，主要心血管イベント（心臓死，心筋梗塞再発，標的血管再血行再建術の施行）が有意に高く，OSA は独立した予後不良因子であることが報告されている．

8.5.3 睡眠時無呼吸治療による虚血性心疾患への影響

近年,冠動脈疾患患者に合併する睡眠呼吸障害に対する治療が,患者の予後の改善につながるかが注目されている.OSA 治療による虚血性心疾患の発症予防(一次予防)効果については,前述の Marin らの観察研究において,重症 OSA 患者に対する CPAP 治療は健常者と同程度にまで心血管イベントを減少させることが示されている[3].再発予防(二次予防)に関する Milleron らの報告では,54 人の虚血性心疾患を合併する OSA 患者において,OSA の治療である CPAP や上気道の外科的手術を行った群を 87 か月観察した結果,治療を拒否した群と比べて有意に主要心血管系イベント(心血管死,急性冠症候群,心不全による入院,冠血管血行再建術)の発症が有意に減少していた(図 8.13).また,冠動脈インターベンション治療後の患者に AHI≧15 の OSA がある場合,CPAP 治療群では,非治療群に比較して主要心血管イベントが減少することが報告されている.

2010 年に発表された日本循環器学会の睡眠呼吸障害診療ガイドラインでは,虚血性心疾患に合併する OSA に対する CPAP 治療をクラス I (エビデンスレベル B) で推奨している.OSA を虚血性心疾患の発症,再発,予後にかかわる新たな危険因子として認識し,早期に診断し治療介入することが,虚血性心疾患の一次・二次予防,予後の改善につながると考えられ,無作為割付研究を含めたこの領域のさらなる検討が望まれる.

〔高田佳史・山科 章〕

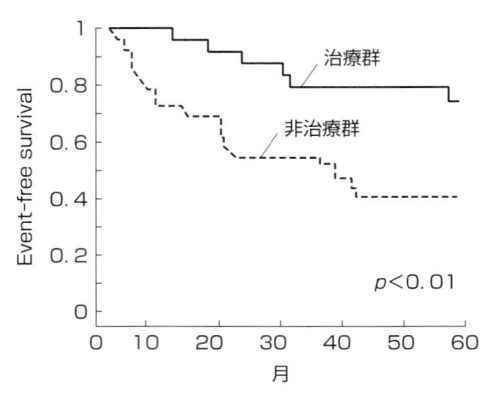

図 8.13 OSA を合併した冠動脈疾患患者に対する SAS 治療の効果[5]

● 文　献
1) Kuniyoshi FH et al.：Day-night variation of acute myocardial infarction in obstructive sleep apnea. *J Am Coll Cardiol*, 52：343-346, 2008.
2) Tamura A et al.：Association between coronary spastic angina pectoris and obstructive sleep apnea. *J Cardiol*, 56：240-244, 2010.
3) Marin JM et al.：Long-term cardiovascular outcomes in men with obstructive sleep apnoea-hypopnoea with or without treatment with continuous positive airway pressure：An observational study. *Lancet*, 365：1046-1053, 2005.
4) Gottlieb DJ et al.：Prospective study of obstructive sleep apnea and incident coronary heart disease and heart failure：The sleep heart health study. *Circulation*, 122：352-360, 2010.
5) Milleron et al.：Benefits of obstructive sleep apnea treatment in coronary artery. *Eur Heart J*, 25：728-734, 2004.

8.6　不　整　脈

8.6.1　不整脈に対する影響

　OSASでは無呼吸中の徐脈と呼吸再開時の頻脈を繰り返す睡眠時呼吸性洞性不整脈を生じ，さらに無呼吸は，低酸素血症および呼吸性アシドーシス，交感神経活動の亢進などをきたすため，致死的不整脈との関連も指摘されている．また，胸腔内圧の変化などから，心腔の容量や圧に対する負荷を与え，不整脈発症の引き金となる可能性がある．

8.6.2　期外収縮および頻脈性不整脈

　The Sleep Heart Health Studyでは，睡眠呼吸障害（SDB）で，不整脈が増えると報告された（図8.14）．しかし，SDBのある対照群には，SDBのない対照群に比べ，心疾患の割合が明らかに多い．自験例[2]では，単純にOSASのみでは心室性期外収縮（VPC：ventricular premature conduction）はそれほど増えないようであるが，無呼吸低呼吸指数（AHI）が60／h以上や経皮的動脈血酸素飽和度最低値（min. SpO_2）が60％を下回る重症OSASの場合，さらに重篤な心疾患や呼吸器疾患が基礎疾患にある患者では，不整脈が増加する．また，CPAPや口腔内装置（OA）を用いるとVPCは減少するため，OSASはVPCの発症に何らかの影響を及ぼしているのは確かである[2]．

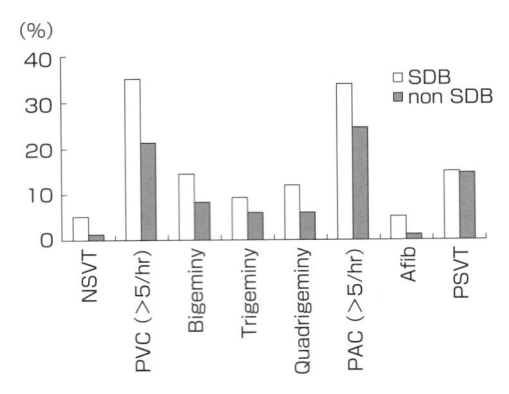

図 8.14 頻脈性不整脈の頻度（文献1をもとに作成）

8.6.3 徐脈性不整脈および房室ブロック

OSAS では極端な徐脈に引き続いて起こる呼吸の開放時に頻脈を伴うことが最も特徴的なパターンであり，睡眠中に洞性徐脈と洞停止は最もよく観察される．症例によっては，酸素投与も無呼吸により引き起こされる徐脈を減少させ，さらに CPAP 治療が無呼吸中の洞停止や房室ブロックを消失させることが報告されている．適性圧の CPAP 治療により徐脈性不整脈の改善するケースもあるため，OSAS 合併例に対する恒久的ペースメーカーの適応はしばしば注意を要する．

8.6.4 心 房 細 動

発作性心房細動は，本当に OSAS 患者に多いのかはいまだ不詳である．しかし，心不全患者で無呼吸を伴う群では，慢性心房細動の合併が多い．中枢性無呼吸／チェーン-ストークス呼吸（CSA-CSR）も心機能の低下した患者に多く，心不全の患者に CSR を伴うと死亡率が高くなり，特に慢性心房細動を伴った場合は予後がさらに悪い．最近，心房細動（af：atrial fibrillation）の再発または発症に関連しているとの報告がある．心房細動は脳塞栓症の原因となるが，Kanagala ら[3] は，af を合併した OSAS 患者に除細動を施行した場合，未治療の OSA 患者は CPAP による適切な治療を受けた OSAS 患者に比し，12 か月後の再発率が2倍であったと報告している．また，Gami ら[4] は，af 症例に，質問紙による診断ではあるが，SAS は多く，対照の心疾患患者に比べ約2倍であると述べている．別の平均観察期間が 4.7 年のコホート研究では，65 歳以下の患者で af の新規発

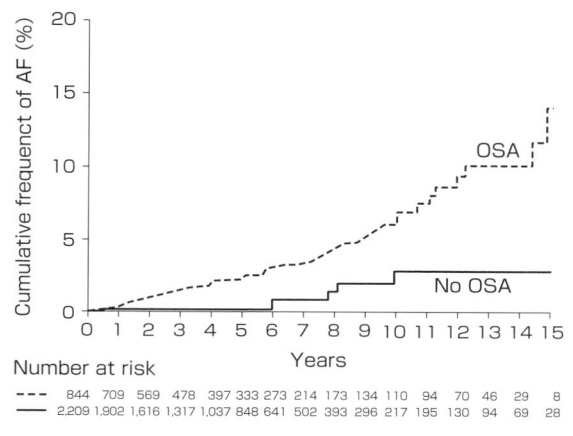

図 8.15　OSA の有無別心房細動の発症率の比較[5]

症に SAS が関連していた（図 8.15）.

　OSAS での af の発症機序は不詳ではあるが，OSAS による低酸素と吸気努力時の静脈還流量の増加や胸腔内の陰圧負荷による心房の拡大（ストレッチ）などが関与すると考えられる．基礎疾患に，虚血性心疾患や弁膜症などがあり，軽度の心不全状態であった場合，OSAS により af が発症すれば，心拍出量が低下し，血行動態が破綻しやすくなる．その結果，今度は OSAS ではなく，CSA-CSR が増加してくることが考えられる．

〔篠邉龍二郎・河島剛彦〕

● 文　献

1) Mehra R et al.: Association of nocturnal arrhythmias with sleep-disordered breathing: The sleep heart health study. *Am J Respir Crit Care Med*, **173**: 910-916, 2006.
2) 篠邉龍二郎ほか：睡眠時無呼吸症候群（SAS）に伴う不整脈．心電図, **25** suppl. 1, S: 1-28. 2005.
3) Kanagala R et al.: Obstructive sleep apnea and the recurrence of atrial fibrillation. *Circulation*, **107**(20): 2589-2594, 2003.
4) Gami AS et al.: Association of atrial fibrillation and obstructive sleep apnea. *Circulation*, **110**: 364-367, 2004.
5) Gami AS et al.: Obstructive sleep apnea, obesity, and the risk of incident atrial fibrillation. *J Am Coll Cardiol*, **49**(5): 565-571, 2007.

8.7 心　不　全

8.7.1　心不全とSAS

心不全の50〜70%にSASを合併するとされている．OSAに加え，CSAの合併も多く，チェーン-ストークス呼吸（CSR）のパターンで出現することが多い．これまでの報告では，OSAの合併が10〜40%，CSAの合併が30〜50%とされているが，実際にはそれらが単一で存在するのでなく両者が混在していることが少なくない[1-3]．

OSAの合併頻度が高い理由としては，心不全による体液過剰や体液移動に伴う上気道粘膜の浮腫などが関連すると考えられる（4.11節参照）．CSAの発生機序としては，肺うっ血による過呼吸刺激に伴う低炭酸ガス血症，化学受容器感受性亢進，心機能障害に伴う循環時間の延長とそれによる動脈血ガスの情報の伝達遅延，睡眠および覚醒による無呼吸閾値の変動などの要因が挙げられる[2,3]．

8.7.2　心不全におけるSASの影響

米国の一般住民における横断的調査では，OSAがある場合2.4倍のオッズで心不全が合併しやすいことが示されており，同じコホートを平均8.7年追跡した調査でも，男性ではOSAが心不全の発症と関連することが示されている[2]．さらに，心不全にOSAを合併した場合の予後は不良であることも報告されている[1-3]．これはOSAに伴う一過性低酸素血症，交感神経活性亢進，上気道閉塞に対する吸気性努力によって起こる胸腔内の陰圧負荷などが心血管系へ悪影響を及ぼし，心不全を発症，増悪させた結果と考えられている（図8.16）．一方，CSAも一過性低酸素血症，交感神経活性亢進，血行動態の変化などを引き起こし，もともとある心不全の状態を悪化させる[2,3]．実際に，CSAの存在が心不全の予後悪化と関連することも多くの報告で示されている[2,3]．

8.7.3　心不全に合併するSASの治療

心不全治療の最適化によってSASも改善することが報告されている．特にCSAは心不全に起因する病態のため心不全治療によっての改善が期待され，実際にβ遮断薬カルベジロール投与後や心臓再同期療法後にCSAが改善すること

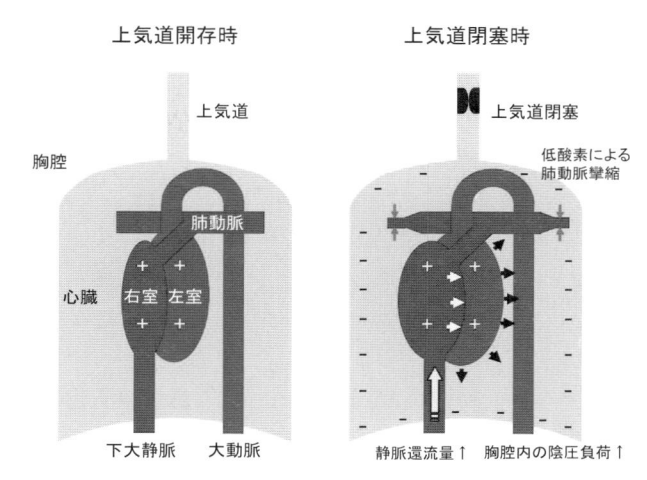

図 8.16 上気道閉塞に対する吸気性努力によって起こる胸腔内の陰圧負荷による心血管系への影響[1]

上気道閉塞に対する吸気性努力によって起こる胸腔内の陰圧負荷により左室における transmural pressure（つまり［心室内圧］－［胸腔内圧］）が増大し左室後負荷が増大する．また，胸腔内の陰圧負荷に伴い静脈還流量が増加し右室前負荷が増大．同時に無呼吸による低酸素により肺動脈攣縮が惹起され，右室は拡大し，拡張期に心室中隔を左室側へシフトさせる．これにより左室の充満が障害されて左室前負荷を低下させる．このような左室前負荷の低下，後負荷の増大により心拍出量の低下が起こる．

などが報告されている[2-4]．心不全に伴う体液過剰および体液移動を是正することで，上気道粘膜の浮腫や肺のうっ血が軽減し OSA，CSA が軽症化する可能性がある（4.11 節参照）[2,3]．

OSA に対する治療としては，健常 OSA と同様に減量など生活習慣の是正が重要と考えられるが，心不全患者に特化してこれらを検証した研究はない．口腔内装置（OA）に関しては，NT-pro BNP が低下したなど報告はあるものの，直接的な心機能改善や長期的な予後改善に関する報告はない．CPAP に関しては，短期間の無作為化試験で心機能が改善することが報告されている[1-3]．長期予後に関しては，CPAP 治療群では未治療群に対して死亡率が低い傾向や，死亡または再入院が有意に少ないことが観察研究で示されている[1-3]．

CSA に対する治療としては酸素吸入と陽圧呼吸の効果が検証されている．わが国の無作為試験 CHF-HOT で，通常治療に比し夜間酸素吸入で身体活動能力の有意な改善が示されている[3,4]．しかし長期予後に関しての無作為試験では心

不全の悪化による入院または死亡に関して両群間に差を認めなかった[3,4]. 酸素吸入は, 後述の陽圧呼吸に比べ簡便で良好なコンプライアンスが期待できるが, CSA自体の抑制効果は陽圧呼吸に劣るため, わが国のガイドラインでも陽圧呼吸が受け入れられない場合の選択肢とされている[5].

CPAPは肺うっ血の改善から過呼吸を抑制することなどによりCSAを改善する可能性がある. 短期間の無作為化試験で心機能の改善が得られることが示されており, 長期予後を検証した小規模無作為化試験でも死亡または心臓移植の率が大幅に低下した[3,4]. その後に行われた大規模臨床試験であるCANPAPでは, CPAPによる予後改善効果は認められなかった[3,4]. この研究のサブ解析では, 3か月のCPAP治療によりAHIが15未満に改善した患者の予後は, 対照群に比べて有意に改善したことが明らかになっており, AHIの十分な抑制が予後改善には必要な条件であると考えられている[3,4].

最近ではCSAに対する新たな陽圧呼吸療法として圧サポートを自動調整するサーボ制御圧感知型人工呼吸器（ASV：adaptive servo-ventilator）が普及してきている. ASVに関してはAHIの低下効果は最も効果的であり, 短期間での心機能の改善も無作為化試験の結果から示されている[3,4]. また, OSAとCSAが混在する心不全患者を対象とした場合も, AHI抑制効果はCPAPに比較して顕著でかつ持続的であり, 心機能の改善もCPAPより大きかった[3,4]. このようにASVはCSAのみならずOSAに対しても有効な治療装置であり, 現在進行中の長期予後を検討した大規模無作為化試験の結果が期待されている.

〔葛西隆敏・百村伸一〕

● 文 献
1) Kasai T et al.：Obstructive sleep apnea and heart failure：Pathophysiologic and therapeutic implications. *J Am Coll Cardiol*, **57**(2)：119-127, 2011.
2) Kasai T et al.：Sleep apnea and cardiovascular disease：A bidirectional relationship. *Circulation*, **126**(12)：1495-1510, 2012.
3) Kasai T：Sleep apnea and heart failure. *J Cardiol*, **60**(2)：78-85, 2012.
4) Momomura S：Treatment of Cheyne-Stokes respiration-central sleep apnea in patients with heart failure. *J Cardiol*, **59**(2)：110-116, 2012.
5) 環循環器病の診断と治療に関するガイドライン（2008-2009年度合同研究班報告）循環器領域における睡眠呼吸障害の診断・治療に関するガイドライン. Guidelines for Diagnosis and Treatment of Sleep Disordered Breathing in Cardiovascular Disease（JCS 2010）.（http://www.j-circ.or.jp/guideline/pdf/JCS2010,momomura.h.pdf）

8.8 肺高血圧

　右室拡大がみられる程度の肺高血圧症（PH：pulmonary hypertension）は，肺疾患や心疾患が合併していない OSA を主体とする SDB 患者の 20% 以上に認められ[1]，まれとはいえない合併症である．また，心臓超音波検査で評価された肺動脈圧は，SAS が重症化するにつれて有意に上昇する[2]．

　PH は「平均肺動脈圧が 25 mmHg 以上で，肺動脈楔入圧 15 mmHg 以下の左心機能不全のない状態」（第 4 回肺高血圧国際シンポジウム，2008 年）と定義され，OSA に伴う二次性 PH は，慢性閉塞性肺疾患（COPD）や間質性肺炎とともに，肺疾患または低酸素血症により惹起される群に分類されている．肺胞の低酸素は肺血管抵抗増加の因子として最も重要である[3]．日中覚醒時の肺高血圧は低酸素性肺血管攣縮による肺血管トーヌス上昇，低酸素血症による血管内皮細胞障害，肺血管のリモデリングで説明されるが，OSA における肺性心（cor pulmonare）は肺動脈圧の上昇が同程度でも，夜間と日中の両方に低酸素を認める群でより顕著である[4]．OSA に続発した PH は CPAP 療法により改善する可能性が示唆され，平均肺動脈圧の有意な低下[5]や両心機能の改善が報告されている[6]．

〔櫻井　滋・髙橋　進・西島嗣生〕

●文献

1) Atwood CW Jr et al.：Pulmonary artery hypertension and sleep-disordered breathing：ACCP evidence-based clinical practice guidelines. *Chest*, **126**(1 Suppl)：72S-77S, 2004.
2) Yang SQ et al.：Mal-effects of obstructive sleep apnea on the heart. *Sleep Breath*, 2011 Sep 18. [Epub ahead of print]
3) Fishman AP：Hypoxia on the pulmonary circulation. How and where it acts. *Circ Res*, **38**：221-231, 1976.
4) Bradley TD et al.：Role of daytime hypoxemia in the pathogenesis of right heart failure in the obstructive sleep apnea syndrome. *Am Rev Respir Dis*, **131**(6)：835, 1985.
5) Arias MA et al.：Pulmonary hypertension in obstructive sleep apnoea：Effects of continuous positive airway pressure：A randomized, controlled cross-over study. *Eur Heart J*, **27**(9)：1106-1113, 2006.
6) Colish J et al.：Obstructive sleep apnea：Effects of continuous positive airway pressure on cardiac remodeling as assessed by cardiac biomarkers, echocardiography, and cardiac MRI. *Chest*, **141**(3)：674-681, 2012.

8.9 脳血管障害

「脳卒中治療ガイドライン 2009」（日本脳卒中学会・日本脳神経外科学会・日本神経学会・日本神経治療学会・日本リハビリテーション医学会）の中で，SAS は脳卒中の独立危険因子と認定されている．

8.9.1 脳血管障害の合併頻度
a．脳卒中との関係

2005 年 Yaggi らは，50 歳以上の SAS 患者 697 人の平均 3.4 年間の前向き観察研究により，AHI≧5 では脳血管障害発症あるいは死亡が起こる危険は年齢，性，人種，喫煙，飲酒，BMI および糖尿病，脂質異常症，心房細動，高血圧の有無を補正後でも，ハザード比 1.97（95% 信頼区間 CI1.12〜3.48，$p=0.01$）であると報告した．

b．一過性脳虚血発作

一過性脳虚血発作で入院した患者の 62% が AHI≧10 であり，健常者（12%）に比べ有意に多い[1]．

c．SAS と無症候性脳梗塞

中等症・重症 SAS の頭部 MRI では，軽症 SAS や無呼吸のない肥満者よりも，無症候性脳梗塞を多く認める．無症候性脳梗塞合併 SAS 患者では，血小板活性化因子が上昇し，3 か月の CPAP 療法により低下する[2]．脳血管性認知症と SAS との関係は未確定である．

8.9.2 SAS が脳血管障害を起こす機序

①睡眠中の脳血流の変化，②血液凝固系の変化，③脳血管の内皮障害や動脈硬化，④不整脈からの脳塞栓などが想定される（図 8.17）．健常者は低酸素下負荷で脳血管は拡張して酸素運搬能を保持する防御反応を示すが，SAS 患者はこの反応が約 40% 低下しており，CPAP 療法により改善する[4]．

8.9.3 脳血管障害が SAS を起こすか

脳血管障害急性期は CSA など不規則な睡眠呼吸障害が顕在化しやすいが，経

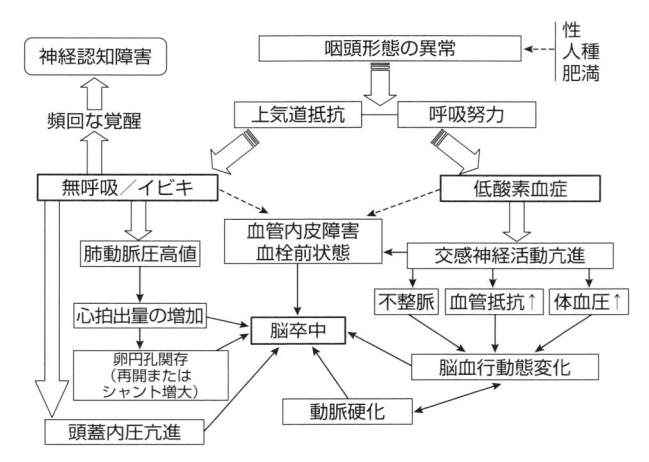

図 8.17 OSAS から脳血管障害（脳梗塞）を併発する機序（文献 3 をもとに改変）

過に伴い改善を認める．リハビリテーション目的で入院した患者 132 名では，OSA，CSA，MSA の合併はそれぞれ 17%，21%，1.5% であった[5]．OSA は脳血管障害の原因だが，CSA は脳血管障害の結果という見解が多い．

8.9.4 SAS 治療の脳血管障害への効果
a. CPAP が脳血管障害の再発率を低下させるか
Martínez-García らは，CPAP 療法が SAS 合併脳梗塞患者の再発率を低下し，生命予後を改善したと報告した．脳血管障害合併 SAS は眠気などの自覚症状が乏しく，SAS の発見が遅れる．またさまざまな認知・精神・身体状況のためマスク装着の困難さがあったり，CPAP 療法による自覚症状改善が自覚できないなど，治療の認容性や継続性に問題があり，医療側の積極的介入が必要である．最近では脳血管障害急性期から CPAP 療法を開始する試みがある．

b. CPAP が脳血管障害の新規発症を低下させるか
「脳卒中治療ガイドライン 2009」では，個々の病態に応じた SAS の治療は血圧を低下させる効果があるが，脳卒中予防効果についてはまだ十分なエビデンスがない．

〔田中春仁〕

● 文　献

1) Bassetti C, Aldrich MS : Sleep apnea in acute cerebrovascular diseases : Final report on 128 patients. *Sleep*, **22**(2) : 217-223, 1999.
2) Minoguchi K et al. : Silent brain infarction and platelet activation in obstructive sleep apnea. *Am J Respir Crit Care Med*, **175**(6) : 612-617, 2007.
3) Portela PC et al. : Sleep-disorder breathing and acute stroke. *Cerebrovascular Disease*, **27**(Suppl 1), 104-110, 2009.
4) Vantanajal JS et al. : Differential sensitivities of cerebral and brachial blood flow to hypercapnia in humans. *Am J Respir Crit Care Med*, **175**(7) : 720-725, 2007.
5) Sahlin C et al. : Obstructive sleep apnea is a risk factor for death in patients with stroke : A 10-year follow-up. *Arch Intern Med*, **168**(3) : 297-301, 2008.

8.10　慢性腎臓病

　慢性腎臓病（CKD）のSASの特徴を一番顕著に認める病態は末期腎不全状態の透析患者である．

8.10.1　透析患者のSASの病態
　透析患者のSASでは，肥満が原因になっている患者は少なく，代わりに末期腎不全の状態そのものが原因であることが多い．具体的には，尿毒症，ホルモン不均衡，透析緩衝液，代謝性アシドーシスなどが化学的刺激として呼吸中枢に影響を与えている可能性がある．また透析間で増加する水分貯留が上気道に浮腫を起こし，それが病態に関与している可能性も指摘されている[1,2]．

8.10.2　透析患者のSASの症状
　SASでは，日中の眠気，性格変化，気力低下，記憶力低下，認知障害，抑うつ気分，勃起不全（ED），高血圧，夜間頻尿，やせにくい，頭痛や頭重感，不整脈などの多彩な症状を呈するが，これらの多くは尿毒症の症状でもあり，臨床的な症状では両者の区別がつかない．また一般患者のSASに特徴的とされるイビキやアルコール摂取についても透析患者の場合には関連がないことが指摘されている[1,2]．

8.10.3　透析患者のSASの特徴
　透析患者のSASの特徴は，一般患者に比べてOSAの成分が少なく閉塞性低呼吸（obstructive hypopnea）の成分が多いこと，またCSAの成分を一部含む

ことである[1,2]．さらに睡眠効率（就床時間に占める全睡眠時間）が悪いことも特徴である[1,2]．身体所見としては，SASの有病率あるいは重篤度と肥満はまったく関連がない[1,2]．むしろ，やせの患者でも重症のSASがあることに透析患者の特徴がある．透析量を増やすことでSASが改善したり，腎移植で改善する症例があることも報告されている[1]．

SASの合併頻度と透析方法との関連では，血液透析，腹膜透析，夜間透析の間に明らかな差はない[1,2]．BUN，血清クレアチニン，ヘマトクリット，覚醒時の動脈血液ガス，透析指標などの生化学検査とSASとの相関はないことも指摘されている[1,2]．

8.10.4 透析患者のSASの頻度
PSGを用いた透析患者のSASは，54.5〜88.9%と高頻度である[1-3]（図8.18）．

8.10.5 透析患者にSAS診断は重要なのか
透析患者のSASやSDBが生命予後に影響するかどうかという点についての研究は少ない．2002年Zoccaliら[4]は，夜間睡眠中の平均酸素飽和度が95%未満の透析患者では，95%以上の透析患者に比べて心血管障害イベント（致死的および非致死的両方を含めて）が有意に多いことを報告している．また2005年Marinら[5]は10年以上の長期観察で，重症SAS患者は，健康人に比べて致死的心血管イベントで2.87倍，非致死的心血管イベントで3.17倍リスクが高いことを報告している．透析患者においては，心血管障害が死亡原因として重要視され

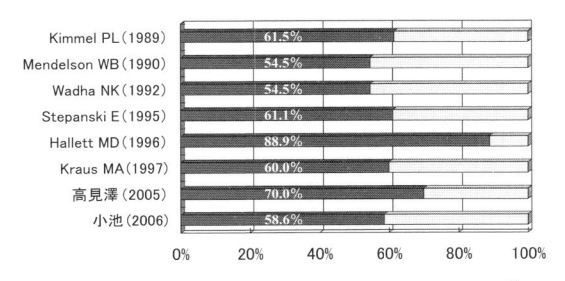

研究	SAS頻度
Kimmel PL (1989)	61.5%
Mendelson WB (1990)	54.5%
Wadha NK (1992)	54.5%
Stepanski E (1995)	61.1%
Hallett MD (1996)	88.9%
Kraus MA (1997)	60.0%
高見澤 (2005)	70.0%
小池 (2006)	58.6%

図8.18 PSGを用いた透析患者におけるSASの頻度[3]
血液透析や腹膜透析などの透析方法に関係なく，透析患者のSASの頻度は同じであることが報告されている．高見澤らは腹膜透析患者のSAS頻度，小池らは血液透析患者のSAS頻度を示す．

ているが，SAS は心血管障害の重要なリスク要因である[6]．夜間低酸素血症の重要な原因となる SAS が予後を悪化させる可能性は否定できない．　〔小池茂文〕

● 文　献
1) Parker KP：Sleep disturbances in dialysis patients. *Sleep Med Rev*, **7**：131-143, 2003.
2) 小池茂文：睡眠時無呼吸症候群と腎臓病．*Mebio*, **24**：74-81, 2007.
3) 小池茂文・山本勝徳：睡眠障害．透析合併症（下條文武編），医薬ジャーナル社，pp. 91-96, 2007.
4) Zoccali C et al.：Nocturnal hypoxemia predicts incident cardiovascular complications in dialysis patients. *J Am Soc Nephrol*, **13**：729-733, 2002.
5) Marin JM et al.：Long-term cardiovascular outcomes in men with obstructive sleep apnoea-hypopnoea with or without treatment with continuous positive airway pressure：An observational study. *Lancet*, **365**：1046-1053, 2005.
6) Shahar E et al.：Sleep-disordered breathing and cardiovascular disease. Cross-sectional results of the sleep heart health study. *Am J Respir Crit Care Med*, **163**：19-25, 2001.

8.11　肺　疾　患

8.11.1　慢性閉塞性肺疾患

換気障害を有する呼吸器疾患患者では，夜間の低酸素や高二酸化炭素血症が問題となる．特に慢性閉塞性肺疾患（COPD）患者は気管支攣縮などによる気道抵抗変化とは別に REM 睡眠期に低換気が生じやすいことが知られ[1]，その原因として呼吸調節・気道抵抗・呼吸筋力への睡眠の影響のほか，OSA と COPD が併存する"overlap syndrome"が知られている[2]．"overlap syndrome"の頻度は COPD の重症度とは無関係であり，COPD 患者の約 20% 程度[3]にみられるとされている．COPD のみに対する CPAP の効果は認められないが，OSA の要素を有する COPD 例では，ガス交換障害や睡眠障害に対して良好な治療反応性を認めるため，両病態の併存の有無を評価することが重要である．

8.11.2　慢性咳嗽

慢性咳嗽は 2 か月以上続く咳嗽と定義され，OSA は慢性咳嗽の一因となる病態である．しかし，現状では OSA と慢性咳嗽との直接的関係が証明されているとはいえず，偶然の併存もまれではない．一方，OSA を CPAP 療法で治療することで慢性咳嗽が改善したとする報告が複数みられ[4]，何らかの関連が推定される．肺機能検査上，異常がみられない非喫煙者の慢性咳嗽には，①胃食道逆流症

(GERD), ② cough-variant asthma (CVA), ③ upper airway cough syndrome (UACS) などが関与し, これらは, それぞれ治療への反応性によって診断されているが, Sunder ら[5] は OSA の 44% に慢性咳嗽が存在し, CPAP 療法で 93% が改善したとしている. 男性に多い OSA とは逆に, 慢性咳嗽は女性に多いが, 上述の①～③病態と OSA の併存例も多いことにも留意する必要がある.

8.11.3 喘息

CVA や GERD 併存例では OSA の併存にも注意する必要がある. また, 副腎皮質ホルモンを長期間全身投与している喘息患者では OSA の合併にも注意が必要である[6]. また, 夜間の発作と大きなイビキを有する患者では OSA の併存を除外する. これらの例では CPAP 療法で喘息発作の改善が報告され, 同時に GERD との関連が示唆されている[7]. 喘息管理のガイドラインでは, 肥満を伴うコントロール不良の喘息患者では OSA の併存を疑うべきとしている[8]. 一方, 肥満の存在は必須条件ではないとする意見もある.

〔櫻井　滋・髙橋　進・西島嗣生〕

●文献

1) Fanfulla F et al.: Sleep disordered breathing in patients with chronic obstructive pulmonary disease. *Minerva Med*, **95**(4): 307, 2004.
2) Weitzenblum E et al.: Overlap syndrome: Obstructive sleep apnea in patients with chronic obstructive pulmonary disease. *Am Thoracic Soc*, **5**: 237-241, 2008.
3) Sanders MH et al.: Sleep and sleep-disordered breathing in adults with predominantly mild obstructive airway disease. *Am J Respir Crit Care Med*, **167**(1): 7, 2003.
4) Sundar KM, Daly SE: Chronic cough and OSA: A new association? *J Clin Sleep Med*, **7**(6): 669-677, 2011.
5) Sundar KM et al.: Chronic cough and obstructive sleep apnea in a community-based pulmonary practice. *Cough*, **6**(1): 2, 2010.
6) Yigla M et al.: Difficult-to-control asthma and obstructive sleep apnea. *J Asthma*, **40**(8): 865-871, 2003.
7) Chan CS et al.: Nocturnal asthma: Role of snoring and obstructive sleep apnea. *Am Rev Respir Dis*, **137**(6): 1502-1504, 1988.
8) National Asthma Education and Prevention Program. Expert Panel Report: Guidelines for the Diagnosis and Management of Asthma. 2007. Bethesda, MD: National Heart Lung and Blood Institute. NIH publication No. 08-4051.

8.12 消化器疾患

8.12.1 胃食道逆流症

　胃食道逆流症（GERD）の存在は単独でも睡眠障害の要因になるが，しばしばOSAと併存する．一般人口を対象とした研究では，夜間のGERD様症状の有病率は約10%との報告に対し，OSA患者では54～76%と報告[1]されており，明らかに高頻度である．OSAにおけるGERDは，肥満に伴う腹腔内圧上昇や上気道閉塞を伴う閉塞性無呼吸で生じる胸腔内の強い陰圧負荷が，下部食道括約筋（LES：lower esophageal sphincter）の収縮圧を超えて逆流が生ずると考えられている．Greenら[2]によれば，331名のOSA患者において，CPAP療法開始前には62%にGERD症状を認めたが，うち165名のCPAP療法継続例でGERDスコアが有意に改善したとしている．また，逆にGERDが併存しているOSAにプロトンポンプ阻害薬（PPI：proton pump inhibitor）を投与したところ無呼吸指数が改善したとする報告[3]もあり，GERDの併存もOSAの悪化因子であることを示唆している．

8.12.2 非アルコール性脂肪肝炎

　非アルコール性脂肪肝炎（NASH：non-alcoholic steato-hepatitis）は非アルコール性脂肪肝疾患（NAFLD：non-alcoholic fatty liver disease）の一病期と考えられ，特発性肝硬変の原因として注目されている．NAFLDの進展は肝細胞への中性脂肪の沈着と炎症により生じた酸化ストレスや肝内の過酸化脂質によると考えられており，NASHの15～25%は肝硬変に移行する．
　SDBは睡眠中に間欠的低酸素を生じる病態であり，SDB合併NASH例ではAHIが高く，低酸素が高度[4]．また，線維化群と非線維化群ではAHIに差はなく，低酸素が線維化に関与する可能性が示されている．
　一方，OSAのAHIとSpO_2の重症度はインスリン抵抗性と関与するが，NASHの重症度とは無関係との報告[5]もある．NASHを予測する因子[6]として，肝機能障害（血清ASTやALT）の高値，高血圧や2型糖尿病，SDBの合併，人種などの危険因子があるが，SDBが独立危険因子か否かは意見が分かれる．また，SDBは夜間の肺高血圧を介して肝うっ血を生じることにより肝酵素値が

上昇する可能性もあり,CPAP療法で酵素値が改善することもある.

〔櫻井　滋・髙橋　進・西島嗣生〕

● 文　献

1) Fass R et al.:Predictors of heartburn during sleep in a large prospective cohort study. *Chest*, **127**:1658-1666, 2005.
2) Green BT et al.:Marked improvement in nocturnal gastroesophageal reflux in a large cohort of patients with obstructive sleep apnea treated with continuous positive airway pressure. *Arch Intern Med*, **163**:41-45, 2003
3) Senior BA et al.:Gastroesophageal reflux and obstructive sleep apnea. *Laryngoscope*, **111**:2144-2146, 2001.
4) Mishra P et al.:Apnoeic-hypopnoeic episodes during obstructive sleep apnoea are associated with histological nonalcoholic steatohepatitis. *Liver Int*, **28**:1080-1086, 2008.
5) Daltro C et al.:Nonalcoholic fatty liver disease associated with obstructive sleep apnea:Just a coincidence? *Obes Surg*, **20**:1536-1543, 2010.
6) Campos GM et al.:A clinical scoring system for predicting nonalcoholic steatohepatitis in morbidly obese patients. *Hepatology*, **47**:1916-1923, 2008.

chapter 9
成人 SAS の治療法

9.1 治療アルゴリズム

9.1.1 治療の選択法：睡眠呼吸障害治療アルゴリズム

　睡眠呼吸障害（SDB）の治療には，SDB の原因となっている疾患によって異なる治療法の選択または組み合わせが必要である（図 9.1）．原因疾患への（根治）

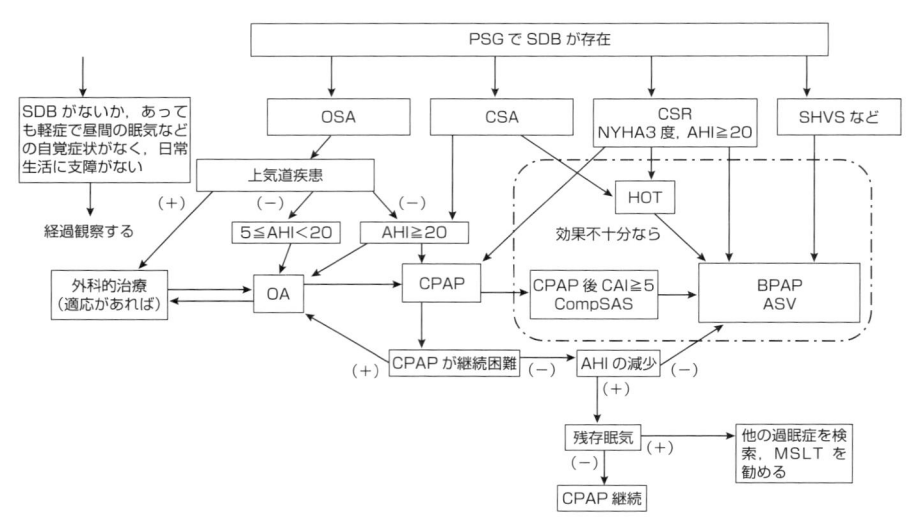

図 9.1　睡眠呼吸障害（SDB）治療アルゴリズム
5≦AHI＜15 は軽症，15≦AHI＜30 は中等症，AHI≧30 は重症．
SDB 治療の前提条件として，OA または CPAP の治療前に鼻閉の治療が必要．肥満があれば減量（特に 20 歳代の体重より 10 kg 以上増えた場合）．
なお，CPAP の健康保険対応は，AHI≧40（簡易 SAS 検査），AHI≧20（PSG），一点鎖線内については，呼吸器内科または循環器内科中心の睡眠医療専門施設で治療する．

療法とSDBそのものに対する（対症）療法とがある．

a. 在宅持続陽圧呼吸療法の適応基準

持続陽圧呼吸（CPAP）療法は，症状などがあり，PSGで検査し，AHI≧20で使用可能である．簡易無呼吸検査では，AHI≧40で適用される（ただし，AHIが20というカットオフ値の日本人でのエビデンスはない）．

二層圧式陽圧呼吸のうちでも一部OSAS用に開発された二相式陽圧呼吸（BPAP：bi-level positive airway pressure）があり，重症OSASに適用される．

b. 非薬物療法（BPAP，ASV，OAなど）

BPAPは，呼吸不全で換気補助が必要な患者に適用される．睡眠時低換気症候群（SHVS：sleep hypoventilation syndrome）の患者や場合によっては多系統萎縮などの呼吸筋麻痺でも適応である．

ASVは，SASではない，心不全の患者で，長期にわたり持続的に人工呼吸に依存せざるをえない，安定した状態の患者に対して使用が適当と医師が認めた患者に対して使用可能である．なお，ここでいうSASとはおそらくOSASを想定していると考えられ，OSASの主体ではない心不全患者とは，CSRが主体で，換気量や呼吸数の変化する補助換気の必要な患者ということになる．

口腔内装置（OA）は，OSASの診断がつくAHI≧5から可能である．医科でOSASと確定診断され，医科から歯科へ紹介の上，歯科がOAを作製する．

c. 薬物療法

在宅酸素療法（HOT）は，慢性心不全患者で，医師によりNYHA 3度以上の重症と認められ，PSG上でAHI≧20のCSRが確認された患者に適用される．

ほかには，炭酸脱水酵素阻害薬（アセタゾラミド）がSASの適応をもっているが，高地または心不全合併例など，使用は限られる．

d. 外科的療法（耳鼻咽喉科，口腔外科など）

侵襲的なSASの外科手術は医療訴訟の問題から敬遠されている．しかし，OSASに対する耳鼻咽喉科的な鼻閉の治療と肥大した口蓋扁桃の摘出術はCPAP療法中の患者でも非常に有効である．

e. その他（対症療法）

軽度の鼻閉の治療ではしばしば点鼻薬を使用する．アルコール（飲酒）により，AHIは1.5〜2倍に増大または無呼吸時間が延長するため，アルコール摂取の禁止または節酒を勧める．睡眠薬・抗不安薬は，筋弛緩作用（舌咽神経活動抑制作

用など）があり，与薬禁止または少量の投与にとどめる．一部，SASに対する使用が禁忌の睡眠薬がある．また，イビキや無呼吸は体位により変化するため，未治療のSASでは，側臥位で寝るように睡眠中の体位を指導する．

9.1.2 睡眠呼吸障害の治療連携ガイドライン

睡眠呼吸障害（SDB）の治療連携ガイドラインでは，一般医療機関，SDBの診療を中心とする睡眠医療専門機関および総合的睡眠医療専門機関（7.2節参照）で担う治療範囲と連携について記述されている．

SDBは，虚血性心疾患や脳血管障害の発症に影響を及ぼすため，生命予後の点からもSDBの治療は重要である．虚血性心疾患の発症リスクとしてのメタボリックシンドロームは，SDBの発症にもかかわり，特に中高年の肥満の増加は，SDBを重症化させる．このため，SDBの治療にあたっては，CPAPなどの上気道に対する治療ばかりではなく，肥満やメタボリックシンドロームを含む生活習慣病に対する治療は，すべての医療機関でなされるべきである．

a. 一般医療機関での治療連携指針

到達目標は，安定した患者の治療管理ができることであり，以下の①，②に従う．
①スクリーニングするための機器で検査した場合，
  i) AHI＜5または3% ODI＜5でESS＜11
  ii) 5≦AHI＜15または5≦3%ODI＜15，およびESS＜11で，心疾患や脳梗塞などの既往のない場合
   （上記の条件で，昼間の眠気が生活に支障のない場合は，経過観察する．）
②睡眠専門医療機関においてSDBを診断され，引き続き治療のためCPAP管理が必要で睡眠専門医療機関より逆紹介された場合，CPAP管理ができるなら，月に1回の受診で，指導管理する．
（概ね1年ごとまたは病状に変化のあったときには，PSGあるいは簡易モニターによる有効性評価を睡眠専門医療機関に依頼することが望ましい．）

b. SDB中心の睡眠医療専門機関での治療連携指針

到達目標は，単純なSDBを治療管理することであり，以下の①〜⑧に従う．おもに閉塞性睡眠時無呼吸症候群（OSAS）のCPAP療法にあたる．また，耳鼻科合併症がある場合は，耳鼻科へ，下顎後退などの歯科治療のために歯科口腔外科への紹介マネジメント機能を担うことである．

c. 総合的睡眠医療専門機関での治療連携指針

到達目標は，複合的な SDB を治療管理できることであり，以下の①，②，④，⑨〜⑭に従う．OSAS の治療はもとより，心不全や呼吸不全など複合的な疾患の治療管理を担うことである．

①簡易モニターや PSG で検査し，
  i) 簡易モニターで AHI<5 または 3%ODI<5 で ESS<11 の場合．
  ii) 簡易モニターで 5≦AHI<15 または 5≦3%ODI<15，および ESS<11 で，心疾患や脳梗塞などの既往のない場合．
  iii) PSG 上 AHI<5 で SOREMP, PLMS, RWA, RBD など他の睡眠障害を疑う所見がない場合．
    上記の条件で，昼間の眠気が生活に支障のない場合は，経過観察する．

②PSG で OSAS と診断された場合，
  i) 耳鼻咽喉科や歯科・口腔外科などに，上気道疾患（扁桃肥大，鼻閉を伴う鼻疾患，顎顔面形態異常など）の有無を依頼，外科的手術の適応があれば，手術を推奨する．
  ii) 耳鼻咽喉科や歯科・口腔外科などで上気道疾患（扁桃肥大，鼻閉を伴う鼻疾患，顎顔面形態異常など）がないか，あっても軽微で外科的手術の適応がないとき，5≦AHI<20 の場合は OA 作製のため歯科へ紹介する．
  iii) 耳鼻咽喉科や歯科・口腔外科などで上気道疾患（扁桃肥大，鼻閉を伴う鼻疾患，顎顔面形態異常など）がないか，あっても軽微で外科的手術の適応がないとき，AHI≧20 の場合は CPAP 療法を施行する．

③PSG で OSAS と診断され，CPAP 療法を施行したが，複合性 SAS（CompSAS，4.6 節参照）が存在する場合，総合的睡眠医療専門機関へ紹介する．

④PSG で OSAS と診断され，CPAP 療法を施行したが，継続困難な場合，OA 作製のため歯科へ紹介する．

⑤PSG で OSAS と診断され，CPAP 療法を施行したが，昼間の眠気が残存する場合，過眠症（残遺眠気など）の疑いのため総合的睡眠医療専門機関へ紹介する．

⑥PSG で CSAS と診断され，AHI≧20 なら，CPAP 療法を施行または在宅酸素療法（HOT）導入のため，循環器内科主体の睡眠医療専門機関へ紹介する．

⑦PSG 上 CSR が認められ，米国心臓病協会重症度分類（NYHA：New York heart association）3 度以上，AHI≧20 ならば，HOT 導入が適応のため，循環器内科主体の睡眠医療専門機関へ紹介する．

⑧PSG で SHVS 疑いと診断された場合は，BPAP またはサーボ制御圧感知型人工呼吸器（ASV：adaptive servo-ventilation）の可否を検討するため，呼吸器内科主体の睡眠医療専門機関へ紹介する．

⑨PSG で OSAS と診断され，CPAP 療法を施行したが，CompSAS が存在する場合，BPAP または ASV を導入する．

⑩PSG で OSAS と診断され，CPAP 療法を施行したが，昼間の眠気が残存する場合，他の原因の可能性を検索する．

⑪PSG で CSAS と診断され，AHI≧20 ならば，CPAP 療法を施行または HOT を導入する．

⑫PSG で CSR があり，NYHA 3 度以上，AHI≧20 ならば，HOT を導入する．

⑬CSR で HOT 導入したが，効果不十分ならば，BPAP または ASV を導入する．

⑭PSG で SHVS と診断されたとき，BPAP または ASV を導入する．

⑪～⑭の治療は，呼吸器内科あるいは循環器内科主体の睡眠医療専門機関で治療するのが望ましい．

SDB が存在し，CPAP などの治療で病状が安定した場合，可能なら CPAP 管理のために一般医療機関または SDB 中心の睡眠医療専門機関へ逆紹介する．（概ね 1 年ごとまたは病状に変化のあったときには，PSG あるいは簡易装置による有効性を評価することが望ましい．）

d． CPAP 療法の評価

PSG あるいは簡易モニターによる有効性評価を行う（概ね 1 年ごとまたは病状に変化のあったとき）．可能な限り PSG による評価が望ましいが，下記の①および②の両方の条件を満たせば簡易モニターでもよい．

①CPAP 適応前に AHI＜30．

②睡眠障害に関連した症状（ESS≧11，熟睡感欠如，倦怠感など）がなく，心・脳血管障害の既往や合併がない．

SDB に対して，CPAP 療法を開始をするに当たり，治療前の ESS で 16/24 以上の場合は，CPAP 療法により AHI および SpO_2 の改善のみではなく，ESS が 11 未満に改善していることを確認する必要がある．

〔篠邉龍二郎〕

● 文　献
1) 篠邉龍二郎ほか：睡眠呼吸障害の診断・治療・連携ガイドライン．睡眠医療，2(3)：271-278，2008．

9.2　持続陽圧呼吸療法

　現在，陽圧呼吸（PAP：positive airway pressure）療法はSAS治療の第一選択と位置づけられ，短期的症状改善にとどまらず，長期的予後や合併症に対する効果についても実績のある治療法とされている（図9.2）．また，30年以上前にサリバンが持続陽圧呼吸（CPAP：continuous PAP）療法を開発して以降，医工学系テクノロジーの進歩により，用いられる機器は日々進化してきている．メーカーにより異なったアルゴリズムや特性をもった種々のCPAP機器が供給されている現在，有効かつ安全なCPAP療法を行うためには，最新の科学的エビデンスに基づき，かつ個々の症例に適した機器選択と管理を行うことがきわめて重要である．

9.2.1　PAP療法の作用機序および機器特性

　CPAPはPAP機器の中で最も頻繁に用いられる．陽圧呼吸となるCPAPは上気道支持筋の能動的活動を促せないが[1]，気道径を増加させ，慢性的なイビキによる振動と気道閉塞により生じていた気道浮腫を減少させることにより上気道を

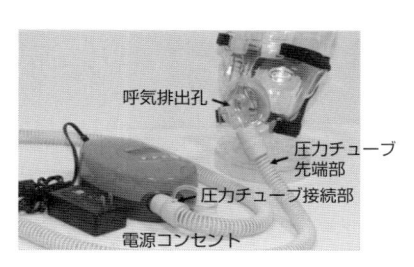

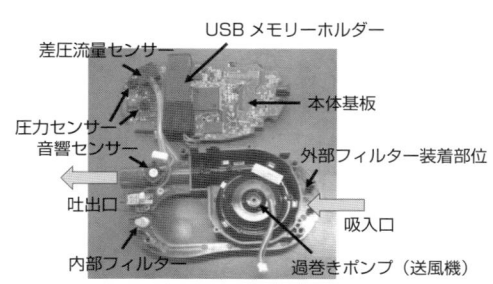

図9.2　CPAP装置（ジャスミン®）
CPAPは渦巻きポンプの羽根車を電気エネルギーで回転させることにより，羽根車の中心から吸い込んだ空気を回転させ，空気に圧力と流速を与えて「空気の流れ」をつくることにある．睡眠時の安静呼吸を維持するためには，吸気および呼気のCPAP圧の変動を補正して，安定したCPAP圧を供給する必要がある．そのためには，吸気および呼気のCPAP装置の羽根車の回転制御が重要である．

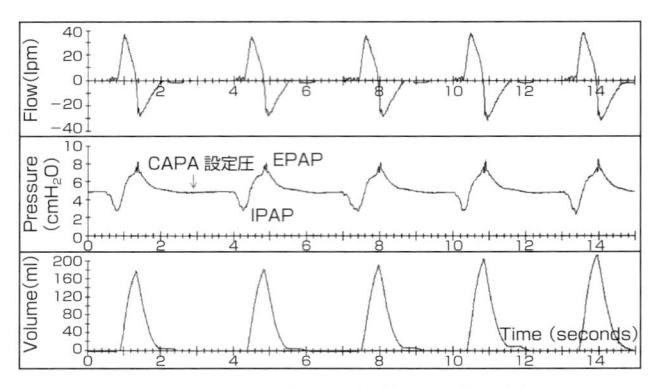

図 9.3 CPAP の圧変動図（文献 9 をもとに改変）

開存し[2]，また機能的残気量の増大にも関与している[3]．

　CPAP は，単に定圧の空気を送風するのではない．CPAP とは呼吸に応じて生じる圧変動を補正しながら一定の持続陽圧を上気道にかける装置である．そのため，CPAP より送り出される送風流量は吸気と呼気で異なっている．吸気時には気道内圧が低下するために CPAP の送風流量は増大する．逆に呼気時には気道内圧増加に伴う呼吸仕事量を増大させ，呼吸仕事量を可及的に減少させるため，呼気時の CPAP は送風流量を速やかに減少させている．つまり，CPAP 装置は一定の圧を保持するというシンプルな概念に基づき，吸気および呼気の送風流量コントロールを随時行っているのである（図 9.3）．したがって，一定の圧を上気道にかけつづけるためにはこの圧補正が個々の患者，個々の呼吸イベントに応じて適正に行われることがきわめて重要となる．

9.2.2 CPAP の適応

　CPAP はその作用機序より，閉塞性睡眠時無呼吸（OSA）および混合性睡眠時無呼吸（MSA）を解消するには有効である．また，中枢性睡眠時無呼吸（CSA）については上気道抵抗の上昇を伴う場合に，CPAP が奏効する例もある．臨床では CSA のみという患者はまれであるが，日内・日差変動のなかで CSA と OSA が異なる割合で生じていることもわかってきている．AASM より 2012 年に出された CSA のガイドラインにおいても慢性心不全に伴う CSA への第一選択は CPAP とされている[4]．睡眠時無呼吸への CPAP 適応の有無は CPAP 奏効型無

呼吸と非奏効型無呼吸に分けて考えるべきともいえる．

9.2.3　CPAP 機器の変遷

　CPAP が開発された当初は固定圧 CPAP（fixed-pressure CPAP）が主流であった．固定圧では，設定した圧を常に維持するよう CPAP の制御が行われていた．一方，患者の呼吸イベントは睡眠ステージや睡眠体位によって一晩のなかでも重症度が異なってくる．つまり呼吸イベントを取り除くために必要な圧は必ずしも終夜で一貫していない．現在では CPAP 圧が呼吸情報に追従して増減し適宜必要な圧を供給する自動制御タイプの機器（オート CPAP）が主流となってきている．

　従来までのオート CPAP は，フローパターンから無呼吸を感知すると，まず CPAP の圧力を上昇させている．これにより無呼吸が改善する場合は閉塞性と判断し，無呼吸が改善しない場合は中枢性と判断し圧の上昇を停止させる．しかし，CPAP の圧力を上昇させると，夜間の中途覚醒をもたらす可能性がある．また，Hering-Breuer 反射を引き起こし，CSA を併発する可能性もある．これらを予防するため，無呼吸を感知して圧を自動的に上昇させていくオート CPAP は，多くの機種において，$10\,cmH_2O$ 以上の圧をかけない設定がなされている．これを"Apnea cap"という．一方で無呼吸の前駆症状である呼吸パターン（フローリミテーション，イビキ）が認められる場合には，Apnea cap は働かず，圧上昇を続けることでこれらを取り除くよう機能する．

　最近のオート CPAP では CPAP の圧を増大せずに，OSA か CSA を判別する独自の機能を有してきている．各社異なる手法を用いているが，その基本的なロジックは，OSA を気道閉塞および CSA を気道開存と認識することにある（図 9.4）．

　また，CPAP 装置の特徴は，自発呼吸がないと機能しないことにある．よって，CPAP のフローパターンを経時的にみていくだけで，無呼吸が起こっているか否かは簡単に判別できるのである．これらの機能・特性は患者の呼吸状態の改善に寄与するだけでなく，特に中枢性優位の患者においてオート CPAP データを中枢性，閉塞性イベントの経時的評価法として応用することが可能となったともいえる．

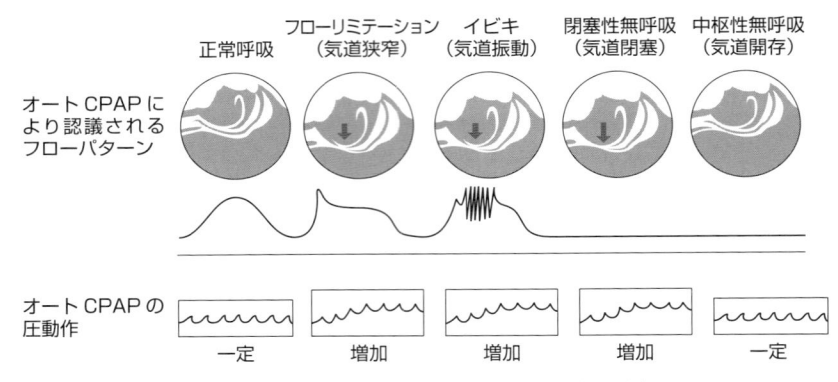

図9.4 オートCPAPのフローパターン認識と圧動作
オートCPAPは吸気フローパターンを認識している．フローを感知しなくなると，独自のメカニズムで閉塞性と中枢性無呼吸の判断を行う．閉塞性と判断すると圧を持続的に上昇させ，中枢性と判断すると圧上昇は行わない．オートCPAPの中には，上気道閉塞の前駆症状としてフローリミテーションおよびイビキを認識すると，早期治療介入を目標として吸気流量を補正し，圧を連続的に上昇させるものもある．

9.2.4 CPAPタイトレーション，導入

　CPAP導入のための検査室でのタイトレーション方法についてはAASMのタイトレーションマニュアル[5]を図に示す（図9.5）．海外では保険制度の制約もあり，手間と費用の問題を解決するためにスタッフの削減や家庭での導入に向かう傾向にある．CPAP圧の設定には，①アテンドした技師によるマニュアルタイトレーション（フルPSG，スプリットナイト・プロトコール），②数夜のオートCPAPデータによる至適圧推定，③患者データをパラメータとした数式による至適圧算出などの方法が用いられている．論理的には睡眠検査室でのタイトレーションを避けて，自宅でCPAPを導入することは経済的アドバンテージがあるように思われるが，最終的にコスト削減効果があるかは未だ結論には至っていない．どこでどのように導入するにしても，CPAP導入の際には熟練した医師による適切な患者アセスメントが行われていることが重要である[6]．

　今後は，睡眠検査室のCPAPタイトレーションにおいて至適圧だけでなく，吸気流量補正の視点が必要となってくるものと考えられる．また，オートCPAPによるタイトレーションは睡眠検査室での監視下PSGによるCPAPタイトレーションに比較すると用いるパラメータ数も定義も異なるため，その違いには留意が必要である[8]．

```
┌─────────────────────────────────────────────────────────┐
│ 睡眠検査に先立って，患者には CPAP 療法についての教育がなされているべ │
│ きである                                                    │
│ 1. 睡眠検査の種類や設定は医師の指示に基づき決定する．             │
│ 2. 患者に CPAP 療法についての教育・指導を行い，適正なマスク選択を行う． │
│ 3. light out の前に患者がベッドに横たわった状態で 4～5 cmH₂O の基礎 │
│    圧，もしくは患者が耐えられる圧を与える．患者によってはそれ以上の │
│    圧が必要な場合もありうる．                                  │
│ 4. 患者が快適であるように，マスクと CPAP 圧の調整を行う．          │
│    light out の前に患者に CPAP の不明点，疑問点がないか確認する．   │
└─────────────────────────────────────────────────────────┘
                            ↓
                  ( CPAP モードの設定 )
                            ↓
┌─────────────────────────────────────────────────────────┐
│ light out 後，CPAP 圧を 5 cmH₂O もしくは患者が耐えられる CPAP 圧か │
│ ら開始し，以下のイベントの発生を観察する．                        │
│  • 1 回以上の閉塞性無呼吸                                     │
│  • 1 回以上の低呼吸                                          │
│  • 5 回以上の RERA もしくは                                  │
│  • 3 分以上の大きなまたは明瞭なイビキ                           │
└─────────────────────────────────────────────────────────┘
                            ↓
┌──────────────┐      ◇                  ┌──────────┐
│患者の呼吸イベントを│    患者は適正に             │ CPAP 圧を│
│5 分間観察する．  │──→ 治療されて    ──いいえ─→│ 1 cmH₂O │
│(重篤な酸素飽和度低│    いますか？              │ 増加させる│
│下および／または不整│      ◇                  └──────────┘
│脈を伴う有意なイベン│      │
│トが観察された場合を│     はい
│除く)           │      ↓
└──────────────┘ ( タイトレーションを終了する )
```

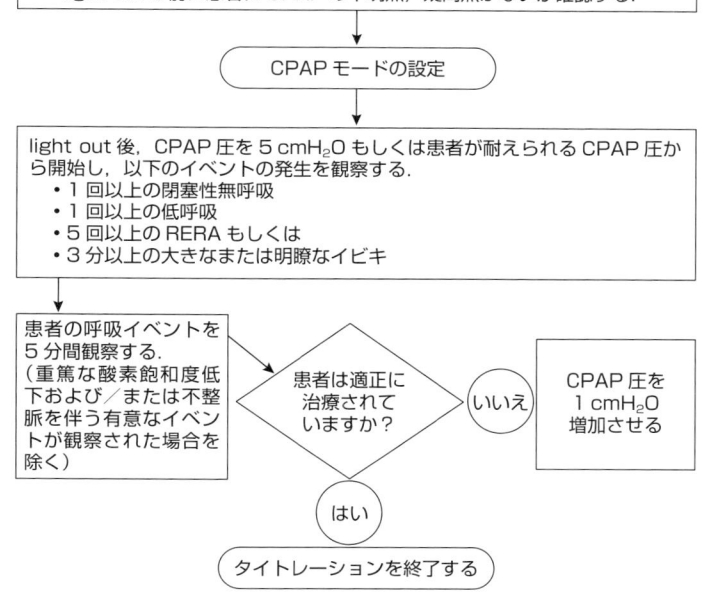

図 9.5 CPAP タイトレーションアルゴリズム（文献 10 をもとに改変）

9.2.5 CPAP 管理，副作用，不具合時の対処法

　CPAP 使用に関しての問題点には，①CPAP を受け入れない，②圧に耐えることができない，③CPAP のインターフェイス（鼻マスク，鼻口マスク）に耐えることができない，④鼻の問題（乾燥，うっ血，鼻水），⑤CPAP 装着下での入眠困難，⑥口腔乾燥，⑦無意識に CPAP を外す，などがある[7]．「圧に耐えることができない」という問題点については，送風機である CPAP 装置の特性を参考にその対策を考える必要がある．上気道虚脱の防止を CPAP 圧増大のだけで対応すると送風流量が増大し，圧に関連する問題点が増悪する可能性がある．

　CPAP 療法を快適にする機能として，本質的な問題である呼気圧負荷による

呼気仕事量の増大を軽減するために，呼気圧軽減機能が選択できるようになっている．また，装着時の呼気抵抗の増加や鼻を刺激する過剰圧に対応するため，設定された時間に従って徐々に設定圧まで圧を上昇させる RAMP 機能がある．CPAP から送られてくる風の温度に対する不満については，内蔵された加温加湿機能が有効であり，過剰な結露を防止するためにはチューブ内加温加湿機能も選択が可能である．

　PSG データと比較すると CPAP データは desaturation データなしにフローのみで判断を行っているため，イベントを多く拾う傾向がある．逆にいうと CPAP データが良好であれば，呼吸イベントが解消している可能性が高い[8]．指導管理には患者の自他覚症状と CPAP レスポンス記録を参考に行うことが重要である．

　CPAP は毎日長時間および長期間使用するものであり，マスク，チューブ，フィルターなどの消耗物品を含めて，保守管理は厳格に行われる必要がある．

9.2.6　その他の治療法との併用

　CPAP 療法を適切に導入，調整，管理を行っても奏効しない場合，または十分なコンプライアンスが得られない場合には他の治療法との併用や変更の検討も必要である．鼻疾患がありマスクの違和感が強く十分なコンプライアンスが得られない場合には耳鼻科疾患の精査および治療が有効な場合がある．また，CPAP を継続している患者においても，睡眠姿勢（スニフィングポジション），側臥位睡眠の指導や過剰な飲酒の禁止，減量などの指導は長期的に SAS 治療を成功させるために重要である．

　口腔内装置（OA）は重症 OSA についても CPAP が奏功しない場合には適応が認められている．また OA の併用は，外泊時の利便性を高めたり，症状軽減時の目標として提示したりと SAS 治療のコンプライアンスを向上させるため，CPAP 治療および SAS 治療にとって有効なサポートとなりうる．

9.2.7　健康保険制度の中の CPAP 療法

　CPAP は薬事法上，不具合が生じた場合に人体への影響が比較的高い高度管理医療機器（クラス III）である．日本の国民皆保険制度下において，CPAP は在宅医療器として医療機関から患者に貸与されている．また，患者には月に 1 度の受診が義務づけられている．機器は医療機器賃貸業者より医療機関へ貸し出され

る．賃貸業者は，薬事法により高度管理医療機器の賃貸業として規制を受けている．

9.2.8 展　　望

CPAP療法のコンプライアンスに対する概念が希薄であった欧米に対し，日本では1998年より国民皆保険制度のもとアドヒアランスという概念を含有したCPAP療法が保険適応となっている．また最近のオートCPAP装置ではフローリミテーションへの早期治療介入が行えるようになってきた．CPAPの圧だけでなく流量への考慮も必要である．機能を効果的かつ安全に活用するためには，生体の呼吸生理と機器特性のより深い理解が求められる時代が到来してきている．今後も機器の進化，マネジメント概念の変化とともにSASの治療法は変遷していくだろう．しかし，呼吸生理および用いる機器の特性理解が重要であることは普遍である．常に進化を続ける治療法であるということを認識しながら，診療に当たることが，安全かつ有効な効果をもたらすために大切である．　〔德永　豊〕

●文　献

1) Strohl KP, Redline S : Nasal CPAP therapy, upper airway muscle activation, and obstructive sleep apnea. *Am Rev Respir Dis*, **134**(3) : 555-558, 1986.
2) Schwab RJ et al. : Upper airway and soft tissue structural changes induced by CPAP in normal subjects. *Am J Respir Crit Care Med*, **154**(4 Pt 1) : 1106-1116, 1996.
3) Heinzer RC et al. : Lung volume and continuous positive airway pressure requirements in obstructive sleep apnea. *Am J Respir Crit Care Med*, **172**(1) : 114-117, 2005.
4) Aurora RN et al. : The treatment of central sleep apnea syndromes in adults : Practice parameters with an evidence-based literature review and meta-analyses. *Sleep*, **35**(1) : 17-40, 2012.
5) Kushida CA et al. : Clinical guideline for the manual titration of positive airway pressure in patients with obstructive sleep apnea. *J Clin Sleep Med*, **4**(2) : 157-171, 2008.
6) Kryger MH et al. : *Principles and Practice of Sleep Medicine*, 5th ed., Saunders/Elsevier, 2010.
7) Vandervenken OM : How to treat patients that do not tolerate continuous positive airway pressure. *Breath*, **17** : 157-167, 2010.
8) Berry RB et al. : Respiratory event detection by a positive airway pressure device. *Sleep*, **35**(3) : 361-367, 2012.
9) Tobin MJ : *Principles and Practice of Mechanical Ventilation*, 2nd ed., McGraw-Hill Professional, 2006.
10) Cynthia M et al. : *Fundamentals of Sleep Technology*, 2nd ed., Lippincott Williams and Wilkins, 2012.

9.3 NIPPV 療法

9.3.1 NIPPV

 非侵襲的陽圧換気法（NIPPV：noninvasive positive pressure ventilation）とは，気管挿管や気管切開などの侵襲的手段を用いずに行う陽圧人工換気法である．1980年代に睡眠時無呼吸症の治療目的として CPAP 装置が登場した．1990年代に入ると，CPAP 圧による呼気負荷の軽減のために，吸気および呼気時の二相性に圧を可変させる装置（BPAP：bi-level positive airway pressure）が開発された．その後，BPAP は，二相の差圧により換気不全を改善する NIPPV を目標にした人工呼吸装置に発展した．BPAP は，送風流量の能力，モニター機能，酸素併用など機能をアレンジすることで，急性期および慢性期用（在宅用）人工呼吸装置へと分化してきている．2000年代に入り，予測自動換気を行う BPAP（ASV：adaptive servo-ventilation）が開発され，オート BPAP の時代が到来している．

9.3.2 CPAP と BPAP

 CPAP は，自発呼吸下で，気道に一定圧をかける装置である．吸気時には吸気道内圧（IPAP）が CPAP 圧より低下し，呼気時には呼気気道内圧（EPAP）が増大する（図9.6A）．このとき IPAP－EPAP＜0 となるため，CPAP には補助換気能力はない．一方，BPAP は，吸気と呼気に独立して二相性に圧を変化させる装置である（図9.6B）．つまり IPAP－EPAP＞0 となるため，患者の自発呼吸と同期して換気補助を行うことができる．また，この時の差圧が換気補助圧（ΔP）となる[1,2]．さらに最近では，一定換気量を維持することを目標として ΔP を安静時および睡眠時に自動的に可変する新しい設定も開発されてきている．

9.3.3 NIPPV の同期性

 BPAP を用い NIPPV を行う場合，最も重要なポイントは，自発呼吸との同期性である．非同期が生じてしまうと，適正な EPAP や IPAP がかからず，有効な換気補助ができなくなる．従来の BPAP の同期性の設定方法は，①自発呼吸の吸気および呼気トリガーを感知することより呼吸サイクルを決定する S モード，②S モードに加え，自発呼吸を感知しない場合には既定設定呼吸数で対応

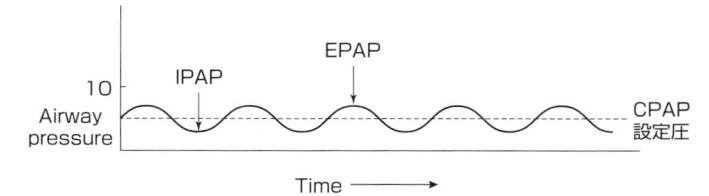

A　CPAP：IPAP＜EPAP，自発呼吸，換気補助機能なし

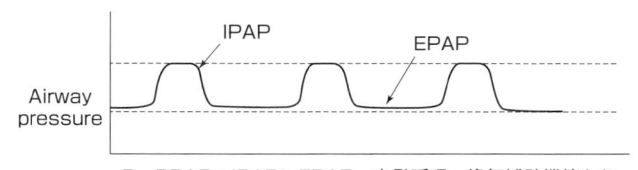

B　BPAP：IPAP＞EPAP，自発呼吸，換気補助機能あり

図9.6　PAP療法（文献1をもとに改変）

するS/Tモード，③自発呼吸をトリガーしにくい場合に，既定呼吸数を設定するTモードがある．加えて同期性の適正化には，一呼吸サイクルの吸気，呼気時間の割合，吸気流量の立ち上がり速度（ライジングタイム）など詳細な設定も必要であり，臨床的に煩雑であるため，将来的にはBPAPの同期性設定は自動化（オートBPAP）する方向にある．

9.3.4　換気不全とNIPPVの導入

換気不全の原因は①呼吸ドライブの低下，②呼吸仕事量の増大，③呼吸筋の能力低下の3つに大別される．換気不全が進行して消耗性呼吸となると，急性期では生命の危機，慢性期では日常生活および社会生活の障害となる．NIPPVには生命維持装置としての能力がないため，呼吸ドライブが著しく低下している場合には侵襲的人工呼吸（挿管または気管切開）が選択される．一方，①慢性呼吸器疾患（COPDなど）による気道抵抗の増大，内因性PEEPなどによる呼吸仕事量の増加により，内科的治療の反応性が不良の場合，②呼吸筋能力が低下する神経筋疾患や胸郭変形，高度肥満などで高炭酸ガス血症を伴っている場合は，在宅人工呼吸療法としてBPAPが導入される．特に睡眠中は呼吸ドライブが低下し，低換気が増悪するため睡眠時のBPAPの導入は重要である．

9.3.5 ASV による NIPPV

チェーン-ストークス呼吸（CSR）を伴う中枢性睡眠時無呼吸（CSA）は，呼吸調節障害をきたした心不全患者などに頻繁に認められ，従来の BPAP による NIPPV では，対応困難である．そこで開発されたのがニューモタコグラフで測定した時系列の呼吸データをもとに一回換気量，呼吸数を予測制御する ASV である．2001 年に Teschler ら[3] は ASV を用い慢性心不全に伴う CSR-CSA に対する有効性を報告している（図 9.7）．この ASV では CSR 時に一回換気量を制御し，CSA 時には自動バックアップを行うことで，呼吸数を一定以上に維持する特徴を有している．吸気および呼気のタイミングは，吸気・呼気トリガーではなく，時系列の呼吸パターンから予測して換気補助を行っている．別の機種の ASV ではオート CPAP 動作を基本に，CSR 時には安静時呼吸のピーク吸気流量維持を目標に IPAP を増大させる．EPAP と呼吸数については自動制御である．ASV の導入時には機器特性を考慮し，患者に合わせた設定を行うためのタイトレーションが推奨される．また，効果的かつ安全な使用のためには自動換気に対する生体レスポンスを観察することも重要である（図 9.8）．

9.3.6 展　　望

NIPPV 療法としての CPAP は 30 年，BPAP は 20 年，ASV をはじめとするオート BPAP は 10 年の歴史である．テクノロジーの進化とともに時系列呼吸データをもとにしたオート BPAP はさらに進化しようとしている．NIPPV の動作記録も時系列に保存できるため，適応・管理には機器特性を理解し，生体の治療レスポンスを評価していくことが重要である．　　　　　　　　　〔德永　豊〕

●文　献

1) Cairo JM : *Pilbeam's Mechanical Ventilation : Physiological and Clinical Application*, 5th ed., Mosby, pp. 40-41, 2012.
2) Antonescu-Turcu A, Parthasarathy S : CPAP and Bi-level PAP therapy : New and established roles. *Respiratory Care*, **55**(9) : 1216-1229, 2010.
3) Teschler H et al. : Adaptive pressure support servo-ventilation : A novel treatment for Cheyne-Stokes respiration in heart failure. *Am J Respir Crit Care Med*, **164**(4) : 614-619, 2001.
4) Reddy H, Dillard TA : A failure of adaptive servo-ventilation to correct central apneas in Cheyne-Stokes breathing. *J Clin Sleep Med*, **8**(1) : 103-106, 2012.

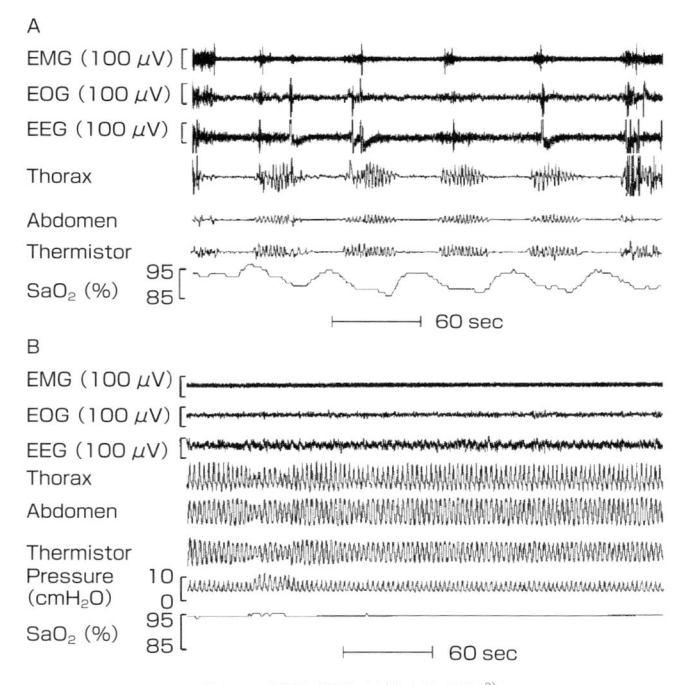

図 9.7 CSR-CSA に対する ASV[3)]
A：CSA と関連する酸素飽和度の低下，CSR に伴う中途覚醒が認められる．
B：ASV 導入により CSA の消失，酸素飽和度の正常化，および中途覚醒の消失が認められる．CSA のオンセットから数秒以内に覚醒，酸素飽和度低下を伴わずに圧上昇しているのがわかる．

図 9.8 CSR-CSA に対する ASV 非応答例[4)]
高度の CSR-CSA，ASV 導入，ASV 設定：IPAP 8 cm，EPES 5 cm，PS 3 cm min，設定呼吸数 15 回／分．
CSA に対し ASV は，呼吸数 15 回／分でのバックアップ換気で対応しているが，実際には換気が行われておらず（胸腔および腹部運動が認められない），CSA が残存している．結果，混合性無呼吸となり，患者の呼吸努力により換気が再開している．

9.4 耳鼻咽喉科的治療法

OSAS に対して,しばしば保存的治療(CPAP)や口腔内装置(OA)が奏功しないとき,次に何を患者に提供できるかは非常に重要な課題である.手術治療は確かに OSAS 患者すべてに適用できるものではなく,その適応は限られ非可逆的な治療であるゆえ,慎重であらねばならないが,効果的に作用したとき患者側にとっては大きな福音となる.耳鼻咽喉科領域では,鼻および咽頭の軟部組織を取り扱うため,顎顔面骨へのアプローチがなく,いささか治療力学的には弱い部分もある.OSAS 患者に対し保存的治療が難しいと判断したときに,日本では口蓋垂軟口蓋咽頭形成術(UPPP:uvulopalatopharyngoplasty)と鼻手術が行われている.

9.4.1 口蓋垂軟口蓋咽頭形成術
通常,UPPP においては口蓋扁桃摘出術を同時に行っていることが多い.
a. 予後
1988 年 He ら[1]が無呼吸指数(AI)≧20 の中等症以上の OSAS 例に対し UPPP を行っても 5 年後の生存率は 80％台であり,無治療とほとんど変わりがないと報告した.この論文は内科医にとって手術に対する懐疑心を高めていった.しかし,その後の欧米の UPPP の長期予後に関する論文では,むしろ UPPP のほう

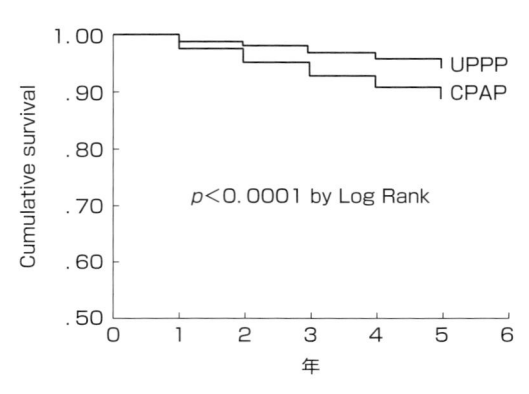

図 9.9 UPPP の長期予後(文献 4 より引用)

がCPAPより長期予後が良いという論文が次々に出現し（図9.9），わが国でも西村らによって5年生存率約98%という成績が報告されている[4]．なおHeらと同様の結果を示した論文はそれ以降出ていない．そのため，UPPPの予後についてはさらに大規模なマルチセンタースタディが行われるべきである．

b. 手術成績

Sherら[5]のメタアナリシスでは，無呼吸指数（AI）または無呼吸低呼吸指数（AHI）が術後50%以上減少したものを有効とすると，治療成績は57.9%となり，さらに術後にAI≦10あるいはAHI≦20という条件を加えると40.7%であった．また最近のメタアナリシスの結果からAHIの減少率をみると33%の減少率だった．長期成績においても酸素飽和度低下指数（ODI，7.3.2項参照）が半減するものを有効とみなすと，21か月後で38.8%，23か月後で34%であった．これらより，無作為でこの手術を行っても成功率は上がらないということと，睡眠時無呼吸の病態は，器質的な部分だけではなく機能的な部分もからんでいるので，手術治療でほぼ治癒した場合もそこで終了というほど単純な疾患ではない．術後の肥満の可能性や加齢の影響を考慮し，術後も定期的なフォローが必要である．

c. 手術適応

UPPPを行う前には可逆的で侵襲の少ないCPAPやOA治療のような保存的治療を先行させるのが一般的である．保存的治療が継続不可能な人や手術治療を強く希望する人に対し手術のリスク，効果を説明し，手術治療の同意を得ることが基本原則である．適応としては扁桃が大きく（Friedmanが提唱した口蓋扁桃肥大分類で3度以上），舌根部の閉塞を認めないなどが挙げられる．軟口蓋のみに閉塞が認められるパターンは手術の成功率が高いが，それ以外の舌根部まで閉塞が及ぶようなパターンは手術の成功率が極端に落ちる[5]．UPPPは次の手術方法で述べるように，軟口蓋部，特に口蓋垂の後方である上咽頭から中咽頭に移行する生理的な狭窄部位を拡大する術式なので，狭窄が舌根部に及ぶような場合は，その効果はかなり低下する．

d. 手術方法

手術方法は口蓋扁桃を摘出した上で，軟口蓋・口蓋垂を切除していくFujitaの原法が基本であるが多種多様なバリエーションが生まれている．従来のより拡大させた手術法では軟口蓋の位置を高い位置にするため，口蓋垂の側方の筋層まで切り込んでいたが，これは鼻咽頭関連閉鎖筋が繊維化し過剰に収縮して瘢痕形

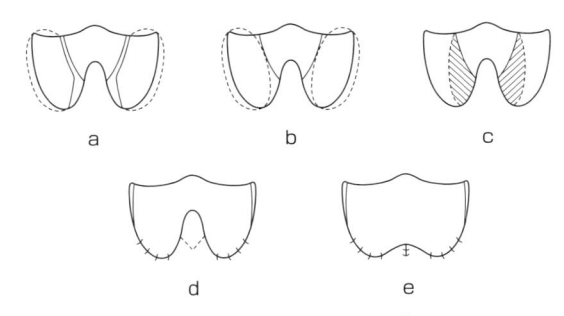

図 9.10 UPPP からの変法[6)]
a が術前，b，c，d の順に手術を進め，e は完了した状態である．図は全麻下，懸垂頭位で手術をする場合を示す．点線で囲んだ円形の部分は口蓋扁桃，中央で V 字の点線が入っているのは口蓋垂である．

成を起こす結果，非常に狭い咽頭部が形成されるという問題を時に起こしていた．安易な手術適応・操作は重大な合併症を起こす危険性がある．これらの反省点から，薬物睡眠下で上気道内視鏡検査や高速 MRI を行い全周型の気道狭窄例は手術をしないというように，より厳格に適応を絞り，軟口蓋の側方は切らず，口蓋垂も切除を 1/3～1/2 程度にとどめるのが，一般的になっている（図 9.10）．さらに，手術の際は挿管を含めた周術期の管理が非常に重要で，術者同様，熟練した麻酔科医の下で手術が行われるのが望ましい．OSAS の患者は気道系にリスクがある上に，肥満，糖尿病，心疾患などを合併している割合が高く，より注意が必要である．また，麻酔科では，いかに安全に気管挿管するかについて，SAS 患者の難度に応じた手順を踏み，注意して行うことが推奨されている．

9.4.2　鼻　手　術
a.　手術の術式
　OSAS の原因となる鼻閉をきたす疾患としては，鼻中隔彎曲症，肥厚性鼻炎，慢性副鼻腔炎，鼻ポリープなどがある．鼻中隔彎曲症は左右の鼻腔を分ける鼻中隔が彎曲し鼻腔を狭小化する．肥厚性鼻炎は鼻腔内の下鼻甲介粘膜が慢性に腫脹していることで鼻腔内の通気を悪くする．鼻ポリープも鼻腔内の通気を直接に障害する．これらの疾患に対し鼻中隔彎曲を矯正する鼻中隔矯正術，腫脹した下鼻甲介を減量する下鼻甲介切除術（または粘膜下下鼻甲介切除術），鼻ポリープそのものを切除する鼻ポリープ切除術などが一般的な手術手技である．

b. 鼻手術の役割と適応

おもな役割は2つある．①鼻手術単独でOSASを治す．②鼻閉のためにCPAPが使えないとき，それを使えるようにする．それぞれの役割に沿って手術適応を考えていく．①の手術適応は，鼻中隔彎曲症，肥厚性鼻炎，慢性副鼻腔炎，鼻ポリープなどにて鼻閉があり，かつ咽頭形態にて軟口蓋が高い位置にあり，舌根部が広い人である[7]．鼻の手術単独のみでAHIが50%以下になるものをresponderとし，AHI改善率が50%に満たない，または悪化するものをnon-responderとしてそれら両群の咽頭形態について比較解析したところ，上記①の鼻手術単独によるOSAS治療の役割がクローズアップされてきた．口腔内を観察し，軟口蓋の低位がなく，セファロ分析（7.4.2項参照）にて舌根部が広い場合は鼻手術単独で十分にAHIの軽減が期待できる．②の手術適応は，①と同様な鼻閉をきたす疾患を認め，CPAPがおもに鼻閉のために使いづらい，または使えないと訴える患者である．まずは薬物治療（抗アレルギー剤，抗ヒスタミン剤，ステロイドなどの内服薬や点鼻治療薬）から行い，その治療効果が乏しいときも手術適応がある．鼻閉の強さは両側鼻腔通気度が成人の標準値の上限 $0.35\,\mathrm{Pa/cm^3/s}$ 以上あたりが手術適応の目安とされるが，その測定値は通常昼間の座位で与えられている点には配慮が必要である．しかし，患者の鼻閉感の愁訴は参考にならないので，鼻内所見とともに鼻閉の程度を客観的に評価できる鼻腔通気度測定を積極的に行い，手術か否かの判定を慎重に行うべきである．

c. 鼻手術の効果

鼻中隔彎曲症や肥厚性鼻炎のあるOSAS患者では，鼻手術がCPAPの至適圧を有意に改善させる．日本でもCPAP治療中のOSAS患者に鼻手術治療を行い，CPAPの至適圧が改善した，また鼻手術後AHIは改善しないが昼間の活動性の亢進や日中の過度の眠気（EDS）が有意に改善した，などが報告されている．それらの理由として睡眠効率の改善やREM期の増加などによる睡眠構築の改善で一部は説明できる．しかし，より厳密に有効性を検証するためには術前後の食道内圧の変化やcyclic alternating pattern（CAP）という新たな脳波解析を用いた評価が必要である．

9.4.3 展　　望

現在CPAPのコンプライアンスが7割台というこの時代に，次にどのよう

な治療を患者側に提供できるかということは非常に重要な課題である．漫然とCPAP治療を行っている患者が，実は手術治療にてCPAPなしで生活できるという可能性が見逃されているのかもしれない．そういう観点から見直してみると，手術治療のアウトラインを改めて理解することはとても大切である．

〔中田誠一〕

● 文 献

1) He J et al.: Mortality and apnea index in obstructive sleep apnea. Experience in 385 male patients. *Chest*, **94**: 41-45, 1988.
2) Keenan SP et al.: Long-term survival of patients with obstructive sleep apnea treated by uvulopalatopharyngoplasty or nasal CPAP. *Chest*, **105**: 155-159, 1994.
3) Weaver EM et al.: Survival of veterans with sleep apnea: Continuous positive airway pressure versus surgery. *Otolaryngol Head Neck Surg*, **130**: 659-665, 2004.
4) 西村忠郎ほか：現代医学, **51**: 373-378, 2004.
5) Sher AE et al.: The efficacy of surgical modification of the upper airway in adults with obstructive sleep apnea syndrome. *Sleep*, **19**: 156-177, 1996.
6) 西村忠郎：*JOHNS*, **13**: 113-116, 1997.
7) Morinaga M et al.: Pharyngeal morphology: A determinant of successful nasal surgery for sleep apnea. *Laryngoscope*, **119**: 1011-1016, 2009.
8) 千葉伸太郎：耳鼻咽喉，口腔領域疾患と睡眠時無呼吸症候群．医学のあゆみ，**214**: 549-554, 2005.

9.5 口腔内装置

睡眠時無呼吸症候群（SAS）は，睡眠中の呼吸停止に伴う不眠や昼間の眠気などの睡眠障害とその結果，心血管障害をはじめとするさまざまな疾患のリスクファクターであり，重症ではリスクが高くなる．口腔内装置（OA）治療の選択，依頼，作製はこの点を認識する必要がある．SASのOA治療は，2004（平成16）年4月の歯科社会保険（保険）導入を契機として急速に広まった．しかし，病院歯科以外からの専門学会発表はごく少なく，不明な点も少なくない．

9.5.1 OAの作用機序と効果

OAは，①下顎を前方位に保持するmandibular repositioning applianceと，②舌を前方に保持する舌前方保持装置（TRD: tongue retaning device）に大きく分類され，①が多く採用されている．両装置とも，下顎や舌を睡眠中に前方に移動させることで気道が拡大し，舌骨上筋群の緊張により舌根部の咽頭気道が拡

大することで効果を発揮すると考えられている[1,2]．OA 治療は，鼻マスク式持続陽圧呼吸（CPAP）治療と同様，根治療法ではなく，治療効果は CPAP 療法より劣る．

9.5.2　医科・歯科連携と問題点
a．診療情報提供書と効果判定
保険診療報酬表には，SAS の OA 治療は，「医科からの情報提供により口腔内装置治療を依頼され…」作製すると記載されており，医科・歯科医療連携によって成り立つ治療である．診療情報提供書（情報提供書）の内容は，日本口腔外科学会の「睡眠時無呼吸症候群における口腔内装置治療の指針」（2004 年 2 月 28 日）や「睡眠呼吸障害の口腔内装置（OA）治療のための医療連携ガイドライン」（2008 年，睡眠医療 2）によれば，①PSG の結果から SAS と診断されたことが明記され，②検査データが書面内に記載または別紙で添付され，③既往歴，現病歴，治療内容などが記載されていることが望ましいとしている．これらの文言は，OA 治療を担当する歯科医師の立場として「SAS であることが確定診断され，OA 治療適応の選択を誤らないための必要事項」を要求していると考える．

多くの情報提供書に接して，①生データのみが添付され解析所見がない．②鼻腔，上咽頭，扁桃の所見がない．③重症例にもかかわらず，CPAP 治療を試みることもなく OA 治療を依頼されるなどを経験している．また，OA 治療効果判定検査に無関心な場合もみられた．

b．歯科での対応
保険診療報酬表記載の「医科からの情報提供…」の文言のため，必要な検査を行うことなく OA 作製のみを行っている医療機関も存在するため，OA 治療に際して歯科が行うべき検査，診断，経過観察などの対応は次のとおりである．

- 情報提供書，添付書類から SAS の状態を把握し，患者の理解度を認識する．重症例を安易に手がけない．
- 口腔内診査，検査，模型から，①健全な歯数と歯式の確認．②歯周病の把握．③開閉口運動異常を含む顎関節状態の確認など．④歯列の形態や不正，咬合状態，口蓋隆・下顎隆起，口腔容積などの確認．
- 画像診断では，①パノラマ X 線写真から歯，歯槽骨，顎骨および顎関節の異常を把握し，OA の適応決定と治療中の変化を見る．②側方頭部 X 線規

格写真(レントゲンセファログラム)により,頭蓋・顎顔面形態,舌骨の位置,気道の状態などを把握する.日本人患者の多くは長顔で小顎症の多いことが知られており得られる情報は多い.③ CT・MRI は①,②の結果から必要に応じて行う.
- 客観的評価を含め,経過観察を定期的に継続する.

c. 患者側の問題点
- OA 治療に対する過度の期待.
- OA に慣れるまでの我慢ができない例が多い.
- 自覚症状の改善のみに満足し,客観的効果判定に理解が乏しい.

愛知医科大学病院歯科口腔外科では,2004 年から 7 年間の OSAS 患者 696 人(男性 547 人,女性 149 人)のうち継続的受診者は 168 人で,非常に多く脱落していた.脱落時期は,OA 装着直後の調整中や OA 治療効果判定検査前であった.また,若い男性患者に脱落が多く見られた[3].OA 調節中,装着直後に,効果判定の重要性や継続的治療の必要性を丁寧に説明し,理解を得ることが課題となっている.

9.5.3 口腔内治療を通して経験したこと

歯列不正による口腔容積の低下や臼歯特に大臼歯の喪失を長期間放置し,低位咬合を生じ,その結果口腔容積が縮小,舌が低位となり舌根部の咽頭腔が狭窄する例がみられる.一部の例では,高度な歯周病より咬合が破壊された患者の咬合を回復させた結果,SAS 症状の緩和を得た症例[4] や,総義歯患者にも OA 治療が可能な例があり,治療中に新たな総義歯を作製したところ無呼吸の改善が見られた症例[5] を経験したことから,咬合の再構成が重要であることがわかってきた.しかし,適応の選択,長期の治療時間,経済的負担が大きく,ほとんどの症例では現状の口腔状態のままで OA 治療を行わざるをえない状況である.

今後は SAS を積極的に予防することが必要である.小児期より口蓋を拡大する矯正治療,同時に口腔容積を確保し舌の低位を改善する予防処置が推奨されている.

9.5.4 OA 治療の課題

「OA 治療は医科・歯科医療連携によって成り立つ治療である」点を再確認した上で課題を考える.

歯科が担当する潜在患者はきわめて多い．にもかかわらず，治療が拡大しないのは，①歯科医学教育には睡眠障害がなく，理解不足である．②理解不足のまま床副子を漫然と作製している．③診療報酬表の位置が不適切である（床副子の項目から外し，睡眠障害治療として別項目にする）．④保険点数が低すぎ，運用が厳しすぎる．⑤一部医療機関に患者が集中しすぎる．⑥OA治療の客観的効果判定検査を実績のある歯科医療機関を認定し実施することを認め，患者の利便性を高める必要がある．なお，判定にはPSGに匹敵する精度をもったモニター器材が必要となる．確定診断は医科で厳密に行われるべきであり，重症例はその対象から除くことも忘れてはならない．　　　　　　　　　　　　　　　　〔山田史郎〕

● 文　献
1) 外木守雄：次世代の歯科医療：睡眠時無呼吸症候群に対する歯科の役割．日本歯科医師会雑誌，24(8)：21-33，2011．
2) 河野正巳：口腔内装置の使い方．Medical Practice，25(7)：1221-1226，2008．
3) 古橋明文ほか：当科における口腔内装置（OA）治療　脱落症例に関する検討．日本睡眠学会（抄録），2011．
4) 古橋匡文ほか：デンタルインプラントを使用した咬合治療により閉塞性無呼吸が改善した歯周炎の1例．日本睡眠学会第34回定期学術集会抄録，2009．
5) 古橋明文ほか：無歯顎の閉塞性睡眠時無呼吸症候群に対する吸着型口腔内装置の1治験例．第43回睡眠呼吸障害研究会抄録，2009．

9.6　舌前方保持装置と舌前方整位装置

　睡眠時無呼吸のための口腔内装置（OA）は保持する対象の違いから2種類に大別される．1つは舌を前方に保持する舌前方保持装置（TRD：tongue retaining device），もう1つは下顎を前方に出す下顎前方維持装置（MAS：mandibular advancement splint）である．TRDは1982年にCartwrightらによって報告された初期のOAである[1]．TRDは柔軟な材質でできたバルブ内に陰圧をかけ舌を吸引し，前方に保持することにより，咽頭が閉塞するのを防ぐ装置である．TRDはMASに比較して有意に上気道体積を増加させ，また特にvelopharynx（軟口蓋相当部：硬口蓋後縁から口蓋垂先端までの気道）を前後，左右方向ともに広げることができる．加えて，TRDは仰臥位時の舌への重力に抗する作用もあると考えられている[2]．これまでTRDはそのエビデンスの少な

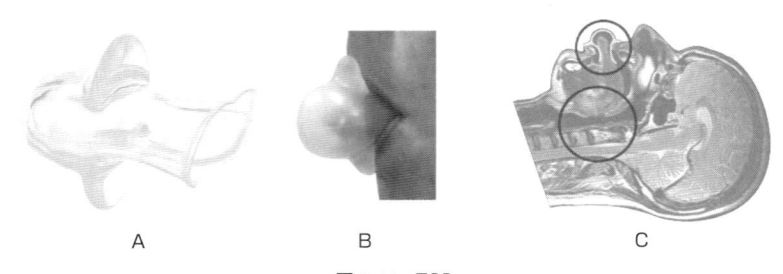

図 9.11 TSD
A：TSD，B：TSD 装着時（上下に伸びた突起により口唇で装置を保持している），C：TSD 装着時の MRI 像（舌を前方に引き出すことによって気道を広げているのがわかる）．

さと MAS と比較して使用感が悪いことから臨床であまり用いられてこなかった．そのため OA といえば MAS をさすのが一般的である．一方，MAS の問題点としては，歯の欠損，重度歯周病，重度顎関節症などの歯科疾患によっては適応が困難であること，またカスタムメイドであるため作製や調整に時間を要することなどが挙げられる．Petit らは，PSG 検査を行った患者について歯科的診査を行ったところ，34％に MAS 禁忌所見が認められ，16％についても MAS 作製前に歯科治療が必要な状態であったと報告している[3]．従来の TRD では舌保持のためのバルブを歯に固定するため，歯科医もしくは患者自身による成型（型による型状の加工）が必要である．これに対し，上下についた突起を口唇で保持することにより装着する舌前方整位装置（TSD：tongue stabilizing device）が注目されている（図9.11）．TSD の最大の特徴は装置の固定に歯を用いないため個々に成型することなく使用できることにある．このため前述したような MAS の不適応患者においても適応が可能である．

　TSD の治療効果は MAS との無作為化比較試験において，患者の受け入れ度とコンプライアンスでは MAS に劣っていたが，AHI は同程度の改善を示していた[4]．また近年 TRD についての後ろ向き研究でも，71％に AHI の改善が認められ，5 年後コンプライアンスは 52％と報告されている[5]．適応症例の選択基準，治療効果，副作用などさらなるエビデンスの蓄積が求められる装置であるが，症例によっては有効な選択肢として期待される．　　　　　　　　　　　〔津田緩子〕

● 文　献
1) Cartwright RD, Samelson CF：The effects of a nonsurgical treatment for obstructive sleep apnea.

The tongue-retaining device. *JAMA*, **248**(6)：705-709, 1982.
2) Sutherland K et al.：Comparative effects of two oral appliances on upper airway structure in obstructive sleep apnea. *Sleep*, **34**(4)：469-477, 2011.
3) Petit FX et al.：Mandibular advancement devices：Rate of contraindications in 100 consecutive obstructive sleep apnea patients. *Am J Respir Crit Care Med*, **166**(3)：274-278, 2002.
4) Deane SA et al.：Comparison of mandibular advancement splint and tongue stabilizing device in obstructive sleep apnea：A randomized controlled trial. *Sleep*, **32**(5)：648-653, 2009.
5) Lazard DS et al.：The tongue-retaining device：Efficacy and side effects in obstructive sleep apnea syndrome. *J Clin Sleep Med*, **5**(5)：431-438, 2009.

9.7　口腔外科手術

　閉塞性睡眠時無呼吸症候群（OSAS）に対する口腔外科手術は基本的に，顎骨および周囲軟組織を前側方に移動し，関連する上気道を拡大することを目的としている．口腔外科手術は，OSASの原因が顎顔面形態，特に小下顎症にある場合，根本的な治療となる可能性があるが，高齢になってからの適用にはその効果，安全性に疑問があり，適応時期を選ぶ必要がある．

9.7.1　各種術式の紹介，現時点での考え方
a.　上下顎骨同時前方移動術
　上下顎骨同時前方移動術［BMA：bi-maxilla(-mandible) advancement, 同義語 MMA：maxilla-mandible advancement］は，本来，不整咬合の治療法である．上顎骨梨状孔側縁から犬歯窩，翼口蓋窩を通る水平骨切りである Le Fort I 型骨切り術と，両側の下顎枝を矢状方向に分割し，骨体部と分離して，上下顎骨体部を可及的に前方へ移動する術式である（図9.12）．これにより上咽頭気道部が左右側方に拡大する[1]．BMAの治療効果は，上下顎同時に行うほうが高い[2]．軟組織に現れる移動距離は，個体差はあるが，顎骨の移動距離のほぼ70％が得られる[1]．なお，BMAの術式は，上気道の抵抗性を改善するとともに咬合機能も併せて，個々の症例で詳細な検討を加える必要がある．

b.　オトガイ-舌筋／舌骨筋群前方牽引術
　オトガイ-舌筋／舌骨筋群前方牽引術（GA：genio-hyoideus& hyo-glossus advancement）は，舌骨上筋群を前上方に牽引して，舌骨を挙上し，気道を拡大する方法である．GAの術式としては，下顎骨正中の舌側にあるオトガイ棘を含

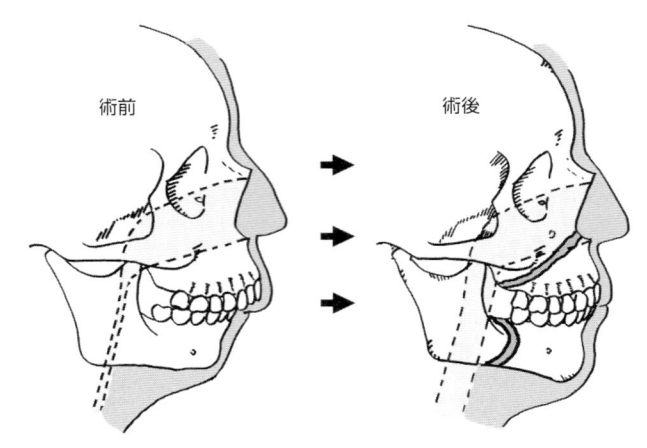

図 9.12 顎矯正手術による咽頭部気道の変化（文献5をもとに改変）
小下顎により咬合不全がある．上下顎を前方に移動して咬合を修正している．結果として気道容積が拡大している．

んで，唇舌側に骨を四角形にくり抜き，オトガイ棘に付着するオトガイ舌筋，オトガイ舌骨筋を前方へ牽引する[3]．

9.7.2　睡眠呼吸障害の口腔外科的治療（睡眠外科治療）
a. 上顎骨の前方移動

上顎骨の前方移動は睡眠呼吸障害を改善する可能性がある．

顎骨の前後的な移動方向と術前後の無呼吸低呼吸指数（AHI）とレム-AHI（REM-AHI）の関連を，終夜睡眠ポリグラフ検査（PSG）で検討した報告[4]によれば，全睡眠イベント中のAHIとREM期，すなわち，咽頭気道周囲の軟組織が弛緩している状態で，上顎骨を前方移動させた群では，下顎骨の前後的な移動に関係なく，術後AHI（総数），REM-AHI（筋弛緩時）が有意に低下していた．一方で，下顎骨の移動では，有意差はみられなかったことから，顎骨の因子で睡眠呼吸に最も関連するのは，上顎骨の前方移動が疑われるため，現時点では，OSASに対する口腔外科手術の成果は上顎骨の前方移動に伴うvelopharyngealの前方拡大に起因するのではないかと考えられる．

b. 上顎骨の前後移動

上顎骨の前後移動は咽頭部気道を前後方向に，下顎骨では，左右方向に拡大する作用をもつ．

内視鏡下に，顎骨を移動した際に，上気道に現れる変化を計測した結果では，上顎骨を前後へ移動すると velopharyngeal は前後方向に，下顎骨を前後へ移動すると舌根部後方の咽頭気道部（oropharyngeal）は左右的に変化する傾向が見られた[1]．

c. 口腔外科手術の適応基準

スタンフォード大学の Sleep Disorders Center では，睡眠外科治療の適応について，口腔外科手術を適応する場合の第一条件は顎骨の形態的問題が OSAS の原因としてはっきりと示される，あるいは診断された患者を対象としている[3]．睡眠外科治療は Phase 1 と Phase 2 に分けられる．すぐに侵襲の大きな手術は適応せず，Phase 1 として，①鼻内手術，②軟口蓋咽頭形成術，③オトガイ-舌筋／舌骨筋群前方牽引術，④舌根に対するラジオ波手術が挙げられ，Phase 1 の治療が十分でない際に，Phase 2 に移行する．GA は Phase 1，BMA は Phase 2 にあたる[5,6]．OSAS があって，小下顎による噛み合わせの問題が混在するとき，手術へ移行する動機づけが容易となるであろう．

d. 舌組織に対する効果

口腔外科手術の効果は，まず，BMA により，上下顎が前方に移動して舌房が広くなることに加えて GA により舌が前方に牽引されることから，舌が口腔内に納まり，結果として上咽頭部の気道が拡大する．OSAS を主訴とする患者の多

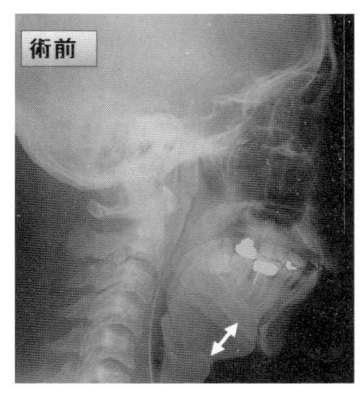

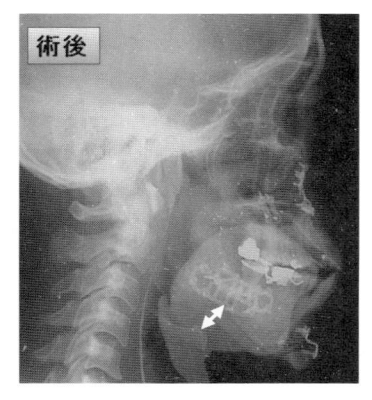

図 9.13 術前後の顔面形態と舌容積比の比較（文献 5 をもとに改変）
MP-H が 13 mm から 7 mm に短縮し，舌が口腔内に収納され，舌骨の位置が上方に牽引されている．結果として，上気道の拡大が観察された．

くは,上顎歯列の狭窄と小下顎により,舌が本来あるべき口腔内に位置できずに,後下方にはみ出ている場合が多い(図9.13).そのため,BMA+GAでは,velopharynxおよびoropharynxを前側方に拡大し,併せて舌を口腔内に整位することで,咽頭気道の狭窄を是正し,睡眠呼吸障害を改善する効果が期待される.

9.7.3 口腔外科手術の長期的効果

口腔外科手術を行い,その効果を検討した20論文454例の結果では,BMAの治療効果には上顎骨前方移動量が関与し,その平均改善率は90%であり,長期予後も安定していたという報告が多い(表9.1).また,BMAの適応では,顎顔面形態に異常をもつ症例において,手術療法を第一選択している[6].ただし,BMAは治療法として,ほぼ安全であるとの評価がなされているが,OSASの合併疾患の背景から,周術期管理,術後のリスクなど注意するように喚起されている[6].

現時点では,口腔外科手術は,顎骨に起因する睡眠呼吸障害を根本的に治療で

表9.1 口腔外科手術の効果判定の文献的検索

報告者	年	国	症例数	改善率
Riley et al.	1989	米国	25	>90
Waite et al.	1989	米国	23	65
Riley et al.	1993	米国	91	>90
Hochban et al.	1997	ドイツ	38	97
Conradt et al.	1997	ドイツ	15	80
Prinsell	1999	米国	50	100
Lee et al.	1999	米国	3	100
Bettega et al.	2000	フランス	20	75
Wagner et al.	2000	フランス	21	70
Li et al.	2000	米国	21	81
Li et al.	2000	米国	19	94
Hendler et al.	2001	米国	40	86
Li et al.	2002	米国	12	100
Goh et al.	2003	シンガポール	11	81
Datillo et al.	2004	米国	15	>95
Smatt et al.	2005	フランス	16	84
Hoekema et al.	2006	オランダ	4	100
Lu et al.	2007	中国	9	100
Kessler et al.	2007	ドイツ	6	100
Lye et al.	2008	米国	15	86

1989年から2008年までに報告のあった口腔外科手術454例での改善率を示す.平均改善率は90%であった.

きる可能性をもった方法であり，今後の発展が望まれるが，その適応には慎重な診断と，周術期管理に配慮することが必要である．

〔外木守雄・佐藤一道・有坂岳大〕

● 文 献
1) Okushi, T et al.：Effect of Maxillomandibular Advancement on Morphology of Velopharyngeal Space. *J Oral Maxillofacial Surg*, 69：877-884, 2011.
2) Schendel SA, Powell NB：Surgical orthognathic management of sleep apnea. *J Craniofac surg*, 18：902-911, 2007.
3) Powell NB：Contemporary surgery for obstructive sleep apnea syndrome. *Clin Exp Otorhinolaryngol*, 2(3)：107-114, 2009.
4) 外木守雄ほか：顎矯正手術前後における睡眠呼吸障害の変化に関する検討－第1報無呼吸低呼吸指数の変化について－．日本顎変形症学会雑誌，17：9-15, 2007.
5) 外木守雄：次世代の歯科治療：睡眠時無呼吸症候群に対する歯科の役割－睡眠歯科医学は歯科医学の未来を変える－．日本歯科医師会雑誌，64(8)：819-831, 2011.
6) 外木守雄：Post CPAPを考える上での顎顔面手術の適応と限界．睡眠医療，4：385-338, 2010.

9.8 心不全患者に対する夜間酸素療法

CSAに対する夜間酸素療法の有効性を知る上で，低酸素血症が周期性呼吸を発生させる機序を明らかにすることは重要である．呼吸調節の負帰還システムの安定性は開ループゲインにより判定できるが（6.2節参照），臨床的には開ループゲインの規定因子を容易には測定できない．その結果，呼吸調節の間接的指標からはしばしば矛盾する状況が起こりうる．

9.8.1 中枢性睡眠時無呼吸の発生と低酸素血症
a. 周期性呼吸の発生要因
多くの臨床成績から，周期性呼吸の発生には低炭酸ガス血症（hypocapnia）の関与が重要とされている．事実，チェーン-ストークス呼吸にはしばしば過換気やhypocapniaが先行している．また，心不全患者では通常の呼吸状態におけるhypocapniaのレベルがチェーン-ストークス呼吸の発生頻度と相関する．さらに，炭酸ガスの吸入により動脈血炭酸ガス分圧（$PaCO_2$）を上昇させると，無呼吸や周期性呼吸が消失する．しかし一方で，アセタゾラミドやテオフィリンにより換気亢進とhypocapniaを誘発しても，無呼吸や周期性呼吸は生じない．また慢性

的に換気が亢進しているにもかかわらず,間質性肺疾患には周期性呼吸が認められない.この一見矛盾する成績は,定常呼吸における $PaCO_2$ ($PaCO_2$eupnea) の低下が必ずしも周期性呼吸の必須条件ではなく,発生機序は単純ではないことを示唆する.周期性呼吸の発生因子には低酸素血症,$PaCO_2$eupnea,無呼吸閾値 ($PaCO_2$apnea),肺酸素含量,肺-化学受容器循環時間,中枢性二酸化炭素 (CO_2) 化学感受性などが知られている.これらを呼吸安定性の視点から考える枠組みが,負帰還システムの開ループゲインであり,これは肺ガス交換(肺胞換気量 → $PaCO_2$)曲線と化学反射($PaCO_2$ → 肺胞換気量)曲線の平衡線図により構成的に理解することができる.この枠組みで周期性呼吸の発生機序を考える場合,種々の呼吸促進刺激は呼吸調節に一様に作用するのではないこと,負帰還システムを構成している CO_2 化学反射の線形性が問題となる.

b. $PaCO_2$ 予備力と低酸素血症

テオフィリンや低酸素血症はいずれも換気を亢進させ hypocapne を生ずるが,$PaCO_2$apnea への影響が異なる.テオフィリンは $PaCO_2$eupnea だけでなく $PaCO_2$apnea も低下させるため,$PaCO_2$ 予備力 ($\Delta PaCO_2 = PaCO_2$eupnea $- PaCO_2$apnea) が低下しない.そのため $PaCO_2$eupnea が低下しても,$PaCO_2$apnea に到達するためにはかなり換気を増やさねばならず,周期性呼吸は起こりにくい.一方,低酸素血症においては過換気により $PaCO_2$eupnea は低下しても,$PaCO_2$apnea は低下しないため $\Delta PaCO_2$ が小さくなる.その結果,わずかの換気量の増加により容易に無呼吸閾値に到達し無呼吸が発生しやすい(図9.14).低酸素血症により $PaCO_2$apnea が低下しない原因としては,低酸素血症による脳神経機能障害が示唆されている.加えて低酸素血症は中枢 CO_2 化学感受性を亢進させるため,わずかな $PaCO_2$ レベルの変動が著しい換気変動をもたらし呼吸を不安定化する.$\Delta PaCO_2$ は周期性呼吸の起こしやすさを表す指標として使われている[1].このように呼吸調節システムが線形で作動していると仮定した場合,$PaCO_2$eupnea が低いほど,また $PaCO_2$apnea が高いほど $\Delta PaCO_2$ は減少し,呼吸は不安定になるといえる.しかし化学反射応答は無呼吸付近で非線形であることが報告されており,その場合には $\Delta PaCO_2$ から単純に不安定性を推定することができない状況が起こりうる.

c. 呼吸調節平衡線図と低酸素血症

呼吸調節における $PaCO_2$eupnea,$PaCO_2$apnea,および CO_2 化学反射ゲイン

9.8 心不全患者に対する夜間酸素療法

```
──── 化学反射曲線の傾き（H：化学反射のゲイン）
- - - - 肺ガス交換曲線の傾き（G'：化学反射のゲイン G の逆数＝1/G）
       ループゲイン：H/G'＝H(1/G)＝H×G    ＜1：stable
                                        ≧1：unstable (Hypoxia)
```

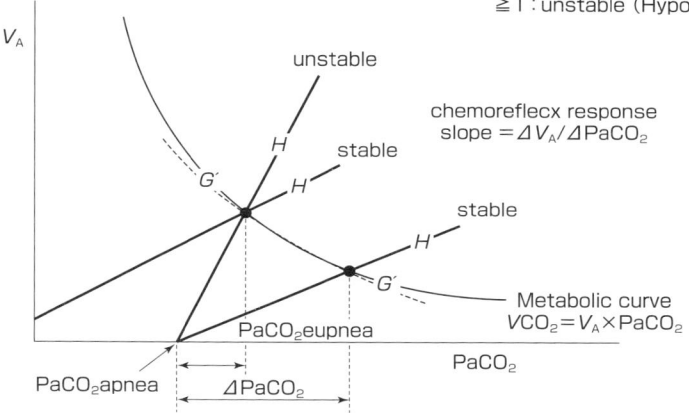

図 9.14 肺ガス交換特性と CO_2 化学反射特性の平衡線図

V_A は肺胞換気量，$PaCO_2$ は動脈血炭酸ガス分圧を表す．
換気促進刺激により定常呼吸における動脈血炭酸ガス分圧（$PaCO_2$eupnea）が低下するが，低酸素血症では無呼吸閾値（$PaCO_2$apnea）は変化しない．これにたいしてテオフィリンによる換気促進は $PaCO_2$apnea も低下させる．その結果 $PaCO_2$ 予備力（$\Delta PaCO_2$＝$PaCO_2$eupnea－$PaCO_2$apnea）はテオフィリンでは減少しないが低酸素血症で減少する．化学反射曲線が線形である場合には，低酸素血症による $\Delta PaCO_2$ の減少は化学反射曲線の傾き（H）を増加させ，ガス交換特性の傾き換気曲線の傾き（G'）に対する比，すなわち負帰還システムの開ループゲイン（H/G'）の増大し呼吸システムを不安定化させる．

の関係は，図 9.14 のように肺ガス交換（肺胞換気量→$PaCO_2$）曲線と化学反射（$PaCO_2$→肺胞換気量）曲線の平衡線図で表すことができる．ここで化学反射曲線が直線であると仮定すると，低酸素血症では前述のように，過換気により $PaCO_2$eupnea が低下して $PaCO_2$apnea が変わらないので $\Delta PaCO_2$ は減少し，必然的に化学反射の傾き（化学反射ゲイン：H）は急峻となる．この結果，換気曲線の傾き（G'＝肺のガス交換特性のゲイン G の逆数＝$1/G$）と化学反射の傾き（H）の比，すなわち開ループゲイン $\{H/G'＝H/(1/G)＝H×G\}$ は 1 に近づき，呼吸システムが不安定になる（6.2 節参照）．このように化学反射が線形である場合には，呼吸の不安定性の条件は $\Delta PaCO_2$ の減少と一致する．ここで問題になるのは，化学反射感受性が $PaCO_2$eupnea と $PaCO_2$apnea により決定されてしまい，低酸素血症の化学反射感受性への直接効果を分離できないこと

化学反射曲線の傾き（H：化学反射のゲイン）
肺ガス交換曲線の傾き（G'：化学反射のゲイン G の逆数＝$1/G$）
ループゲイン：$H/G'=H(1/G)=H\times G$
＜1：stable
≧1：unstable A, B (Hypoxia)

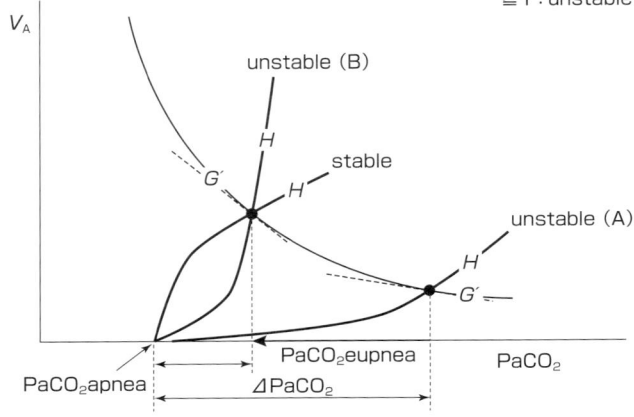

図 9.15 化学反射特性が非線形の場合における呼吸平衡線図
化学反射特性が無呼吸閾値（$PaCO_2$apnea）付近で湾曲している場合には，$PaCO_2$ 予備力（$\Delta PaCO_2$，図 9.14 のキャプション参照）の減少は必ずしも呼吸不安定性を意味しない．作動点付近の化学反射曲線の傾き（H）を一定にして，$PaCO_2$apnea を固定し，定常呼吸における動脈血炭酸ガス分圧（$PaCO_2$eupnea）を増大させると，$\Delta PaCO_2$ が増大するにもかかわらず開ループゲイン（H/G'）は増加し，呼吸は不安定になる（A）．低酸素血症は $PaCO_2$apnea を変えずに $PaCO_2$eupnea を低下させ $\Delta PaCO_2$ を減少させるが，それ以上に化学反射のゲイン（H）を亢進させるため，開ループゲイン（H/G'）が増大し呼吸システムが不安定になる（B）．

である．そこで化学反射応答性に非線形性を組み込むと[2]，低酸素血症における $PaCO_2$eupnea，$PaCO_2$apnea，および化学反射の変化を独立して図 9.15 のように表すことができる．この枠組みから小さい $\Delta PaCO_2$ が必ずしも呼吸不安定性を増すとは限らないことが理解できる．たとえば感受性と $PaCO_2$apnea が一定の状況で，$PaCO_2$eupnea のみを変化させると，図 9.15 から $PaCO_2$eupnea が高いほど（換気抑制），ガス交換曲線の傾き（G'）に対する化学反射の傾き（H）の比（開ループゲイン：H/G'）は大きくなり，呼吸は不安定になりやすい．逆に $PaCO_2$eupnea が低いほど（換気亢進），$\Delta PaCO_2$ が低いにもかかわらず開ループゲインは小さくなり，呼吸は安定化する．

9.8.2 中枢性無呼吸に対する夜間酸素療法

睡眠時無呼吸に対する酸素療法は，亢進したCO_2化学反射を抑制し$PaCO_2$予備力を増大させることにより，呼吸負帰還システムを安定化し周期性呼吸を停止させる．また酸素療法により交感神経活動が抑えられ，これが化学反射をさらに抑制する利点をもつ．夜間酸素療法は無呼吸→低酸素血症→化学反射亢進・交感神経亢進→無呼吸の悪循環を断ち切ることにより無呼吸を軽減し，ひいては心不全の悪化を防ぐことが期待される．

a. 夜間酸素療法の短期効果

AHI≧15の比較的重症の心不全患者に夜間酸素療法を行うと，夜間の低酸素血症とAHIが有意に改善する．睡眠構造についてはほとんどの報告で中途覚醒の頻度が減少するが，深い睡眠段階（N3）の改善については必ずしも成績が一致しない．神経体液性因子に関しては，酸素療法により睡眠中の尿中ノルエピネフリンが有意に減少することがわかっている．また酸素療法により運動耐容能や運動時の過換気が改善する．昼間の認知能力の改善については必ずしも一致した成績はない．わが国において，中枢性睡眠時無呼吸をもつ慢性心不全患者56例に対して，12週間の夜間酸素療法を行った成績がある[3]．この試験では，動脈血の脱酸素化が5(回／時間)以上，左室駆出分画が45%以下の心不全患者を対象に，夜間睡眠中に酸素3l／分を投与した．その結果，対照群31例に比べて酸素投与群25例ではAHIが有意に減少した．本試験では酸素療法により身体活動能指数で評価した自覚症状が有意に改善した点が注目される．

b. 夜間酸素療法の長期効果

前述の試験成績を受けて，同様に中枢性睡眠時無呼吸を有する51例の慢性心不全患者（NYHA 2～3度）に対して，52週間の夜間酸素療法の長期効果が検討された[4]．その結果，死亡や心不全の悪化による入院などの心事故発生に差はなかったが，前述の成績と同様に，酸素療法群26例では対照群25例に比し，身体活動能の改善は長期間有意に持続し，NYHA心機能クラス，および左室駆出分画が有意に改善した．さらに酸素療法による心不全治療の医療経済的効果も期待されている．

c. 適応と効果判定

これらの成績を踏まえて，現在慢性心不全患者に対する夜間酸素療法の保健適応は，心不全重症度がNYHA 3度以上で，睡眠時にチェーン-ストークス呼吸を

有し，かつAHIが20以上の症例とされている．前述の長期成績からも，CSAに対する酸素療法の効果は，息切れや倦怠感などの自覚症状や身体活動能の改善に現れやすい．夜間酸素療法は手軽に服用できる薬剤と違い，酸素濃縮器などの機材の設置，毎晩睡眠時の鼻腔カニューレの装着など煩わしい操作が多い．したがって，酸素療法により症状の改善を患者が実感できることが，酸素療法を長期間続けるための重要な動機づけになる．

〔麻野井英次〕

● 文 献
1) Xie A et al.: Effect of hypoxia on the hypopnoeic and apnoeic threshold for CO_2 in sleeping humans. J Physiol, **535**: 269-278, 2001.
2) Manisty CH et al.: Development of respiratory control instability in heart failure: A novel approach to dissect the pathophysiological machanisms. J physiol, **577**: 387-401, 2006.
3) Sasayama S et al.: Effects of nocturnal oxygen therapy on outcome measures in patients with chronic heart failure and Cheyne-Stokes respiration. Circ J, **70**: 1-7, 2006.
4) Sasayama S et al.: Improvement of quality of life with nocturnal oxygen therapy in heart failure patients with central sleep apnea. Circ J, **73**: 1255-1262, 2009.

9.9 薬 物 治 療

9.9.1 OSAの薬物治療

OSAの標準治療としての有効性が確立されている薬物療法は存在しない[1]．「循環器領域における睡眠呼吸障害の診断・治療に関するガイドライン」では，CPAP療法などの補助的な治療手段としての位置づけとしている．表9.2, 9.3にそのエビデンスに基づいた位置づけを記載した．

表9.2 閉塞性睡眠時無呼吸の薬物療法[2]

クラスI：エビデンスから通常適応され，常に容認される．
　甲状腺機能低下症や末端肥大症に合併するOSASに対するホルモン補充療法（エビデンスレベルB）
クラスIIa：エビデンスから有用であることが支持される．
　アセタゾラミド（エビデンスレベルB）
クラスIIb：有用であるエビデンスはまだ確立していない．
　選択的セロトニン再取り込み阻害剤（フルオキサチン，パロキセチン）
　三環系抗うつ剤（プロトリプチリン）
　テオフィリン
　女性ホルモン（エビデンスレベルB）
クラスIII：一般に適応とならない，あるいは禁忌である．
　なし

エビデンスレベルBは，単独の無作為化臨床試験あるいは大規模な非無作為化試験で証明された結果．

表 9.3 中枢性睡眠時無呼吸の薬物療法[2]

クラス I：エビデンスから通常適応され，常に容認される．
　心不全に合併する場合，ガイドラインに基づいた慢性心不全に対する最適な薬物療法（エビデンスレベル C）
クラス II a：エビデンスから有用であることが支持される．
　アセタゾラミド（エビデンスレベル B）
クラス II b：有用であるエビデンスはまだ確立していない．
　CSA 自体の軽減を目的とした β 遮断薬（カルベジロール）（エビデンスレベル B）
　アセタゾラミド，テオフィリン（エビデンスレベル B）
クラス III：一般に適応とならない，あるいは禁忌である．
　なし

エビデンスレベル B は，単独の無作為化臨床試験あるいは大規模な非無作為化試験で証明された結果．
エビデンスレベル C は，専門医の間での合意事項または症例報告・レトロスペクティブ解析・レジストリに基づく事項，標準的と考えられる治療など．

9.9.2 CPAP 残遺眠気

CPAP 導入後の OSA 患者の残存する眠気には 2 つの経過例がある．CPAP 機器使用当初から眠気改善効果がない例（persistent sleepiness, CPAP non-responsive sleepiness），そして当初は眠気が改善するが，鼻炎合併，体重増加，睡眠衛生の悪化，うつ病の併発，"honeymoon" 期間の消失（CPAP のプラセボ効果の消失）により眠気が再出現してくる例である．眠気には季節や時期による変動があるが，筆者らの 2 年間の追跡調査の中で，2 年間継続して残存する眠気を訴えた患者の割合は 1.3% にすぎなかった[4]．

残存する眠気の要因として，①CPAP 機器使用者側の問題（不適切な睡眠時間，不適切な睡眠リズムの問題，飲酒・睡眠環境など不適切な睡眠衛生），②不適切な CPAP 治療（使用時間の不良，不適切な圧設定，開口やマスクリークなど），③並存疾患の問題（甲状腺機能低下症，周期性四肢運動障害，ナルコレプシーなど過眠症の合併），④精神心理的側面（うつ病の合併），⑤薬剤性過眠がある．前述の要因を可及的に除去した上で，眠気を除去できない残存する眠気患者が存在し「残遺眠気」と呼称される．その原因は OSA に起因する低酸素性脳機能障害説（hypoxic brain damage），OSA ではなく肥満そのものが炎症性サイトカインを介して眠気を生じる説（obesity-related objective sleepiness and fatigue），ロングスリーパー，個体差が考えられている．

この CPAP 機器使用者の「残遺眠気」に対して，ナルコレプシーに用いられる弱いドパミン再取り込み阻害作用を有する覚醒維持薬のモダフィニルを投与

し，眠気の改善と覚醒維持検査（MWT）の睡眠潜時の延長効果が報告されている[4]．しかし，モダフィニル投与では，眠気は軽減されるが，CPAP機器使用不良を招来する懸念がある．使用メモリーつきCPAP機器を採用するのは当然

```
┌─────────────────────────────────────────────────────────────────┐
│ 閉塞性睡眠時無呼吸症候群（OSAS）と診断され，下記の治療を行って │
│ いるにもかかわらず日中の過度の眠気の訴え（JESS≧14を目安）      │
└─────────────────────────────────────────────────────────────────┘
         │                      │                    │
  持続陽圧呼吸（CPAP）療法   口腔内装置（OA）      外科的治療
```

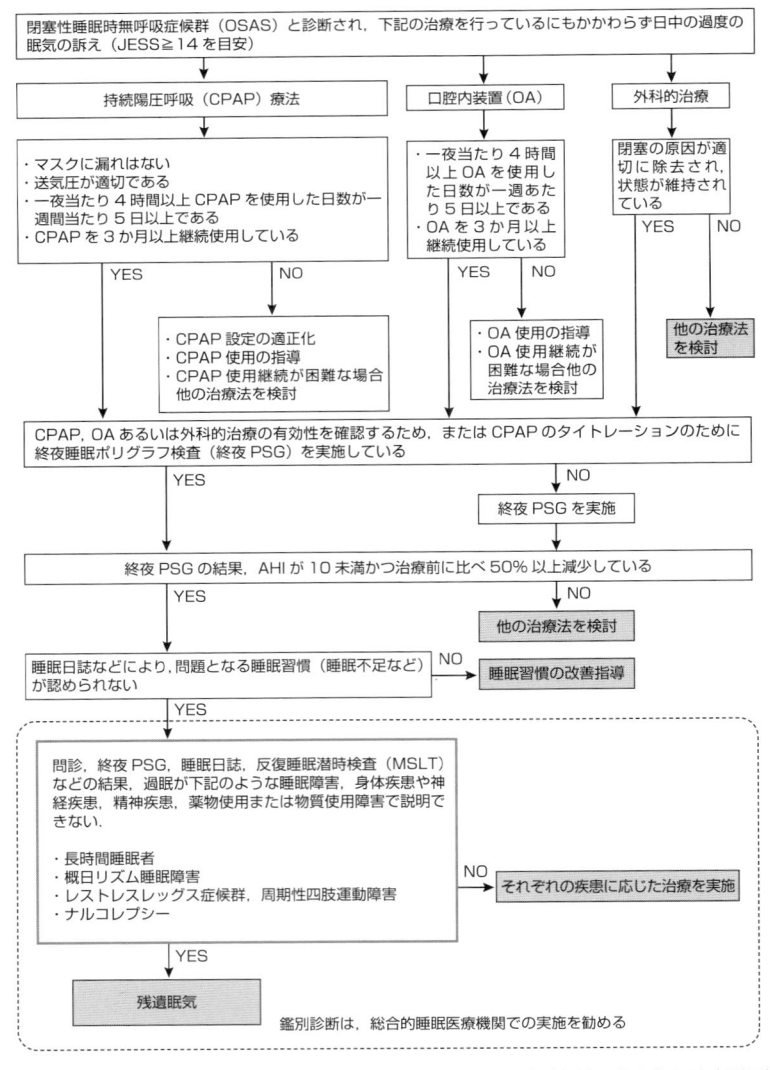

- マスクに漏れはない
- 送気圧が適切である
- 一夜当たり4時間以上CPAPを使用した日数が一週間当たり5日以上である
- CPAPを3か月以上継続使用している

OA:
- 一夜当たり4時間以上OAを使用した日数が一週あたり5日以上である
- OAを3か月以上継続使用している

外科的治療:
- 閉塞の原因が適切に除去され，状態が維持されている

NO（CPAP）:
- CPAP設定の適正化
- CPAP使用の指導
- CPAP使用継続が困難な場合他の治療法を検討

NO（OA）:
- OA使用の指導
- OA使用継続が困難な場合他の治療法を検討

NO（外科）: 他の治療法を検討

CPAP，OAあるいは外科的治療の有効性を確認するため，またはCPAPのタイトレーションのために終夜睡眠ポリグラフ検査（終夜PSG）を実施している

NO → 終夜PSGを実施

終夜PSGの結果，AHIが10未満かつ治療前に比べ50％以上減少している

NO → 他の治療法を検討

睡眠日誌などにより，問題となる睡眠習慣（睡眠不足など）が認められない

NO → 睡眠習慣の改善指導

YES →
問診，終夜PSG，睡眠日誌，反復睡眠潜時検査（MSLT）などの結果，過眠が下記のような睡眠障害，身体疾患や神経疾患，精神疾患，薬物使用または物質使用障害で説明できない．
- 長時間睡眠者
- 概日リズム睡眠障害
- レストレスレッグス症候群，周期性四肢運動障害
- ナルコレプシー

NO → それぞれの疾患に応じた治療を実施

YES → 残遺眠気

鑑別診断は，総合的睡眠医療機関での実施を勧める

図9.16 モダフィニルを処方する際の「残遺眠気」の診断基準（文献5をもとに改変引用）

としても，睡眠不足，過眠症，概日リズム睡眠障害などの鑑別診断と，PSG と MSLT を用いた評価が重要である（図 9.16）. 〔田中春仁〕

● 文 献

1) Veasey SC et al.：Medical therapy for obstructive sleep apnea：A review by the medical therapy for obstructive sleep apnea task force of the standards of practice committee of the American Academy of Sleep Medicine. *Sleep*, **29**(8)：1036-1044, 2006.
2) 循環器 2008-2009 年度合同研究班報告：循環器領域における睡眠呼吸障害の診断・治療に関するガイドライン. *Circulation Journal*, **74**(Suppl. II)：963-2051, 2010.
3) 田中春仁ほか：持続陽圧呼吸療法機器使用者の自覚的残存眠気の検討．日本呼吸器学会誌, **1**(3)：175-181, 2012.
4) Black JE, Hirshkowitz M：Modafinil for treatment of residual excessive sleepiness in nasal continuous positive airway pressure-treated obstructive sleep apnea/hypopnea syndrome. *Sleep*, **28**(4)：464-471, 2005.
5) アルフレッサファーマ株式会社：モディオダール®錠　閉塞性睡眠時無呼吸症候群に伴う日中の過度の眠気に対する適正使用ガイド, 2011.

chapter 10 小児のSAS

10.1 小児 SAS の診断・治療法

　1990 年に米国睡眠障害連合を中心にヨーロッパ睡眠学会，日本睡眠学会，ラテンアメリカ睡眠学会が共同で睡眠障害国際分類第 1 版（The International Classification of Sleep Disorders : ICSD-1)[1] を発刊した際には，成人と小児は分離されておらず，小児疾患としての記載はなかった．それだけ当時は，小児の睡眠障害は注目されていなかったと考えられる．2005 年に出版された第 2 版 (ICSD-2)[2] で初めて成人より分離して，3 種の睡眠障害に限ってではあるが，成人より分類して「小児」という名称を用いている（表 10.1）．その 3 種とは，小児期の行動性不眠症・乳幼児期の原発性睡眠時無呼吸・小児の閉塞性睡眠時無呼吸（OSA）である．この章では小児 OSA について述べるが，比較的最近まで報告がなく，充分には研究されていない．したがって未だ多くの課題を抱えているため，医療者の臨床経験による判断を必要とするという側面がある．

10.1.1 特　　徴

　小児 OSA の特徴はおもに上気道の閉塞（口蓋扁桃，アデノイド，アレルギー性鼻炎など）が原因となる場合が多く，レム睡眠中に起こりやすい．無呼吸よりも低呼吸が多発し，成人にみられる上気道抵抗症候群が認められることがある．上気道閉塞に反応して皮質覚醒を起こすことは少ないが，体動や自律神経系の覚醒が認められることがある．このように覚醒閾値が高いため，睡眠構築は通常正常で，徐波睡眠の量も正常である．小児は成人より呼吸数が多くて機能的残気量が少ないので，短い閉塞性無呼吸でも高度の低酸素血症が生じやすい．それゆえ，小児の OSA は身体的成長障害を起こすのみならず，学習障害，精神的障害を引

表 10.1　小児の閉塞性睡眠時無呼吸の診断基準（ICSD-2）

A. 養育者が小児の睡眠中のイビキ，努力性あるいは閉塞性の呼吸障害，またはその両方を報告する．
B. 小児の養育者が，次のうち少なくとも1つを報告する．
　ⅰ）吸気中の胸郭の内方への逆説的運動
　ⅱ）体動覚醒
　ⅲ）発汗
　ⅳ）睡眠中の頸部の過伸展
　ⅴ）日中の過度の眠気，多動，または攻撃的行動
　ⅵ）成長の遅延
　ⅶ）朝の頭痛
　ⅷ）続発性の夜尿症
C. 睡眠ポリグラフ検査記録で1時間当たり1回以上の呼吸事象（少なくとも呼吸の2周期分持続する無呼吸や低呼吸）が確認される．
　注：低呼吸の標準データはごくわずかで，入手可能なデータはさまざまな手法を用いて得たものである．さらに包括的なデータが得られれば，いずれこの基準は修正される可能性がある．
D. 睡眠ポリグラフ検査記録で下記のⅰかⅱが確認される．
　ⅰ）以下のうち少なくとも1つ以上が観察される．
　　a. 呼吸努力の増加に随伴した動脈血酸素飽和度の低下
　　b. 無呼吸エピソードに随伴した動脈血酸素飽和度の低下
　　c. 睡眠中の高酸素ガス血症
　　d. 著しい食道内圧の陰圧負荷とその変動
　ⅱ）睡眠中の高酸素ガス血症，酸素飽和度の低下，または両者に，イビキ，吸気中の胸郭内方への逆説的運動，または以下の少なくとも1つ以上が随伴する．
　　a. 睡眠からの頻回の覚醒
　　b. 著しい食道内圧の陰圧負荷とその変動
E. この睡眠障害は，現在知られている他の睡眠障害，身体疾患や神経疾患，薬物使用，または物質使用障害で説明できない．

き起こす可能性が高い．成人と異なり，手術が著明な効果を示すことが多く，早期に治療を行えば随伴症状も改善することが報告されている[3,4]．

10.1.2　診　　断

　米国小児科学会は小児睡眠時無呼吸症候群のガイドライン[5]に診断のゴールドスタンダードとして終夜睡眠ポリグラフ検査（PSG）を推奨している．しかし小児PSGを行うことが可能な施設が少ないのが現状であり，現時点すべての患児にPSGを施行することは世界的にみても不可能である．小児の場合は症状による診断が重要であり，PSGを行う前段階として，詳細な問診，症状の観察，血中酸素飽和度による簡易SAS検査（簡易モニター）を経てから専門施設に紹介し，PSGを受けることが提唱されている[6]．

　世界の診断基準となっているICSD-2[2]はAHIで判断するほか，症状による

総合的な診断を求めている（表10.1）．PSGの検査予約が混雑して遅れる，または検査自体が不可能の場合，自宅で撮影した睡眠中のビデオ映像で無呼吸の回数や時間をカウントしたり，陥没呼吸があるかどうかなどを観察することが，診断にあたり重要な診察上のポイントとなる．明らかに睡眠時無呼吸が認められるような重症な乳幼児・小児症例は，生命に危険性を及ぼすことがある．小児の場合は特に，症状診断から直ちに治療を施さなければならない時もある．つまりケース・バイ・ケースで対応し治療を進める，ということが求められている．

10.1.3 治　　療

　小児OSAの主病変は扁桃肥大やアデノイド増殖症であることが多く，ゆえに，扁桃摘出術とアデノイド切除術が著明に効果を示す（図10.1, 10.2）．これらの疾患に伴い，滲出性中耳炎や慢性副鼻腔炎が合併する場合があるので，それらも合わせて治療されることが望ましい．また，小児OSAはアレルギー性鼻炎やその他の上気道感染に伴って増悪する場合がある．手術適応判断に迷う場合，しばらく所見に応じて薬物治療（抗アレルギー剤，マクロライド少量投与，ステロイド鼻内噴霧など）を行ってから再度判断することを勧める．

　一般的に耳鼻咽喉科医は3歳以下児やハイリスクを伴う患児の手術を敬遠しがちである．実際近年OSA小児の扁桃摘出術・アデノイド切除術は非罹患児よりも術後合併症を伴いやすいと報告されている[5,7]（表10.2）．手術適応を検討する場合，OSAより受ける不利益と手術のリスクを考慮しないといけない．重症OSAは明らかに小児に身体および知能障害を与えるため，リスクを伴っても手

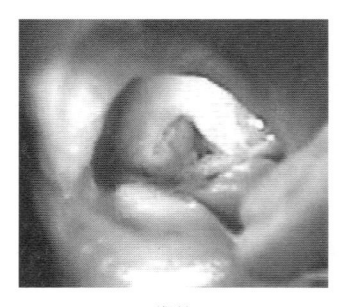

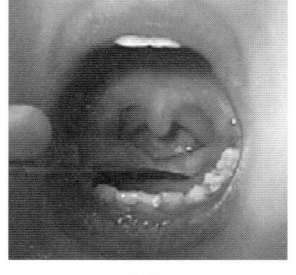

術前　　　　　　　　　術後

図10.1　扁桃摘出術前後の口腔内所見
術後に咽頭腔が拡大したことがわかる．

図 10.2 アデノイド切除術前後の X 線写真
術後は上咽頭腔が拡大し，術前の開口癖が改善したことがわかる．

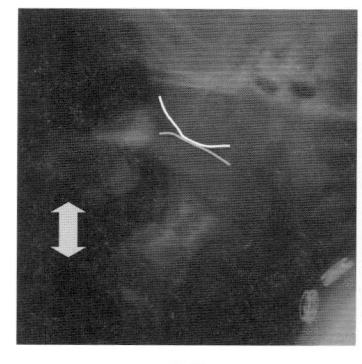

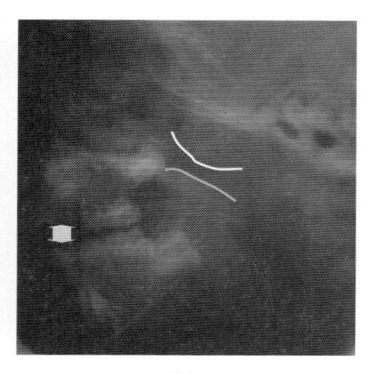

表 10.2 小児術後合併症のハイリスク因子[5]

3 歳以下	未熟児
重症睡眠時無呼吸症候群	呼吸器感染
睡眠時無呼吸症候群の影響による心疾患	頭蓋顔面奇形
発育障害	神経筋障害
肥満	

術を積極的に考える場合がある．その際，慎重に保護者とのインフォームド・コンセントを行い，熟練した耳鼻咽喉科医，麻酔医，小児科医の連携のもとで手術を行うべきである[8]．図 10.3 は重症 OSA を併発した Treacher-Collins 症候群症例に気管切開を行った後，アデノイド切除術，下顎延長術を行い，術後の OSA が軽症に改善した症例を示す．重篤な気道狭窄を伴う場合は一時的に気管切開を行うことを勧める．なお，手術に戸惑う症例や，手術が適応とならない症例などには，睡眠中に CPAP などの陽圧呼吸療法を勧めることがある．ただし小児によっては装着を受け入れず，治療に苦渋する場合も多い． 〔中山明峰〕

● 文　献

1) Diagnostic Classification Steering Committee (Thorpy MJ, Chairman)：International classification of sleep disorders：Diagnostic and Coding Manual. American Sleep Disorders Association, Rochester, 1990.
2) International classification of sleep disorders, 2nd ed. (ICSD-2)：Diagnostic and coding manual. American Academy of sleep Medicine. American Academy of Sleep Medicine, 2005.
3) Powell SM et al.：Quality of life of children with sleep-disordered breathing treated with

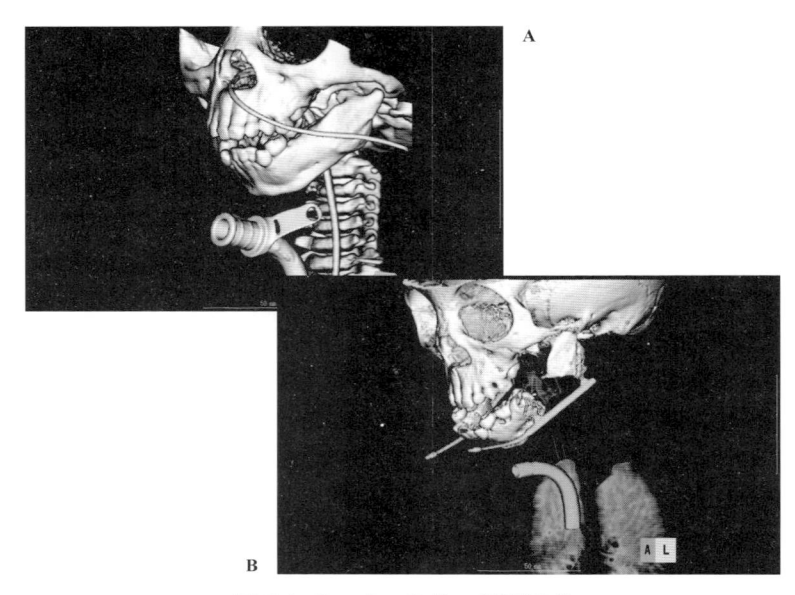

図 10.3 Treacher-Collins 症候群症例
ハイリスクな手術となるため，まず気管切開を行い（A），アデノイド切除術や扁桃摘出術を行い，後日下顎延長術を行う（B）．

adenotosillectomy. *J Laryngol Otol*, **125**：193-198, 2011.
4) Randhawa PS et al.：Long-term quality-of-life outcomes in children undergoing adenotonsillectomy for obstructive sleep apnoea：A longitudinal study. *Clin Otolryngol*, **36**：475-481, 2011.
5) American academy of pediatrics：Clinacal practice guideline：Diagnosis and management of childhood OSAS. *Pediatrics*, **109**：704-712, 2002.
6) Gozal D, Kheirandish-Gozal L：New approaches to the diagnosis of sleep-disordered breathing in children. *Sleep Medicine*, **11**：708-713, 2010.
7) Schwengel DA et al.：Perioperative management of children with obstructive sleep apnea. *Anesth Analg*, **109**：60-75, 2009.
8) 中山明峰ほか：ハイリスク小児睡眠時無呼吸症候群の手術適応および術前術後管理．小児耳鼻咽喉科，**32**：53-57，2011.

10.2 小児の簡易診断法とその限界

　小児の簡易 SAS 診断法（おもに Type 3）は，在宅にてセンサーを装着し記録する検査方法である．簡易モニターは成人においては SAS の診断に有用であるが，小児用の簡易モニターでの診断基準はコンセンサスを得られていないのが現

状である．

　小児における簡易モニターの実態として，診断に十分な記録を得ることはとても困難である．原因としては，①センサーの装着自体に違和感がある，②小児においては"外してはいけない"という自制心が働きにくくセンサーを外してしまう，また③体動が多くそれに伴って記録が安定しないことが挙げられる．そのため睡眠時間に対する判読可能な記録時間の比率は減少する．また，脳波などがないため，睡眠時間の判断が不正確となってしまうことも問題である．

　センサーは鼻センサーとSpO_2センサーがあるが，愛知医科大学病院睡眠医療センターの経験では，鼻センサーは約8%で外れてまったく記録がなく，たとえ外れていなくても全記録時間に対する判読可能な記録時間は70%程度である．また，睡眠サイクル3回以上の十分な睡眠において呼吸状態を評価するためには対象年齢が9歳以上に限定される．それに対しSpO_2センサーはしっかり固定することで安定した記録を得ることができ，1歳から有用である．

　簡易モニターの成功率は患児の年齢や検査に対する理解度によって大きく左右される．また，センサー装着と記録観察においても，PSGのように専門技師によるものではなく，在宅での検査であることにより実際に施行する保護者の理解力および協力性も大きく影響する．

　最近，人の呼吸に伴う身体中の圧力変化を検知し無拘束な状態で呼吸状態を観察することができるシートタイプの簡易無呼吸検査装置（図10.4）が開発され，医療報酬に収載された．当初は，成人用のみであったが，小児に対しても応用さ

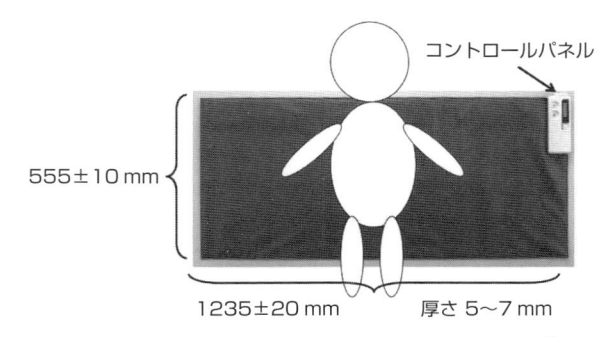

図10.4　シートタイプの簡易無呼吸検査装置（SD-101）[1]
SD-101は162点の圧センサー備えた単純なシートタイプの装置である．

れ，PSGとの比較検討では，AHIとしては若干低くなる傾向が指摘されている[1]．

〔篠邉龍二郎・佐藤雅子〕

● 文　献
1) Arimoto M et al.：A sheet-type device for home-monitoring sleep apneas in children. *Sleep and Biological Rhythms*, **9**：103-111, 2011.

10.3　陥没呼吸と漏斗胸

　睡眠障害国際分類第2版（ICSD-2）において，小児のOSAは吸気中の胸郭の内方への逆説的運動，つまり陥没呼吸をきたすと記してある．多くの場合，保護者がこの症状に気づき，患児が苦しそうな呼吸をすると表現する．症状観察については胸郭と腹部が見えるようにビデオ撮影（たとえばスマートフォンによる動画撮影）をすると，その記録は診察時たいへん役に立つ．健常児は吸気時に胸郭がふくらむのに対して，患児は吸気時に胸郭が凹み，腹部がふくらむ．吸気時に胸骨上窩や肋間が陥凹するこの状態を陥没呼吸と呼ぶ．

　小児の胸郭を形成する肋骨や肋軟骨は低年齢であればあるほど未成長のため柔らかく，陥没呼吸を長期間繰り返すと胸郭が陥没したままの漏斗胸になる可能性がある（図10.5）．そのため，小児を診察する際には必ず胸郭の一部（特に剣状突起周囲）を確認しなければならない．漏斗胸が確認された場合，重症睡眠時無

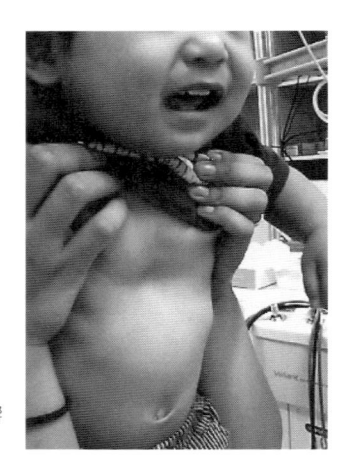

図10.5　睡眠時無呼吸症候群の影響で漏斗胸が見られた小児

呼吸を伴っている場合がある．

　一方，睡眠医療者の意見と異なり，漏斗胸の専門家から見た場合，睡眠時無呼吸は胸腔内陰圧を高め，剣状突起に付着する横隔膜からの線維で胸郭を内側に引き込み，この状態が長く続くと漏斗胸を形成する可能性がある．しかし漏斗胸全体から見るとむしろ遺伝的素因が大きく関与する．鳩胸は先天的に肋骨・肋軟骨が前方に過剰発育するためであり，漏斗胸は後方に過剰発育するためであるという説が一般的である．また，マルファン（Marfan）症候群，くる病，骨形成不全症などを合併する可能性もあるので，要注意である．

　陥没呼吸は小児 OSA にとって重要な一徴候であるが，漏斗胸に移行するかどうかなどについては明白に解明されておらず，今後の追跡が必要である．通常漏斗胸のみを訴える患児にはそれほど重篤な呼吸器や循環器疾患を伴うことは少ない．しかし小児睡眠時無呼吸を併発した場合，成長障害のみならず全身に与える影響は重篤な場合がある．睡眠医療者を訪れた小児に漏斗胸が見られた場合，やはりまずは OSA との関与を考えるべきである．　　　　　〔中山明峰・近藤知史〕

10.4　乳幼児突然死症候群

　乳幼児突然死症候群（SIDS：sudden infant death syndrome）は，それまで元気な乳幼児が，主として睡眠中に突然チアノーゼ，心拍呼吸停止などの状態で発見され，死亡する疾患である．わが国では「それまでの健康状態および既往歴からその死亡が予測できず，しかも死亡状況調査および解剖検査によってもその原因が同定されない，原則として 1 歳未満の児に突然の死をもたらした症候群」と定義されている[1]．

　SIDS の病態に関しては現在のところ明らかにはなっていない．しかし多くの剖検例報告より，慢性低酸素症があったことが示唆されている．慢性低酸素症の原因として，PSG を受けた 30 時間後に SIDS で死亡した乳児例で OSA の頻度が異常に高かったことが報告されて以来，睡眠中に繰り返す SAS が慢性低酸素症の原因ではないかと考えられるようになった[2]．

　PSG を受けた数日から数週間後に SIDS で死亡した症例と健康乳児を比較した追跡において，OSA と MSA ともにいずれの年齢においても SIDS 群で有意に頻度が高かった．また，正常乳児において認められた発達に伴う睡眠中の無呼吸の

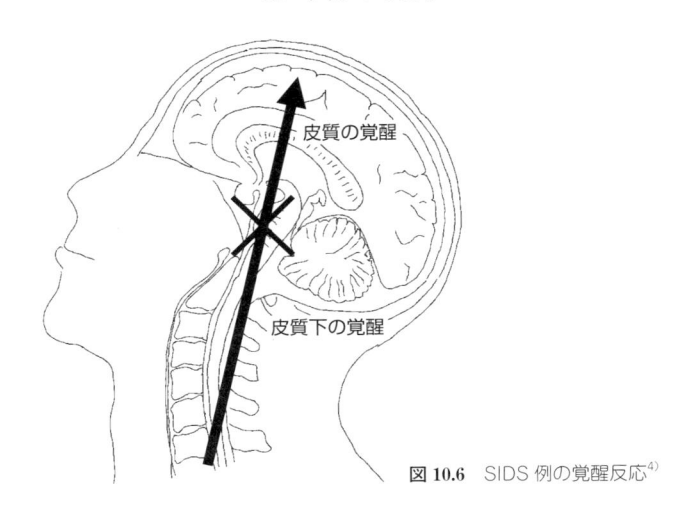

図10.6 SIDS例の覚醒反応[4]

減少が，SIDSでは遅延あるいは欠如している可能性がある[3]．

　PSGで乳児の覚醒反応を確認することができる．さらに脳波の変化の有無により皮質下の覚醒反応と皮質での覚醒反応に分類することができる（図10.6）．SIDS例は正常乳児に比べると有意に皮質下の覚醒反応頻度が高く，皮質における覚醒反応頻度が低い[4]．覚醒反応とは睡眠中の何らかの異常，あるいは何らかの刺激に対して起こる身体の変化をさし，危険を回避するための反応と考えられ，SIDSではその危険信号が大脳皮質に到達しない，または遅れる可能性がある．

〔中山明峰・加藤稲子〕

● 文　献
1) 厚生労働省研究班編：乳幼児突然死症候群（SIDS）に関するガイドライン．子ども家庭総合研究事業乳幼児突然死症候群（SIDS）のためのガイドライン作製およびその予防と発症率軽減に関する研究．平成14年-16年総合研究報告書，pp. 23-26, 2005.
2) Guilleminault C et al.：Obstructive sleep apnea and near miss for SIDS：I. Report of an infant with sudden death. *Pediatrics*, **63**：837-843, 1979.
3) Kato I et al.：Developmental characteristics of apnea in infants who succumb to sudden infant death syndome. *Am J Respir Crit Care Med*, **164**：1464-1469, 2001.
4) Kato I et al.：Incomplete arousal processes in infants who were victims of sudden death. *Am J Respir Crit Care Med*, **168**：1298-1303, 2003.

chapter 11 合併しやすい睡眠障害

11.1 他の睡眠障害のスクリーニング法

　SASの診断・治療を主として行う医療機関であっても，検査の結果SASが否定される場合，SASの治療を行ったにもかかわらず症状が改善しない場合があるので，SAS以外の睡眠障害もスクリーニングできることが必要である．

　睡眠障害国際分類第2版（ICSD-2）[1,2]では，SASなどの睡眠呼吸障害，夜間や睡眠中に不随意運動などが出現する睡眠関連運動障害，夜間の睡眠に問題がないのに日中に覚醒が維持できない中枢性過眠症，体内時計のつくりだす睡眠覚醒パターンが生活スケジュールと一致しなくなる概日リズム睡眠障害（CRSD：circadian rhythm sleep disorders），睡眠と関連して異常行動が出現する睡眠時随伴症，これら5つの睡眠障害によらない不眠症，の6つに大きく分類している．

　簡便なスクリーニング法として，厚生労働省精神・神経疾患研究委託費「睡眠医療における医療機関連携ガイドラインの有効性検証に関する研究」班（研究代表者：清水徹男）が作成した睡眠障害スクリーニングガイドライン[3]がある．アルゴリズムを図11.1に示した．終夜睡眠ポリグラフ検査（PSG）施行前に，大まかな鑑別を行うために有用である．

　PSGを施行してSASではないことが判明した場合，SASの治療を行っても症状が改善しない場合，SASの治療開始後に新たな症状が出現した場合には以下の手順で鑑別を行う．

11.1.1 PSGで明らかな異常所見が認められた場合

　周期性四肢運動（PLM：periodic leg movement）などの周期性筋活動が出現している場合には周期性四肢運動障害（PLMD：PLM disorder）など睡眠関連運

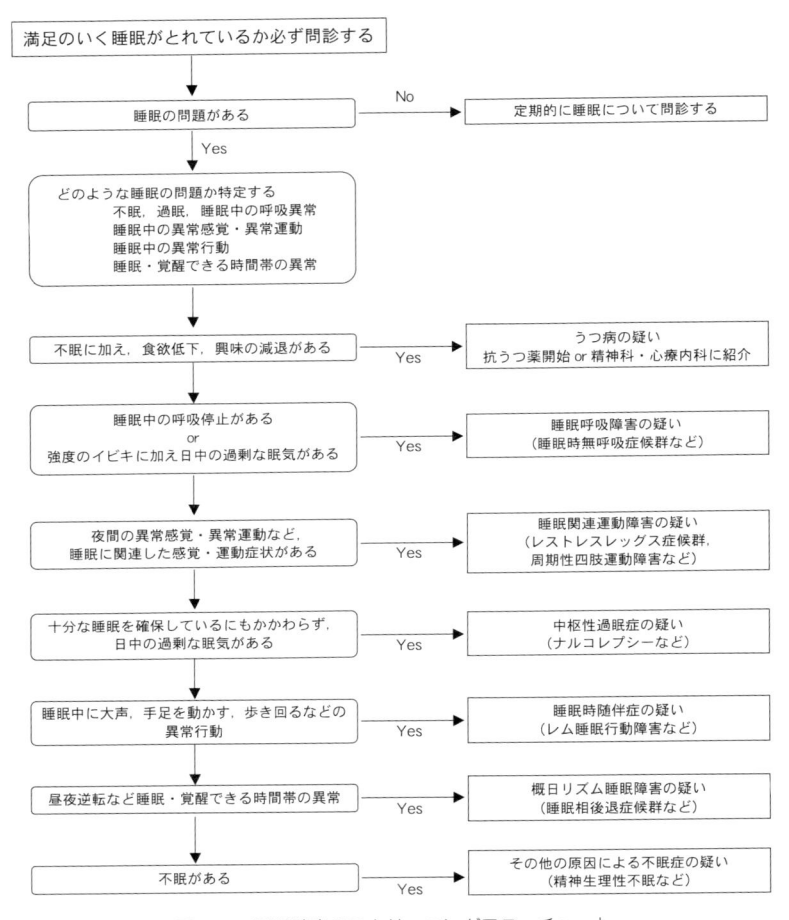

図 11.1 睡眠障害のスクリーニングフローチャート

動障害が疑われる．SAS 診断目的であっても PSG で前脛骨筋筋電図を記録しておくことが重要である．

　筋緊張の低下を伴わないレム睡眠（RWA：REM sleep without atonia）が出現し，それが患者の夢見体験に一致し，さらに家族から大声の寝言や粗大な体動を指摘されている場合はレム睡眠行動障害（RBD：REM sleep behavior disorder）と診断できる．

　直接診断に結びつかない異常現象・異常行動が PSG で認められた場合は，詳

11.1.2 過眠を訴える場合

日中の居眠りが出現する場合の鑑別は以下の手順で行う．まず，十分な睡眠時間が確保されているかを確認し，日常の睡眠時間が6時間未満である場合は睡眠時間の延長を指示する．十分な睡眠が確保されているにもかかわらず，過眠が持続する場合は，レストレスレッグス症候群（RLS：restless legs syndrome）とPLMDについて問診とPSGで確認する．次に，昼夜逆転などのCRSDにより就学・就業する時間帯に過眠を訴えていないか確認する．RLSやPLMD，およびCRSDが除外できた場合は，反復睡眠潜時検査（MSLT：multiple sleep latency test）を行って中枢性過眠症の鑑別を行うか，MSLTを施行可能な医療機関に紹介する．過眠の訴えだけに基づいて精神刺激薬を処方してはならない．

11.1.3 その他の睡眠の異常がある場合

睡眠覚醒リズムの異常（CRSD疑い）や，夜間の下肢を中心とした異常感覚（RLS疑い）や，夜間の異常行動（RBDなど疑い）がある場合にはSAS以外の睡眠障害の診療が行える医療機関に依頼する．

不眠はさまざまな睡眠障害，身体疾患，精神疾患でみられるが，SASやRLS，CRSDなどによる不眠に睡眠薬を投与すると無効であるだけでなく，SASの悪化，せん妄，昼夜逆転の固定化などの弊害をきたす． 〔田ヶ谷浩邦〕

11.2 不 眠 症

不眠は睡眠に関する訴えの中で最も多い．不眠の症状，持続，背景因子は多様であり，睡眠時間を確保できないことによる睡眠不足による心身の不調が，「不眠」と訴えられることもある．慢性の不眠がある患者では，主観的な睡眠の状態と，客観的睡眠が一致しないことも多い．また，SASをはじめとする睡眠呼吸障害（SDB），RLSやPLMDなどの睡眠関連運動障害，CRSDなどでは，しばしば強い不眠を訴えることがあり，これらの睡眠障害では睡眠薬により症状が悪化したり，せん妄などの弊害が引き起こされるので注意が必要である．

症状としての不眠と疾患としての不眠症を明確に分けることは困難であるが，ICSD-2[1,2)]では，SAS，RLS，CRSDなど，他の睡眠障害によらない不眠のうち，①主観的な不眠，②睡眠に適した環境下で入眠困難などの症状が存在する，③日中の機能障害，の3つがそろう場合に「不眠症」と診断される．

不眠の原因は多彩で，「不眠の5P」として身体疾患（physical），精神疾患（psychiatric），薬剤・薬物・物質（pharmacological），生活習慣・環境（physiological），心理的要因（psychological）が挙げられている．最も多いのが身体疾患や精神疾患と併存している不眠である．併存疾患が改善しても不眠症が改善しないことが多いこと，不眠症は将来のさまざまな疾患の危険因子であることなど，併存疾患と不眠症の関連は複雑であり，一方向性の因果関係が明らかになっているわけではない．また，併存疾患の有無にかかわらず慢性の不眠症は患者個人および社会の大きな負担となっていることが判明してきており，原因の如何にかかわらず不眠症を治療することが推奨されている．

不眠症の病態の理解に役立つモデルが不眠の3Pモデルである[4)]．このモデルでは，準備因子，促進因子，持続因子の3つの因子が，不眠症の発症，持続に関与しているとし（図11.2），3つの因子による不眠の程度が，ある一定のレベル以上になると不眠症が発症するとする．3つの因子のうちいずれが主体となるかにより，さまざまな場合が想定される．図11.2Aは，促進因子と持続因子による影響が大きい場合で，ある時点における促進因子により不眠症が発症するが，時間の経過とともに促進因子の影響は減少し，持続因子が主体となって不眠症が持続する状況を示している．図11.2Bは準備因子による影響が大きい場合で，わずかな促進因子や持続因子によって，繰り返し不眠症が引き起こされる状況を示している．上記不眠の5Pのすべてが，この3つの因子のいずれにもなりうる．このモデルからわかるように，不眠の治療では，準備因子，促進因子，持続因子のすべてに働きかける必要があり，薬物療法だけでは不十分で，併存疾患の治療に加え，生活指導を含めた非薬物療法を併用することが有効である．

ICSD-2では不眠症の下位分類として，適応障害性不眠症（急性不眠症），精神生理性不眠症，逆説性不眠症，特発性不眠症，精神疾患による不眠症，不適切な睡眠衛生，小児期の行動性不眠症，薬剤または物質による不眠症，身体疾患による不眠症，特定不能な非器質性不眠症，特定不能な器質性不眠症の11種類が挙げられているが，併存疾患がある場合はその治療を行いつつ，不眠に対して非

A 促進因子と持続因子の影響が大きい場合

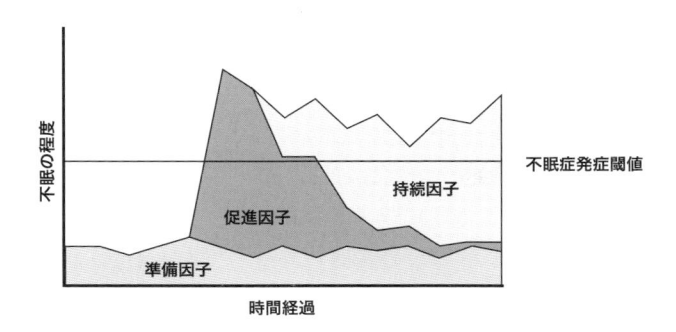

B 準備因子の影響が大きい場合

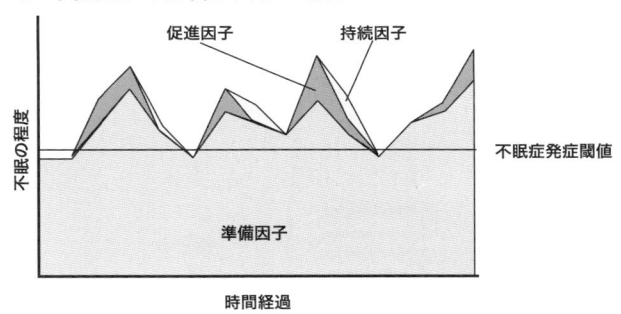

図 11.2　3P モデルによる不眠の出現と持続（文献 3 より一部改変）

薬物療法と薬物療法の両者で対応するという治療戦略は共通している．

〔田ヶ谷浩邦〕

11.3　過　眠　症

　過眠とは，日中目覚めていなければならない状況で過剰な眠気が生じ，覚醒が維持できなくなることである．睡眠不足や薬剤，SAS，RLS などの睡眠関連運動障害，概日リズム睡眠障害（CRSD）でも過眠が生じる．
　睡眠障害国際分類第 2 版（ICSD-2）[1,2]では，SAS，睡眠関連運動障害，CRSD など他の睡眠障害によらない過眠症を中枢性過眠症とし，ナルコレプシー，特発

性過眠症，行動起因性睡眠不足症候群などを含めている．

　ナルコレプシーは，哺乳類を覚醒させ，餌探索行動を促進する物質であるヒポクレチン（オレキシン）が働かなくなることにより起こる．ナルコレプシー患者では視床下部に存在するヒポクレチン産生細胞が減少し，脳脊髄液中のヒポクレチン濃度が低下（典型例では測定限界以下）している．ナルコレプシーでは，睡眠発作（突然出現する耐えがたい眠気），情動脱力発作（大笑いなど強い情動に伴って抗重力筋が脱力），入眠時幻覚（入眠時のリアルな幻覚），入眠期の睡眠麻痺（金縛り）の「ナルコレプシーの四徴」が有名であるが，すべてがそろわない症例も多い．このためICSD-2では，情動脱力発作を伴うナルコレプシーと情動脱力発作を伴わないナルコレプシーに分類するとともに，反復睡眠潜時検査（MSLT）の2時間ごとに4〜5回行う記録で平均入眠潜時が短縮（8分以下は，強い客観的眠気がある）し，入眠期レム睡眠期（SOREMP：sleep onset REM period）が2回以上出現することを客観的診断指標としている．

　特発性過眠症は，睡眠不足，薬剤，SAS，RLS，CRSDなどによらない過眠の

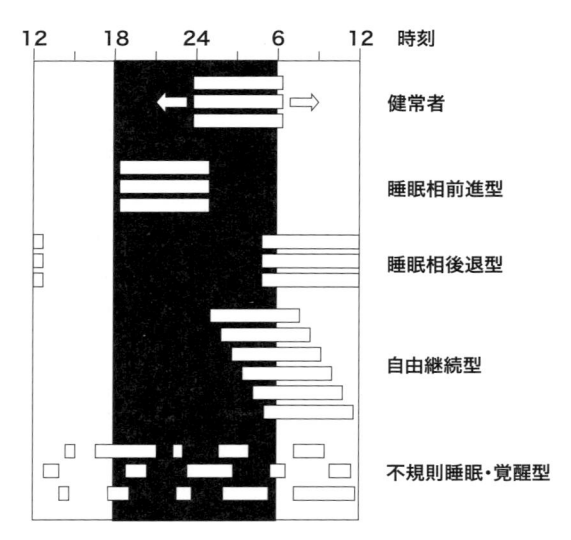

図11.3 CRSDでみられる睡眠パターン
睡眠が出現する時間帯を白抜きバーで示した．概日リズム機構に問題のない健常者でもこのような睡眠覚醒パターンを維持することができる（白抜き矢印）ので，このような睡眠覚醒パターンが見られることがすなわちCRSDであることを意味しない．

うち，MSLTで客観的眠気が確認されるが，SOREMPが2回未満であるものと定義される．特発性過眠症の原因は不明であるが，夜間の睡眠時間が10時間以上である長時間睡眠を伴う特発性過眠症と，そうでない長時間睡眠を伴わない特発性過眠症の2型に分類されている．

ナルコレプシーと特発性過眠症の過眠はモダフィニル，メチルフェニデートなどの精神刺激薬で対処する．2000年頃から精神刺激薬濫用，特にメチルフェニデート濫用が社会問題化した．精神刺激薬濫用のきっかけの大部分が医療機関からの処方であったため，メチルフェニデートに関しては2007年10月に「うつ病」の効能が削除され，2008年1月より登録医と登録薬局のみに処方・調剤を制限する流通管理が開始された．近年でも，精神刺激薬の違法流通が行われており，精神刺激薬を入手するために医師をだます方法がインターネット上で流布されている．MSLTの客観的所見で診断したナルコレプシー，特発性過眠症以外には精神刺激薬を処方しないよう，日本睡眠学会のガイドラインでは推奨されている[5]．

ナルコレプシーでは，極端な体重増加が見られる症例があり，SASと併存していることがある．CPAPコンプライアンスが良好にもかかわらず，過眠が持続する場合は，睡眠時間を確保した上で，MSLTを施行すべきである．

〔田ヶ谷浩邦〕

11.4　概日リズム睡眠障害

概日リズム睡眠障害（CRSD）とは，体内時計がつくりだす概日リズムによる睡眠覚醒パターンと生活スケジュールが一致しなくなり，時間帯によって不眠と過眠を生じ，身体面，精神面，社会面に問題が生じる睡眠障害である．

概日リズム機構は自然環境や天敵の活動の，日内変化（24時間の明暗変化により検出）・季節変化（日長時間の変化により検出）を予測し，環境変化・外敵出現にあらかじめ対応するためのシステムで，単細胞生物からヒトまで，地球上の大部分の生物が概日リズム機構をもつ．体内時計は照度などの条件が変化しない恒常環境でも約24時間周期で概日リズムをつくりだしているが，日常環境では，太陽光線などの高照度光をおもな手がかりとして，日中に活動し，真夜中前後から朝にかけて眠る概日リズムをつくりだしている．体内時計は高照度光やメ

ラトニンにより，1日当たり最大約1〜2時間体内時計位相を前進・後退できる．体内時計が朝をさしている時間帯（主観的朝）に強い光を浴びると体内時計は進み，主観的夜に強い光を浴びると遅れる．少量のメラトニン（0.25〜数 mg）あるいはメラトニンアゴニスト（ラメルテオンであれば2〜4 mg[6]）を主観的夕方〜夜（前日入眠できた時刻の4〜8時間前）に投与すると概日リズム位相が前進し，主観的朝に投与すると後退する．

ICSD-2[1,2]では，身体疾患や薬物によるものを含めて9種類のCRSDが挙げられている．

人為的に生活スケジュールを変化させたときに起こるのが，時差症候群（ジェットラグ）と交代勤務睡眠障害で，体内時計の同調能力（1日当たり約1〜2時間）を超えて，生活スケジュールを変化させたことによって起こる．

人為的スケジュール変更によらないCRSDには，極端な早寝早起きとなる睡眠相前進型（ASP：advanced sleep phase type），極端な遅寝遅起きとなる睡眠相後退型（DSP：delayed sleep phase type），概日リズム周期が24時間周期でないため毎日睡眠覚醒スケジュールがずれていく自由継続型，睡眠覚醒リズムの概日性が消失してしまう不規則睡眠–覚醒型に分けられる．不規則型以外は，概日リズム機構自体は正常に機能しているが，環境変化や社会的スケジュールに体内時計を合わせる同調機能の問題によると考えられている．最も多いのがDSPで，若年者に多い．同調不全を引き起こす原因として，照度変化の乏しい環境・生活，視覚障害，照度変化による時刻情報入力を阻害する身体・精神疾患などがある．

人為的生活スケジュール変更によらないCRSDの治療は，その時点での患者の概日リズム位相を考慮し，タイミングを計った高照度光療法と少量のメラトニンあるいはメラトニンアゴニスト投与である．睡眠薬や眠気を呈する向精神薬は無効であることが多く，半減期が長いものを投与すると睡眠時間が延長し，昼夜逆転が悪化してしまうことが多い[7]．

概日リズム機構に問題がないケースでも，自閉的な生活や，スケジュールの制約がない生活を続けると，昼夜逆転してくることが多く，不登校児や休職中の者では，DSPを呈していることが多い．また，RLSやPLMDにより明け方まで眠れないことが，一見DSPのようにみえることがあり，注意が必要なケースもある．

〔田ヶ谷浩邦〕

●文　献

1) American Academy of Sleep Medicine：The international classification of sleep disorders：Diagnostic & coding manual (2nd ed). American Academy of Sleep Medicine, 2005.
2) 米国睡眠医学会(日本睡眠学会診断分類委員会訳)：睡眠障害国際分類第2版　診断とコードの手引き．日本睡眠学会，2010．
3) 清水徹男編：特集 睡眠障害の診断・治療ガイドライン．睡眠医療，**2**(3)，2008．
4) Spielman AJ et al.：A behavioral perspective on insomnia. *Psychiatr Clin North Am*, **10**：541-553, 1987.
5) 日本睡眠学会：ナルコレプシーの診断治療ガイドライン．(http://www.jssr.jp/data/guideline.html)．
6) Richardson GS et al.：Circadian phase-shifting effects of repeated ramelteon administration in healthy adults. *J Clin Sleep Med*, **4**(5)：456-461, 2008.
7) Sack, R et al.：Circadian rhythm sleep disorders：Part II, advanced sleep phase syndrome, delayed sleep phase syndrome, free-running type, and irregular sleep wake disorder：An American Academy of Sleep Medicine Review. *Sleep*, **30**：1484-1501, 2007.

11.5　レストレスレッグス症候群

　レストレスレッグス症候群（RLS：restless legs syndrome）は，むずむず脚症候群（日本睡眠学会），下肢静止不能症候群（日本神経内科学会：治療薬の保険適応病名），あるいはエクボン症候群（Ekbom syndrome）とも呼ばれる．

11.5.1　頻　　度
　RLSは欧米人に比べると東洋人では比較的に少ない疾患である．近年の大規模調査によって問診票調査では4.0～4.6%[1]に，専門医の面接による調査では1.0～1.1%[1]にあり，性別では女性に多いことが指摘されている．

11.5.2　症　　状
　RLSの主症状であるむずむずした耐え難い感覚は実にいろいろな表現でなされるが下肢の表面ではなく深部の症状であることが特徴である．脚の上を昆虫やアリが這い回る，脚の静脈の中でソーダが泡立つ，電気ショック，下肢の痛み，下肢の深部を何かが移動する，下肢の灼熱感，下肢が裂ける，鼓動する，エルビス・プレスリーの下肢，骨がかゆいなどとして表現される[2]．

表 11.1 ICSD-2 による RLS の診断基準（2005 年：日本睡眠学会診断分類委員会訳：2010 年 7 月）

成人患者の診断（12 歳よりも年長）
A. 下肢を動かそうとする強い衝動を訴える．通常，下肢に不快で嫌な感覚を覚える，あるいは，この感覚のために衝動が生じる．
B. 動かそうとする衝動や不快感は休息中，また寝転んだり座ったりして静かにしているときに始まる，または悪化する．
C. 動かそうとする衝動や不快感は，歩いたり身体を伸ばしたりすれば，少なくともそういった運動をしている間は，部分的または全体的に楽になる．
D. 動かそうとする衝動や不快感は夕方や夜に強くなる，または夕方や夜にしか生じない．
E. この病態は，他の現行の睡眠障害，身体疾患や神経疾患，精神疾患，薬物使用，または物質使用障害では説明できない．

11.5.3 診　　断

2005 年の ICSD-2 の診断基準（表 11.1）が用いられている．要約すると，①下肢に異常感覚があり下肢を動かしたくなる．②その異常感覚は安静にすると始まるか増悪する．③その異常感覚は下肢の運動をしている間は完全あるいは部分的に改善する．④その異常感覚は夕方・夜に起こるか，日中より夕方・夜に増強する．これらの 4 つの症状が RLS 診断上の必須項目である．問診による診断基準以外に RLS を支持する所見としては，家族歴を有すること，ドパミン治療に反応すること，睡眠中あるいは覚醒中に周期性四肢運動（PLM：periodic leg movement）を認めることなどが挙げられている．

11.5.4 重　症　度

RLS の重症度は問診が主体のため主観的評価しかできないが，国際 RLS 研究グループの重症度スコア[4]を用いると，より客観的評価に近づけることができる．

11.5.5 分類と病因

RLS には特発性 RLS と続発性 RLS がある．特発性 RLS が全体の 80% を占めるといわれている．

現時点では RLS の原因や病態として，①脳内鉄欠乏や鉄輸送・代謝異常，② A11 間脳脊髄ドパミン神経系異常，③遺伝的要因が考えられている[3,5]．

11.5.6 続発性 RLS

続発性 RLS が起こりやすい身体条件・誘因としては妊娠中，葉酸欠乏，ビタ

ミンB欠乏，胃切除後，三環系抗うつ剤使用，カフェイン摂取，バルビタール系薬剤の離脱期などが指摘され，疾患としては多発神経炎，脊髄疾患，尿毒症（透析導入後），鉄欠乏性貧血，うっ血性心不全，パーキンソン病，慢性関節リウマチなどが挙げられている[3,6]．

11.5.7 治　　療
非薬物療法として睡眠衛生の見直しや日中の適度な運動，入眠前のマッサージなど症状の軽減を図ることが必要である．無効な場合や中等症以上では，ドパミン作動薬，クロナゼパム，抗てんかん薬が効果的である．続発性RLSでは基礎疾患の治療，原因物質の除去，薬剤の変更が優先される[4]．　　　　〔小池茂文〕

● 文　献
1) 野村哲志・中島健二：Restless legs症候群の疫学．標準的神経治療：Restless legs症候群．神経治療，**29**(1)：81-84，2012．
2) Allen RP et al.：Restless legs syndrome：Diagnostic criteria, special considerations, and epidemiology. A report from the restless legs syndrome diagnosis and epidemiology workshop at the National Institutes of Health. *Sleep medicine*, **4**：101-119, 2003.
3) 日本睡眠学会診断分類委員会訳：むずむず脚症候群・周期性四肢運動障害．睡眠障害国際分類，第2版，診断とコードの手引き（米国睡眠学会編）．医学書院，pp. 188-195，2010．
4) 宮本雅之ほか：Restless legs症候群の治療（薬物治療と非薬物治療）．標準的神経治療：Restless legs症候群．神経治療，**29**(1)：103-109，2012．
5) 岡　靖哲：Restless legs症候群の臨床症状と病態生理．標準的神経治療：Restless legs症候群．神経治療，**29**(1)：84-89，2012．
6) 小池茂文：二次性Restless legs症候群．標準的神経治療：Restless legs症候群．神経治療，**29**(1)：90-94，2012．

11.6　行動起因性睡眠不足症候群

行動起因性睡眠不足症候群（BIISS：behaviorally induced insufficient sleep syndrome）とは，個人の睡眠機能には障害がないが，日中の覚醒を維持するために必要な睡眠時間が，慢性的に不足して日中の過度の眠気，集中力の低下などが起きている状態をさす．発現頻度は全人口の約2％といわれている．

11.6.1　診断基準
ICSD-2の診断基準は表11.2のとおりである．患者の周囲，友人には同程度の睡眠時間でも眠気を訴えない者もいるため，BIISSの患者自身は睡眠時間不足

表 11.2　BIISS の診断基準（ISCD-2）

A.　患者が強い眠気を訴える，または思春期前の子どもの場合，眠気を示唆する行動的異常を訴える．異常な睡眠パターンは，最低でも 3 か月間の間，ほとんど毎日認められる．
B.　履歴，睡眠日誌，またはアクチグラフで確立される患者の習慣的な睡眠時間は，年齢調節標準時間よりも短い．（注：長時間睡眠を伴う患者の場合，習慣的な睡眠時間は年齢調節標準データでは正常なことがある．しかし，これらの睡眠時間が，この人たちには不十分なことがある．）
C.　習慣的な睡眠スケジュールが維持されない場合（週末や休暇時）には，患者は通常よりかなり長く眠る．
D.　睡眠ポリグラフ検査を行うと（診断のために必要なものではない），睡眠潜時は 10 分未満で睡眠効率は 90% を超える．反復睡眠潜時検査（MSLT）中に，［多数の入眠期レム睡眠期（SOREMP）を伴うことも伴わないこともあるが］8 分未満の短い平均睡眠潜時が観察されることがある．
E.　この過眠症は，他の睡眠障害，身体的疾患や神経疾患，精神疾患，薬物服用，または物質使用障害で説明できない．

と認識せず，さらに数日の補償睡眠では改善しないため，ナルコレプシーなどの器質的疾患を疑って受診することがある．

　慢性化や睡眠不足の程度によって，随伴症状として，眠気の上に，焦燥感，集中力の低下，活力の減退，注意散漫，意欲の低下，無反応，不快，疲労感，落ち着きのなさ，協調性の欠如，倦怠感などが出現することがある．このような二次的な症状が BIISS 患者の関心事となりやすいため，根本的な原因を明らかにすることを難しくさせる要因になっている．

　しかし，この状態を放置しておけば，うつ病や他の心理的障害，そして引きこもりにつながる．身体が必要とする睡眠時間と実際の睡眠時間との間に乖離が認められ，週末や休日には，平日と比べて睡眠時間が長いことなどで表出されることが典型例である．

11.6.2　評価と対応方法

　普段の生活の中で就床時刻と起床時刻，通勤・通学時間などを問診し，睡眠時間を評価する．その上で眠気が週の前半より後半に強くなっていないか，休日の睡眠時間が極端に長くなっていないかを問診し，平日に比べて休日の睡眠時間が長く（目安として 2 時間以上）なっていないかが重要なポイントである．この時に思春期でよく認められる睡眠相後退症候群との鑑別が必要になる．さらに長期休暇などに十分睡眠をとった際には日中の眠気や身体症状が出現しないという場合は，BIISS の疑いが強くなる．

　反復睡眠潜時検査（MSLT）を施行して，ナルコレプシーや特発性過眠症と誤

診し，覚醒維持薬を使用するようなことは避けねばならない．

　「疲れたら眠ればよい」という受身的態度でなく積極的な態度で睡眠の意義を理解すること，休日の睡眠時間確保だけでは睡眠不足は予防できないこと（"寝だめ"はできないこと），また蓄積した睡眠負債は，数時間から数日の睡眠時間確保だけでは改善せず2〜4週間かかること，の3点の患者教育が必要である．

〔田中春仁〕

chapter 12 その他のSAS関連事項

12.1 居眠り運転事故

　日中の過度の眠気（EDS：excessive daytime sleepiness）を訴える疾患は多岐にわたるが，なかでもSASにおける居眠り運転事故の危険性については，1980年代の後半以降多数の研究が行われ，2004年にSassaniらによるメタアナリシスの結果，SASは交通事故のオッズ比を2.52に上昇させることが示された[1]。

　愛知医科大学病院睡眠科・睡眠医療センターで診断されたSAS患者（AHI≧5）2452人の調査では，特にAHI≧60の最重症群で過去5年間の居眠り運転事故率が15.8%と高かった（図12.1）。また重度過眠症状（ESS≧16）を伴

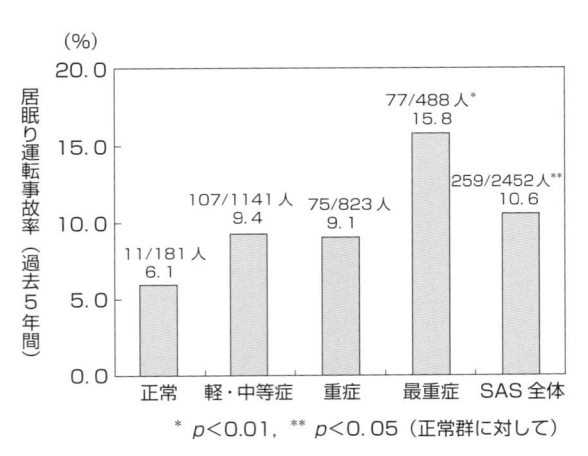

図12.1 SAS患者のAHI重症度別居眠り運転事故率
正常はAHI<5，軽・中等症は5≦AHI<30，重症は30≦AHI<60，最重症は60≦AHI，SAS全体は5≦AHI。

* $p<0.01$, ** $p<0.05$（正常群に対して）

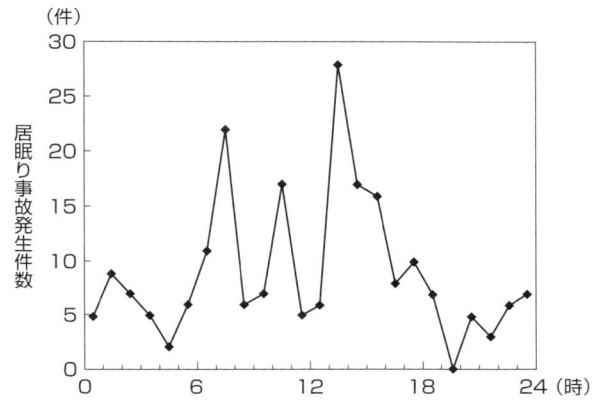

図 12.2 SAS 患者の時刻別居眠り運転事故発生件数

う SAS 患者も居眠り事故率が 20.6% と高く，SAS の重症度としては，軽症から中等症よりも AHI ≧ 60 または ESS ≧ 16 で居眠り事故発生リスクが顕著になることが示唆された．

運転事故発生リスクは眠気の概日リズムに一致し，深夜から早朝ならびに午後に上昇する[2]が，SAS での事故は，眠気の水準の上昇しやすい午後の時間帯に生じやすいと指摘されている[3]．当センターでの調査でも居眠り事故発生件数の日内分布（図 12.2）は，14 時台に最も多く一致している．次いで午前 8 時台が高頻度であった．午前 8 時台の事故については，愛知県では自動車通勤者が非常に多く，同時に SAS による頻回な無呼吸後の覚醒反応による夜間の睡眠障害の悪影響が翌朝に持ち越されたためと考えられる． 〔塩見利明・有田亜紀〕

● 文　献
1) Sassani A et al.: Reducing motor-vehicle collisions, cost, and fatalities by treating obstructive sleep apnea syndrome. *Sleep*, **27**(3): 453-458, 2004.
2) Garbarino S et al.: The contributing role of sleepiness in highway vehicle accidents. *Sleep*, **24**(2): 203-206, 2001.
3) George CF: Sleep・5: Driving and automobile crashes in patient with obstructive sleep apnoea/hypopnoea syndrome. *Thorax*, **59**: 804-807, 2004.

12.2 うつ病と眠気

　OSASもうつ病もまれな疾患ではない．日本人のOSAS患者数は200万人と推定されている．一方，日本の一般人口のうつ病生涯有病率は6.5〜7.5%，過去12か月の有病率は2.2%という報告があり，プライマリケア受診者のうちうつ病であった患者は，10.5%という報告がある[1]．愛知医科大学病院睡眠科・睡眠医療センターを受診し，SAS，過眠症が疑われ，PSGを施行した患者の調査において，PSG前にハミルトンうつ病評価尺度（HAM-D：Hamilton Depression Rating Scale）の構造化面接SIGH-Dを施行したところ，OSASありと診断された者（男性972名，女性143名）のうち，HAM-D得点が16点以上あるいは「うつ病」治療中の者は，男性100名（10.3%），女性20名（14.0%）であった．身体疾患のうつ病有病率は，がんで20〜38%，冠動脈疾患で16〜19%，糖尿病で24%などという報告がある．2007年のSaunamakiのレビュー[2]によると，OSASにおけるうつの有病率は7〜63%である．

　OSASとうつ病との関連性について，OSAS患者にうつ病・抑うつ症状を有する者がいることや，うつ病患者のなかにOSASを有する者がいるという臨床的な報告だけでなく，コミュニティサンプルを対象に両者の関連性を検討した報告もある[3]．また，OSASもうつ病もそれぞれ心血管疾患の重要なリスクファクターであることが明らかになっているが，この三者間の関連性は明らかでない．

　OSAとうつを関連づけるメカニズムとしては，OSASに伴う断片化した睡眠，繰り返す間歇的な低酸素，夜間交感神経活動の亢進，昼間の眠気，疲労感が考えられている．断片化した睡眠が気分に影響し精神症状を悪化させること，徐波睡眠が断絶したり睡眠維持ができないことを介して抑うつ症状が悪化することが考えられている．また，特に非定型うつ病は過眠・過食を呈し，日中の過度の眠気を主訴とするOSASや過眠症との鑑別あるいは併存の有無が臨床的にも問題となる．この非定型うつ病の過食，うつ病による活動度の低下や治療薬で食欲増加が得られることに伴う体重増加はOSASを悪化させる．

　昼間の眠気はOSASの主要な症状であり，CPAP療法中の患者の残遺眠気は臨床的に問題になり検討されている．OSASの患者の昼間の眠気が，年齢・AHI・ミネソタ多面人格目録検査（MMPI：Minnesota Multipasic Personality

Inventory）の心気症（hypochondriasis）と関連があったという報告がある[4]．愛知医科大学病院で行われた前述の OSAS の男性 972 名，女性 143 名の検討の結果，男性 OSAS 患者では若年，抑うつ度，最低 SpO_2，睡眠段階 N3 の割合が，女性 OSAS 患者では肥満度，睡眠段階 N3 の割合，抑うつ度が昼間の眠気度に関連していた．

OSAS 患者の中にはうつ病を合併，あるいは併存している患者が含まれており，OSAS 治療においても患者の心理的側面に留意すべきである．

〔塩見利明・堀　礼子〕

● 文　献
1) Kawakami N et al.：Twelve-month prevalence, severity, and treatment of common mental disorders in communities in Japan：Preliminary finding from the World Mental Health Japan Survey 2002-2003. *Psychiatry Clin Neurosci*, **59**(4)：441-452, 2005.
2) Saunamaki T, Jehkonen M：Depression and anxiety in obstructive sleep apnea syndrome：A review. *Acta Neurol Scand*, **116**(5)：277-288, 2007.
3) Harris M et al.：Obstructive sleep apnea and depression. *Sleep Med Rev*, **13**(6)：437-444, 2009.
4) Hayashida K et al.：Factors influencing subjective sleepiness in patients with obstructive sleep apnea syndrome. *Psychiatry Clin Neurosci*, **61**(5)：558-563, 2007.

12.3　夜　間　頻　尿

夜間頻尿とは，「夜間排尿のために 1 回以上起きなければならないという訴えである」と 2002 年の国際禁制学会（ICS：International Continence Society）により定義されている．夜間の排尿回数が 2 回以上になると生活の質（QOL）が低下し治療の対象となることが多いため，臨床的には，夜間 2 回以上の排尿が夜間頻尿とされている．夜間頻尿の原因は，泌尿器系疾患・心不全・高血圧・糖尿病・アルコールやカフェインの過剰摂取・薬物性・心因性・加齢・睡眠障害など多岐にわたる．SAS では，覚醒反応の増加による抗利尿ホルモン（ADH：antidiuretic hormone）の低下や，胸腔内の陰圧負荷によるヒト心房性ナトリウム利尿ペプチド（hANP）の増加により夜間尿量が増加する．さらに，浅い眠りによる尿意覚醒域の低下により 1 回排尿量が減少し，夜間頻尿となる（図 12.3）．

愛知医科大学病院睡眠科・睡眠医療センターにおいて，睡眠障害を訴えた成人

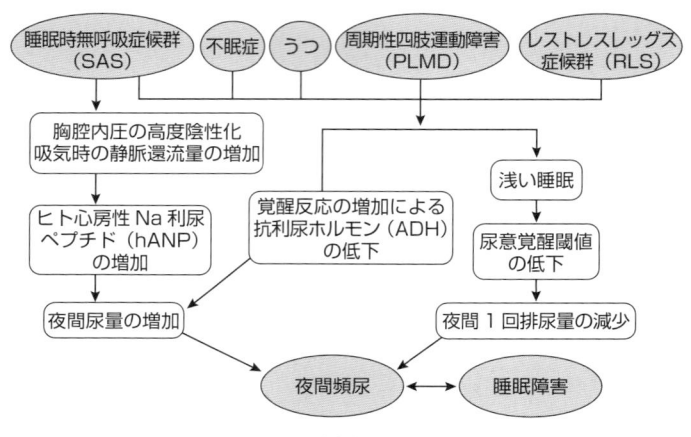

図 12.3　睡眠障害と夜間頻尿の関係

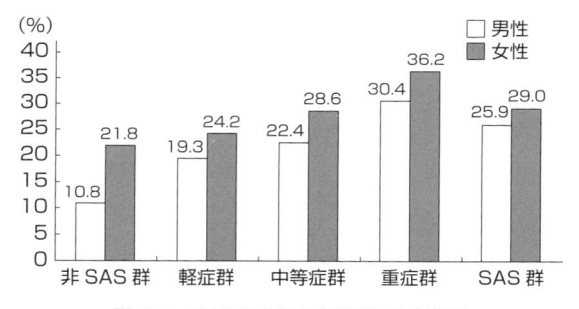

図 12.4　SAS における夜間頻尿の合併率

患者から泌尿器科に受診・治療歴のある患者と RLS（または PLMD）と診断された患者を除外した 1411 人（男性 1102 人，女性 309 人）に施行した PSG の結果では，夜間頻尿の合併率は男性で，非 SAS 群 10.8%・軽症群 19.3%・中等症群 22.4%・重症群 30.4%，一方，女性では非 SAS 群 21.8%，軽症群 24.2%・中等症群 28.6%・重症群 36.2% であり，夜間頻尿の合併率は男女とも SAS の重症化に従って漸増する傾向を示した（図 12.4）．健常者の夜間の排尿回数が 0 回であるとすると，軽症 SAS 群で約 5 人中 1 人，中等症 SAS 群で約 4 人中 1 人，重症 SAS 群で約 3 人中 1 人が夜間に 2 回以上排尿のために起きているという結果である．この夜間頻尿は SAS 患者の睡眠障害をいっそう悪化させる要因となっている．

〔塩見利明・村上陽子〕

12.4 妊産婦のSAS

12.4.1 妊産婦の睡眠呼吸障害

妊娠に伴ってさまざまな睡眠障害が出現することが知られているが，その中で，妊産婦のSASに関しては，若年女性でも大イビキがある人は，高度肥満のときに重症のSASを高率に発症し，肥満女性では，妊娠に伴う体重増加によって，脂肪が上気道を狭小化し，SDBを生じることがわかってきている．重度のSASによる高度な夜間低酸素血症（母体の動脈血 $PaO_2 < 40$ Torr）が妊娠中にさまざまな悪影響を及ぼす可能性が疑われはじめており，流産や死産の直接的な原因の1つである可能性がある．妊娠中の体重管理は妊娠糖尿病や妊娠高血圧症候群のみならず，SDB予防の観点からも重視されるべきである．

12.4.2 SASと流産・早産

塩見ら[1]の報告では，若い女性のSAS患者8例において妊娠に関連した問題点があり，6例に流産，1例に（切迫）早産，また2例には広汎性発達障害の子どもが認められた．SASによる母体の低酸素血症が胎児に及ぼす悪影響の機序に関する仮説としては，SASによる低酸素血症を中心とした母体側の病態生理的変化が妊娠高血圧（妊娠中毒症または子癇前症）の原因となる可能性は大であり，さらにSASによる母体低酸素血症が胎盤機能の不全を生じるならば，胎児もまた慢性の夜間低酸素血症に陥り血流再配分後に子宮内胎児遅延（IUGR：

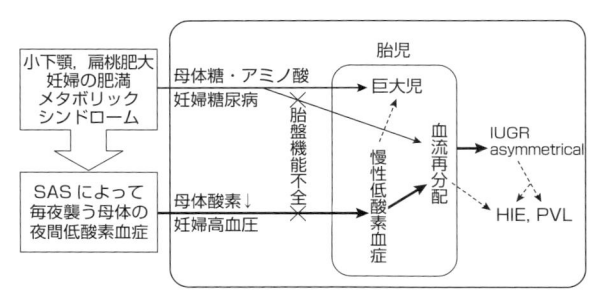

図 12.5 SASによる低酸素血症が胎児に及ぼす悪影響の機序（仮説）[1] IUGRは子宮内胎児発達遅延，HIEは低酸素性虚血性脳症，PVLは脳室周囲白質軟化症を表す．

intrauterine growth retardation）を生じる可能性が疑われる（図12.5）．この IUGR が低酸素性虚血性脳症（HIE：hypoxic-ischemic encephalopathy），脳室周囲白質軟化症（PVL：periventricular leukomalacia）の原因になることも否定できない．母体側の低酸素性胎盤機能不全の原因として，高度肥満の妊婦における重度 SAS の合併は産科，小児科，特に周産期医療で重視されるべきである[1]．

12.4.3 妊婦に対する CPAP 治療

妊婦に対する CPAP の治療の安全性は，すでに Guilleminault ら[2]によって報告されており，塩見ら[1]もすでに重症 OSAS を合併した2例の肥満妊婦で CPAP 治療を用いた周産期の在宅指導管理に成功している．また，CPAP の適応基準を満たさない妊産婦には口腔内装置（OA）を用いた指導を産科医と協力して行っている．今後は，妊婦に合併する OSAS など SDB について，妊産婦検診レベルでの早期診断と早期 CPAP 治療の追加が，妊娠高血圧症候群や子癇前症の予防・治療に，そして生まれてくる子どもたちのためにきわめて重要と考えられる．

〔塩見利明・前久保亜希子〕

● 文　献
1) 塩見利明ほか：睡眠時無呼吸症候群（SAS）と妊娠．医事新報，**4232**：33-36，2005．
2) Guilleminault C et al.：Pregnancy, sleep disordered breathing and treatment with nasal continuous positive airway pressure. *Sleep Med*, **5**：43-51, 2004.

12.5　高齢者の SAS

超高齢化社会を迎えるにあたって，高齢者の睡眠時無呼吸症候群（SAS）の有病率は現時点でも20％以上にのぼるといわれている[1]が，わが国における高齢者の SAS の割合や実態は明らかではない．その理由として，高齢者では若年層から壮年層における SAS の一般的な自覚症状である大きなイビキや日中の眠気は目立たなくなり，受診動機が減少するために見過ごされやすい．さらに高齢者では，SAS だけではなくさまざまな病態が幾重にも絡み合い，それらの成因疾患の1つとして SAS が存在している．壮年層と違って SAS の診断までも一筋縄ではいかないのが特徴である．SAS に対する標準的治療である CPAP 療法についても，高齢者の SAS では無呼吸のタイプが混在しやすいため，その導入につ

12.5.1 高齢者 SAS の特徴

　高齢者の SAS 患者は，イビキ・無呼吸・日中の眠気・抑うつ状態などの典型的な症状を認める壮年層の SAS 患者と異なって，自覚症状がない場合が多い．壮年層では，肥満を背景に発生することが多いが，高齢者の SAS 患者は，女性の割合や非肥満例が増加してくる．熊本くわみず病院における検討では，肥満の基準を BMI≧25 として，高齢者の重症 SAS 患者（263 例）と 65 歳未満の重症 SAS 患者（800 例）を比較すると，65 歳未満では肥満患者の占める割合が高いが，高齢者では肥満と非肥満の割合がほぼ同等であった（図 12.6）．つまり，高齢者では肥満の SAS 患者が減少していた．また，男性の SAS 患者（2072 例）をそれぞれ BMI，SAS の重症度（AHI），日中の眠気を表すエプワース眠気尺度（ESS）でその推移をみていくと，BMI は年代とともに減少したが（図 12.7），SAS の重症度はさほど変わっていなかった（図 12.8）．自覚症状の昼間の眠気（EDS）に関しても，年齢とともに ESS は低下していた（図 12.9）．

12.5.2 高齢者 SAS の不眠

　高齢者の睡眠時間は生理的に短縮し，睡眠の質も低下するため早朝覚醒など不眠を訴えることが多い．特に高齢者で SAS を合併すれば，夜間睡眠時の中途覚醒，

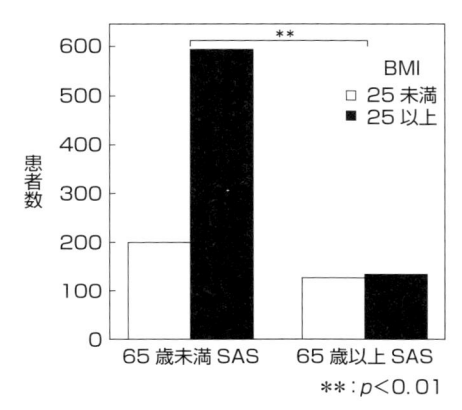

図 12.6 重症 SAS 患者における肥満・非肥満患者数
高齢者の SAS では肥満と非肥満の患者数がほぼ同等である．

12. その他の SAS 関連事項

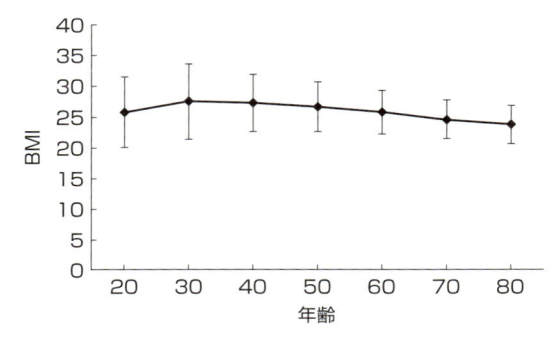

図 12.7 BMI の年代別推移
体重は年齢とともに減少している.

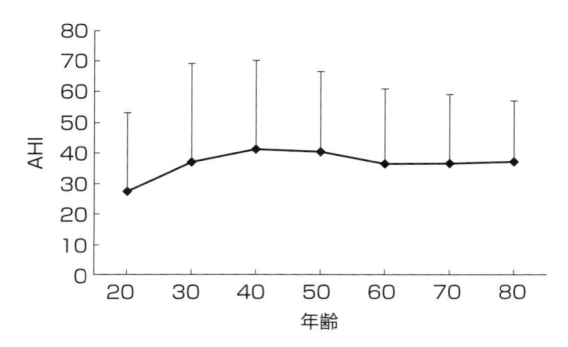

図 12.8 AHI の年代別推移
SAS の重症度は年代ごとでもあまり変化しない.

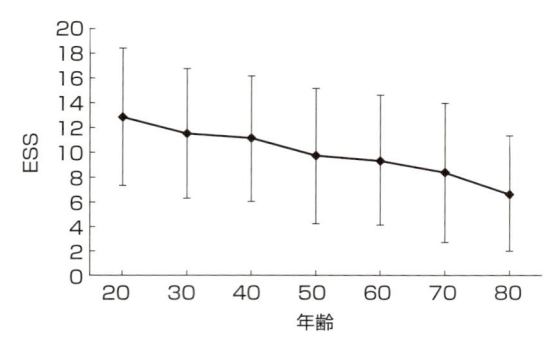

図 12.9 エプワース睡眠尺度の推移
若年層は眠気を強く感じるが，高齢層では眠気を感じなくなる.

および頻尿による熟眠障害を生じやすい．夜間の頻回な呼吸イベントによる覚醒反応が中途覚醒を引き起こす[2]．またOSAによる胸腔内の陰圧負荷が心房にかかり，hANPが増加することで夜間の頻尿が発現する．

12.5.3 高齢者SASと循環器疾患

高齢者のSASでは，肥満・メタボリックシンドローム以外のすべての合併症は年齢とともにその合併頻度が高くなる．SAS患者における各種合併症の割合においても，高血圧症は80歳代で43%に合併し，不整脈は40歳代で2%だが80歳代になると15%と7倍以上増加していた．高血圧は心房細動（Af）発症の危険因子の1つ[3]であるが，高血圧症・心房細動，さらに脳血管障害や虚血性心臓病の既往，そして心不全の症状までのすべてを併せもっている高齢者もめずらしくない．認知機能低下あるいは認知症については，ラクナ梗塞などの脳血管障害により発生することもあり，同様にSASの合併に起因する夜間高血圧[4]なども含めて原因疾患の1つとして検討されるべきである．

12.5.4 高齢者でのSASの治療

高齢になるにつれて歯牙の欠落や口輪筋などの筋力低下により口腔内装置（OA）の装着は困難となる．したがって，高齢者のSASの治療法でも第一選択肢は，CPAP療法[5]である．しかし，診断の上ではCPAP療法が妥当とされる場合において治療の前提となる同意が得られないか，あるいは指示が入らない高度の認知症をはじめとする強い精神疾患のある患者の場合，導入は無理である．たとえ精神疾患状に乏しくても日中ほぼ寝たきりで下顎の保持が困難となった脳梗塞後遺症などの場合もCPAPの鼻マスク装着は困難である．ほかにすでにCSAが主体となった多系統変性疾患，酸素療法が必要な呼吸不全，CSAやCSRが優位の心不全例などでは，HOT（home oxygen therapy）あるいはASV（adaptive servo ventilation）のほうがより効果的である．慢性呼吸不全や慢性心不全などは，圧倒的に高齢者に多い病態であり，優先される病状によって治療法も選択されるべきである．そのために高齢者でもPSG検査を施行し，無呼吸の種類を丁寧に精査する必要がある．

高齢者のSASの頻度は高く，今後もCPAP療法などを選択する患者は増加すると推測される．SASを治療することは，心筋梗塞や脳梗塞などの重要な合併

症を予防することにより生命予後に寄与するだけでなく，認知機能障害，うつ状態，夜間頻尿など高齢者の ADL や QOL も改善するため，高齢者にとって重要な治療法の1つである． 〔池上あずさ〕

● 文　献

1) Yung T et al. : The occurrence of sleep-disordered breathing among middle-aged adults. *N Engl J Med*, **328** : 1230-1235, 1993.
2) Bradley TD, Floras JS : Sleep apnea and heart failure : Part I : Obstructive sleep apnea. *Circulation*, **107** : 1671-1678, 2003.
3) 日本高血圧学会高血圧治療ガイドライン作成委員会：JSH 2009，日本高血圧学会，p. 53, pp. 66-67.
4) Leung RS, Bradley TD : Sleep apnea and cardiovascular disease. *Am J Respir Crit Care Med*, **164** : 2147-2165, RV, 2001.
5) Sullivan CE et al. : Reversal of obstructive sleep apnea by continuous positive airway pressure applied through the nares. *Lancet*, **1** : 835-862, 1981

12.6　SAS と不正咬合

日本人の SAS は欧米人と比較し，肥満度は軽度であるが，顎顔面形態の問題が大きく関与しているといわれている．そのため日本人の顎顔面形態の特徴を知り不正咬合が睡眠時無呼吸に及ぼす影響についても理解する必要がある．

12.6.1　睡眠時の体位と呼吸様式

睡眠時の体位や呼吸様式が不正咬合に関与している．正常な鼻呼吸の場合は，

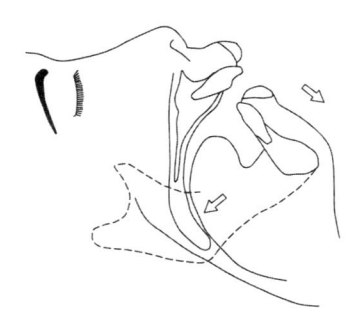

図 12.10　開口睡眠
仰臥位での開口睡眠により，下顎骨は下方後方に位置する．舌は舌根沈下を起こし軟口蓋を圧迫する．

口唇は閉じており，鼻から上気道に空気が入る．通常，舌背は上顎の口蓋粘膜に吸いついている．しかし，SAS患者の大半は仰臥位で開口している（図12.10）．イビキや無呼吸が起こる場合は，開口し，軟口蓋や舌根部が沈下し，上気道が狭小化または閉塞する．

成人の生活では，1日のほぼ1/3〜1/4が睡眠時間として費やされるが，特に成長期において，仰臥位で開口した呼吸状態（口呼吸）が続くと，下顎の成長が抑制され，小下顎症や下顎後退となるのは明らかである．

12.6.2 不正咬合

従来の顎顔面形態は，セファロ分析からのみなされていた．これは，側面からの二次元評価でしかない．通常，歯科矯正学では，セファロ分析と歯牙模型分析で不正咬合の診断を行っている．そこで，セファロ分析と歯牙模型分析の両方でSASの不正咬合を分析し，日本人一般とどのような違いがあるかを分析した結果，骨格的には，①上顎前突症が多く，②過蓋咬合も多いことが明らかになった（図

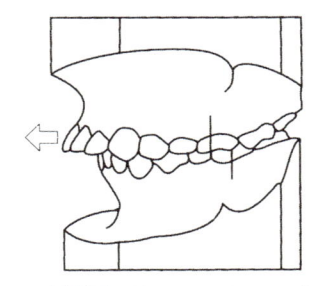

上顎前突（Overjet＞6.0 mm）　　過蓋咬合（Overbite＞5.0 mm）

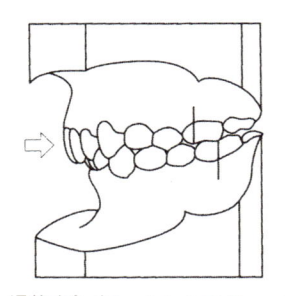

図12.11 上顎前突と過蓋咬合[1]

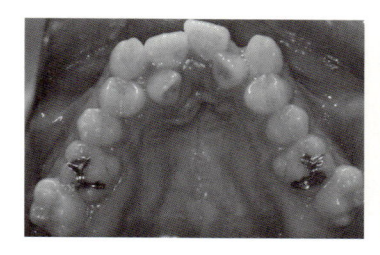

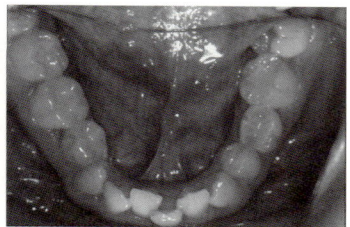

図12.12 叢生（左）と狭窄歯列弓（右）

12.11). また歯列的には，上下顎のうち特に下顎前歯の叢生が多く，さらに狭窄歯列弓が多いのも特徴である（図12.12）.

12.6.3　上顎前突症と過蓋咬合

睡眠時に無呼吸を起こす原因は，顎態などの硬組織と軟口蓋・舌根部・咽頭後壁などの軟組織の2つの要素が考えられる．軟組織はセファログラムの観察から，軟口蓋が長く厚い，舌骨が低位にある，舌が相対的に大きい，上気道が狭い，という特徴がある．この軟組織を支える骨格である硬組織には，上顎前突症（Overjet：OJ＞6.0 mm），過蓋咬合（Overbite：OB＞5.0 mm）が多いという特徴がある．これらは，小下顎症や下顎後退の結果として引き起こされたと推論される．さらに，歯列では叢生や狭窄歯列弓が多いので，さらに舌房が狭くなり，気道が狭窄される状態となっている．

上顎前突症や過蓋咬合があると，睡眠時に起きてくる次の問題として，口唇閉鎖不全と舌根沈下の関与がある．

12.6.4　口唇閉鎖不全

口唇閉鎖不全を起こす不正咬合は，①上顎突前症，②上下前突症，③開咬，④下顎後退などがあり，そのほかに，⑤耳鼻科的問題，⑥機能的問題がある．これらの不正咬合があると，歯牙や顎骨の上下のずれの問題があり，睡眠時は口唇閉鎖が困難となり，開口状態となる．上顎前突症（OJ＞6.0 mm）と非肥満SASの無呼吸の重症度には有意な相関関係がある[2].

12.6.5　下顎後退による舌根沈下，低位舌

①過蓋咬合，②小下顎症，③下顎後退，④狭窄歯列弓などの不正咬合があると，口腔内容積が狭くなるため，舌が後方に圧排される結果，気道を狭窄する状態となる．セファログラムでは，低位舌や低位の舌骨の状態が観察される．多くのSAS患者は，舌が相対的に肥大しており，低位状態があり，舌背を口蓋粘膜に挙上できない人が多い．

これらの不正咬合の分析から，SASを予防あるいは改善するためには，特に成長期に歯科矯正治療を行うことが重要である．GuilleminaultらはSASの予防には歯列拡大が重要だと指摘している[3]．歯列拡大は，とても重要であるが，そ

れだけでは充分でなく，後退している下顎を前方に位置づけることも大切である．さらに，形態だけでなく，小児期から口唇を閉じて鼻呼吸する機能を獲得させるべきである．

〔宮尾悦子〕

● 文　献

1) 宮尾悦子ほか：睡眠医歯学の臨床．日本歯科評論別冊（塩見利明・菊池哲編），ヒョーロン，pp. 128-133，2004．
2) Miyao E et al.：The role of malocclusion in non-obese patients with obstructive sleep apnea syndrome. *Internal Medicine*, **47**：1573-1578, 2008.
3) Guilleminault C et al.：Orthodontic expansion treatment and adenotonsillectomy in the treatment of obstructive sleep apnea in prepubertal children. *Sleep*, **31**(7)：953-957, 2008.
4) Miyao E et al.：Oral appliance thearapy for a child with sleep apnea syndrome due to palatine tonsil hypertraply. *Sleep Biol Rhythms*, **5**(4)：288-290, 2007.

chapter 13 医療連携

　7.2節「診断アルゴリズム」では，SDBを診断する上での一般医からSDB中心の睡眠医療専門施設および総合的睡眠医療専門施設への連携について，また，9.1節「治療アルゴリズム」では，SDBを治療する上での連携について，連携指針が記載されている．ここでは，内科系一般医や他科専門医と睡眠医療専門施設（日本睡眠学会の睡眠医療認定施設[1]）との連携について記載する[2]．

13.1　専門医療機関との連携

　図13.1は一般医（GP：general practitioner），耳鼻科，歯科とSDB中心の睡眠専門施設や総合的睡眠医療専門施設との相互関係を示し，どのような場合に，連携するかが注釈として加えられている．

13.2　一般医の役割

　患者からの訴えなどがある場合，（できれば簡易無呼吸検査でスクリーニングを行い，）睡眠医療専門機関へ紹介する．
　CPAP治療の継続可能な方の睡眠医療専門機関からの逆紹介があった場合の外来治療の指導管理をする．

13.3　一般耳鼻咽喉科の役割

　患者からの訴えなどがある場合，（できれば簡易無呼吸検査でスクリーニングを行い，）睡眠医療専門機関へ紹介する．
　CPAP治療の継続可能な方の睡眠医療専門機関からの逆紹介があった場合の外

13.3 一般耳鼻咽喉科の役割

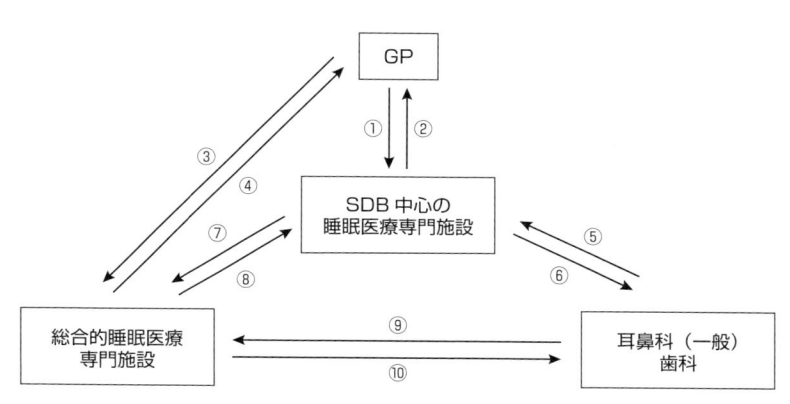

図 13.1 医療機関の連携

①-1 睡眠中のイビキなど睡眠呼吸障害が疑われた場合（できれば，簡易無呼吸検査でスクリーニングされるのが望ましい）
①-2 CPAP 治療中で状態悪化があり，PSG 検査が必要な場合（または，顕著な減量により PSG 再検査が必要な場合）
②-1 CPAP 治療により症状が安定しかつコンプライアンス良好な場合
②-2 減量治療成功の場合
③-1 睡眠中のイビキなど睡眠呼吸障害が疑われた場合（B 型施設が近くにない場合，できれば簡易無呼吸検査でスクリーニングされるのが望ましい）
③-2 他の睡眠障害の合併が疑われた場合
③-3 CPAP 治療中で状態悪化があり，PSG 検査が必要な場合（または，顕著な減量により，PSG 再検査が必要な場合）
④-1 CPAP 治療により症状が安定しかつコンプライアンス良好な場合
④-2 減量治療成功の場合
⑤-1 睡眠中のイビキなど睡眠呼吸障害が疑われた場合（できれば耳鼻科では簡易無呼吸検査でスクリーニングされるのが望ましい）
⑤-2 CPAP 治療中で状態悪化や改善があり，PSG 検査が必要な場合
⑥　鼻腔・咽頭の手術適応のある場合は耳鼻科へ
　　（CPAP 使用困難で）口腔内装置（OA）適応がある場合は歯科へ
⑦　CPAP 治療でも眠気が残る場合や他の睡眠障害が疑われる場合
⑧　CPAP 治療継続可能の場合で，B 型施設での通院がより便利な場合
⑨-1 睡眠中のイビキなど睡眠呼吸障害が疑われた場合（特に，B 型施設が近くにないようなとき，できれば耳鼻咽喉科では簡易無呼吸検査でスクリーニングされるのが望ましい）
⑨-2 他の睡眠障害の合併も疑われた場合
⑨-3 CPAP 治療中で，状態悪化や改善があり，PSG 検査が必要な場合
⑩　鼻腔・咽頭の手術のある場合は耳鼻科へ
　　（CPAP 使用困難で）口腔内装置（OA）適応がある場合は歯科へ

来治療の指導管理をする．
　耳鼻科的処置や投薬による上気道に対する治療（場合によっては，鼻内，アデノイド，扁桃に対する手術）を行う．

13.4　歯科の役割

　患者からの訴えなどがある場合，睡眠医療専門機関へ紹介する．
　CPAP使用継続困難例や軽症OSASでの睡眠医療専門機関からの紹介により，小顎，下顎後退などのOA適応があればOAを作製する．
　OAの治療効果の判定を睡眠医療専門機関へ依頼する．
　GP，一般耳鼻咽喉科でのCPAP療法と歯科でのOA治療の効果判定について，概ね1年ごとまたは病状に変化のあったときには，PSGあるいは簡易無呼吸検査による有効性評価を睡眠専門医療機関に依頼することが望ましい．

おわりに

　睡眠呼吸障害（SDB）診断・治療・連携ガイドラインを概説した．これらは，OSAS以外に，CSAS，SHSV，チェーン-ストークス呼吸などのSDB全般における診断と治療のガイドラインとして，一般医療機関（歯科も含む），SDB中心の睡眠医療専門機関，ならびに総合的睡眠医療専門機関などとの連携に役立つことが期待される．　　　　　　　　　　　　　　　　　　　　　〔篠邉龍二郎〕

● 文　献
1) 日本睡眠学会ウェブサイト：http://jssr.jp/
2) 篠邉龍二郎ほか：睡眠呼吸障害の診断・治療・連携ガイドライン．睡眠医療，**2**(3)：271-278，2008．

欧文索引

A11 間脳脊髄ドパミン神経系異常　220
ADH（antidiuretic hormone）　227
AHI　90
Apnea cap　171
arousal　20, 23
ASV（adaptive servo-ventilator）　155, 176

von Bezold-Jarisch 反射　33
BIISS（behaviorally induced insufficient sleep syndrome）　221
BMA（bi-maxilla (-mandible) advancement）　189
BPAP（bi-level positive airway pressure）　40, 165, 176

CAP（cyclic alternating pattern）　128, 183
CAP 率　129
Cephalostadt　119
CKD（chronic kidney disease）　v, 22, 158
CompSAS（complex SAS）　38
COPD（chronic obstructive pulmonary disease）　95, 160
cor pulmonare　155
CPAP（continuous positive airway pressure）　6, 141, 169
CRSD（circadian rhythm sleep disorders）　211, 215, 217
CSA（central sleep apnea）　194
　——の薬物療法　199
　病的——　35
CSAS（central SAS）　31
CSR（Cheyne-Stokes respiration）　31, 40, 81, 83, 152
CSR-CSA　14, 178, 179
Curve of Spee　117
CVA（cough-variant asthma）　161
CVHR（cyclic variation of heart rate）　125
CVHR index　127

Downs-Northwestern 分析法　120

ED（erectile dysfunction）　21, 86, 158
EDS（excessive daytime sleepiness）　18, 183, 224
ES Angle　122
ESS（Epworth Sleepiness Scale）　18, 19, 45, 87, 183

GERD（gastroesophageal reflux disease）　v, 160-162

hANP（human atrial natriuretic peptide）　21, 63, 227, 233
Hering-Breuer の吸息抑制反射　33, 171
HPA（hypersomnia with periodic apnea）　2

IMT（intima-media thickness）　144

J 受容器　41
J-ESS　87

Kushida Index　122

LES（lower esophageal sphincter）　162
long face syndrome　51

MAS（mandibular advancement splint）　187
MMA（maxilla-mandible advancement）　189
MSAS（mixed SAS）　38
MSLT（multiple sleep latency test）　19, 106, 213
MWT（maintenance of wakefulness test）　19, 106

NAFLD（non-alcoholic fatty liver disease）　162
NASH（non-alcoholic steato-hepatitis）　162
NIPPV（non-invasive positive airway pressure

ventilation) 36, 176
NPPV (nasal positive pressure ventilation) 44

OA (oral appliance) 47, 117, 184, 187
ODI (oxygen desaturation index) 90, 96
OHS (obesity hypoventilation syndrome) 43
OSA (obstructive sleep apnea) 24
　　──の原因　26
　　──の薬物療法　199
OSAS　4, 5
overlap syndrome　160

P$_{es}$　23, 46, 99, 107, 183
PH (pulmonary hypertension)　155
PLM (periodic leg movement)　102, 211, 220
PLMD (periodic leg movement disorder)　211
PPI (proton pump inhibitor)　162
PSG (polysomnography)　20, 23, 24, 45, 97, 203, 211
PWS (Pickwickian syndrome)　1, 43
PWV (pulse wave velocity)　144

RBD (REM sleep behavior disorder)　212
RDI (respiratory disturbance index)　11
RERA (respiratory effort related arousal)　5, 47, 102, 108
Ricketts 分析法　120
RLS (restless legs syndrome)　213, 215, 219
　　続発性──　220
RWA (REM sleep without atonia)　85, 212

SAS (sleep apnea syndrome)　i, v, 3
　　──の診断　79
　　──の生命予後　11
　　──の定義　4
　　──の病態生理　22, 23
　　──の有病率　9
　　──の臨床の課題　6
　　高齢者の──　230
　　小児の──　202
SDB (sleep disordered breathing)　8, 84
　　──の治療アルゴリズム　164
　　──の治療連携ガイドライン　166
　　──の診断アルゴリズム　85
　　──の診断連携ガイドライン　84
　　──の有病率　8, 10
SDS (Self-Rating Depression Scale)　87
SHHS (sleep-heart-health study)　13
Shy-Drager 症候群　35
SIDS (sudden infant death syndrome)　209
SOREMP (sleep onset REM period)　106, 216
stage N1　100
stage N2　100
stage W　100
sympatho-sympathetic reflex　76

10-20 法　98
TRD (tongue retaining device)　187
Treacher-Collins 症候群　206
TSD (tongue stabilizing device)　188

UACS (upper airway cough syndrome)　161
UARS (upper airway resistance syndrome)　45, 95
UPPP (uvulopalatopharyngoplasty)　6, 180

和 文 索 引

ア 行

アクチグラフ 123
アセタゾラミド 6, 36, 40, 193
圧トランスデューサーカテーテル法 109
アデノイド切除術 204, 205
アルドステロン 138
アルドステロン遮断薬 139
アンジオテンシン 138
アンテリオール法 112, 114

異型狭心症 61
胃食道逆流症（GERD） v, 160-162
一過性脳虚血発作 156
居眠り運転事故 224
イビキ 17, 48
イビキ音テスト 118
医療連携 238
インスリン抵抗性 140
インスリン様成長因子-1 55
咽頭気道 25
    ――の神経性調節 28, 29
    ――のバランス理論 27

ウィスコンシン・コホート研究 13
うつ病 226

エクボン症候群 219
エプワース眠気尺度（ESS） 18, 19, 45, 87, 183
延髄網様体 33

横隔膜 34
オートBPAP 176
オートCPAP 171

オトガイ筋筋電図 98
オンディーヌの呪い 35

カ 行

概日リズム睡眠障害（CRSD） 211, 215, 217
開ループゲイン 74, 195
過蓋咬合 236
下顎延長術 205
化学受容器 31
化学受容器感受性 69
化学受容器感受性亢進 152
下顎前方維持装置（MAS） 187
化学反射感受性 195
覚醒維持検査（MWT） 19, 106
覚醒反応 23
    ――の判定 101
下肢筋電図 99
下肢静止不能症候群 219
カテコールアミン 61
下鼻甲介切除術 182
下部食道括約筋 162
過眠症 215
仮面夜間高血圧 135
簡易SAS検査 93
眼球運動 98
陥没呼吸 208

期外収縮 149
気管切開術 3
気道音センサー 95
気道開大筋 34
奇脈 63
急性冠症候群 146
吸息性呼吸停止中枢 34
胸腔内圧の陰圧負荷 63, 137, 152
胸鎖乳突筋 34
虚血性心疾患 61, 146
ギルミノー（Guilleminault, C.） i, 3, 63
筋交感神経活動 74

クッシング症候群 57
グルコースクランプ法 141

頸動脈洞 32
経皮的センサー 95
血圧スリープサージ 136
血管の硬さ 144
原発性中枢性睡眠時無呼吸 81
原発性肺胞低換気症候群 35

高インスリン血症 142
口蓋垂軟口蓋咽頭形成術（UPPP） 6, 180
口蓋扁桃 116, 181
交感神経活動 68
交感神経緊張 76
口狭部 116
口腔外科手術 189
口腔内装置（OA） 47, 117, 184, 187
高血圧 61, 135
甲状腺機能低下症 58
口唇閉鎖不全 236
交代勤務睡眠障害 218
高炭酸ガス血症 25
高炭酸ガス血症性CSA 35
行動起因性睡眠不足症候群（BIISS） 221
喉頭喘鳴 48
行動ロガー 123
抗利尿ホルモン（ADH） 227

和文索引

呼気圧軽減　174
呼吸運動センサー　95
呼吸障害指数（RDI）　11
呼吸中枢　33
呼吸調節　66
呼吸努力関連覚醒（RERA）　5, 47, 102, 108
国際脳波学会連合標準電極配置法　98
混合性睡眠時無呼吸症候群（MSAS）　36

サ 行

在宅酸素療法　165
サーボ制御圧感知型人工呼吸器（ASV）　154, 176
残遺眠気　106, 199, 200, 226
酸素飽和度　99
酸素飽和度低下指数（ODI）　90, 96

子癇前症　230
時差症候群　218
脂質異常症　144
持続陽圧呼吸（CPAP）　6, 141, 169
死亡率　11
斜角筋　34
周期性四肢運動（PLM）　102, 211, 220
周期性四肢運動障害（PLMD）　211
周期性無呼吸　73
終夜心エコー法　62
循環調節　66
小下顎症　7
上顎前突症　236
上気道抵抗症候群　45
上下顎骨同時前方移動術（BMA）　189
食道内圧（P_{es}）　23, 46, 99, 107, 183
食道内圧測定　107
徐脈性不整脈　150
腎デナベーション　137

心肺圧受容器反射　76
心拍数周期性変動（CVHR）　125
心拍変動　125
心不全　40, 42, 53, 61, 152
腎不全　40, 53
心房細動　150

睡眠呼吸障害（SDB）　8, 84
　——の治療アルゴリズム　164
　——の治療連携ガイドライン　166
　——の診断アルゴリズム　85
　——の診断連携ガイドライン　84
　——の有病率　8, 10
睡眠時随伴症　211
睡眠時無呼吸症候群（SAS）　v, 3
　——の診断　79
　——の生命予後　11
　——の定義　4
　——の病態生理　22, 23
　——の有病率　9
　——臨床の課題　6
　高齢者の——　230
　小児の——　202
睡眠障害スクリーニングガイドライン　211
睡眠図　104
睡眠段階の判定　100
睡眠日誌　88, 89
睡眠変数　104
睡眠ポリグラフ検査（PSG）　20, 23, 24, 45, 97, 203, 211
睡眠無呼吸症　v
スクリーニング　128

成長ホルモン　55
生命予後　12-14
生理学的死腔　73
生理的CSA　34
舌咽神経　33
舌前方整位装置（TSD）　188

舌前方保持装置（TRD）　187
セファロ分析　118, 183
セファロメトリー　118
喘息　161
先端巨大症　55
先天性中枢性肺胞低換気症候群　82

側臥位睡眠　6

タ 行

体液移動　54
体液過剰　53
タイトレーション　118, 172
ダウン症候群　58
炭酸ガス換気応答曲線　33
炭酸ガス分圧　54, 66, 71

チェーン-ストークス呼吸（CSR）　31, 40, 81, 83, 152
中枢性過眠症　211, 215
中枢性睡眠時無呼吸（CSA）　193
　——の薬物療法　199
　病的——　35
中枢性睡眠時無呼吸症候群（CSAS）　31
中枢性肺胞低換気症候群　35
中途覚醒　77
治療抵抗性高血圧　53, 135, 137

低酸素血症　25, 75, 194
低酸素性肺血管攣縮　155
低（正）炭素ガス血症性CSA　35
低炭酸ガス血症　193
テオフィリン　36, 193

糖尿病　140
頭部固定装置　119
動脈圧反射　69
ドキサゾシン　139
ドパミン作動薬　221

和文索引

ナ 行

内膜中膜複合体厚（IMT） 144
ナルコレプシー 215
軟口蓋 117

二次性 SAS 55
二相式陽圧呼吸（BPAP） 40, 165, 176
日中の過度の眠気（EDS） 18, 183, 224
入眠期レム睡眠期（SOREMP） 106, 216
乳幼児突然死症候群（SIDS） 209
妊産婦 229
妊娠 229
妊娠高血圧 229
認知行動療法 89

粘膜下下鼻甲介切除術 182

脳卒中 156
脳波 98

ハ 行

肺高血圧 61, 155
肺伸展反射 68
肺性心 155
鼻マスク式陽圧人工呼吸（NPPV） 44
ハミルトンうつ病評価尺度 226
パルスオキシメーター 90, 94
反復睡眠潜時検査（MSLT） 19, 106, 213

非アルコール性脂肪肝炎（NASH） 162
鼻鏡検査 111
鼻腔通気度 111

鼻呼吸センサー 95
鼻手術 180, 182
非侵襲的胸腔内圧測定法 109
非侵襲的陽圧換気法 36, 176
鼻中隔矯正術 182
ピックウィック症候群（PWS） 1, 43
ヒト心房性ナトリウム利尿ペプチド（hANP） 21, 63, 227, 233
ヒプノグラム 104
鼻ポリープ切除術 182
肥満 20, 29, 131, 166
肥満肺胞低換気症候群（OHS） 43

負帰還システム 71
複合性睡眠時無呼吸 81
複合性睡眠時無呼吸症候群（CompSAS） 38
不正咬合 235
不整脈 61, 149
不眠症 211, 213
プロトンポンプ阻害薬（PPI） 162
フローリミテーション 47

閉塞性睡眠時無呼吸（OSA） 24, 80
　　――の原因 26
　　――の薬物療法 198
閉塞性睡眠時無呼吸症候群（OSAS） 4, 5
閉塞部位診断 109
ベック抑うつ尺度 86
扁桃摘出術 204
扁桃肥大 204

房室ブロック 150
ポステリオール法 112
勃起不全（ED） 21, 86, 158
発作性夜間呼吸困難 77

ホルター心電図 1, 125

マ 行

慢性咳嗽 160
慢性腎臓病（CKD） v, 22, 158
慢性閉塞性肺疾患 160

脈波伝搬速度（PWV） 144

無呼吸閾値 194
無症候性脳梗塞 156
むずむず脚症候群 219
迷走神経 33
メタボリックシンドローム 132, 142, 166
メチルフェニデート 217
メラトニン 217
モダフィニル 200, 217
モディオダール 106
モーニングサージ 136

ヤ 行

夜間酸素療法 197
夜間頻尿 21, 227
薬物治療 198

ラ 行

流産 229

ループゲイン 30

レストレスレッグス症候群（RLS） 213, 215, 220
　　続発性―― 220
レニン 138
レプチン 141
レム睡眠行動障害（RBD） 212

漏斗胸 208

編集者略歴

塩見 利明(しおみ としあき)

1953年京都府生まれ．1978年愛知医科大学医学部卒業，医学博士，循環器専門医．米国スタンフォード大学に客員研究員として出向，愛知医科大学医学部助教授を経て，2004年同大学医学部教授（大学院医学研究科臨床医学系睡眠医学）に就任し，2007年より日本睡眠学会副理事長，2010年日本睡眠学会第35回定期学術集会・会長，現在に至る．

睡眠無呼吸症
―広がるSASの診療―

定価はカバーに表示

2013年11月25日 初版第1刷

編集者	塩見 利明
発行者	朝倉 邦造
発行所	株式会社 朝倉書店

東京都新宿区新小川町 6-29
郵便番号 162-8707
電話 03(3260)0141
FAX 03(3260)0180
http://www.asakura.co.jp

〈検印省略〉

© 2013〈無断複写・転載を禁ず〉

印刷・製本 東国文化

ISBN 978-4-254-30113-7　C 3047　　Printed in Korea

JCOPY ＜(社)出版者著作権管理機構 委託出版物＞
本書の無断複写は著作権法上での例外を除き禁じられています．複写される場合は，そのつど事前に，(社)出版者著作権管理機構（電話 03-3513-6969, FAX 03-3513-6979, e-mail: info@jcopy.or.jp）の許諾を得てください．

日本睡眠学会編

睡　　眠　　学

30090-1　C3047　　　　　B5判　760頁　本体28000円

世界の最先端を行くわが国の睡眠学研究の全容を第一線の専門家145名が解説した決定版。〔内容〕睡眠科学（睡眠の動態／ヒトの正常睡眠他）／睡眠社会学（産業と睡眠／特殊環境／快眠技術他）／睡眠医歯薬学（不眠症／睡眠呼吸障害／過眠症他）

前京大　早石　修監修　　前医歯大　井上昌次郎編著

快　眠　の　科　学

30067-3　C3047　　　　　B5判　152頁　本体6800円

ライフスタイルの変化等により、現代人の日常生活において睡眠の妨げとなる障害がますます増えつつある。本書では、各種の臨床実験を通して、いかにして快適な睡眠を確保するかについて豊富なカラー図版を用いてわかりやすく解説する

東京医大　井上雄一・広島大林　光緒編

眠　気　の　科　学
—そのメカニズムと対応—

30103-8　C3047　　　　　A5判　244頁　本体3600円

これまで大きな問題にもかかわらず啓発が不十分だった日中の眠気や断眠（睡眠不足）について、最新の科学データを収載し、社会的影響だけでなく脳科学や医学的側面からそのメカニズムと対処法に言及する。関係者必読の初の学術専門書

東京医大　井上雄一・東京医大　岡島　義編

不　眠　の　科　学

30112-0　C3047　　　　　A5判　260頁　本体3900円

不眠の知識、対策、病態、治療法等について最新の知見を加え詳解。〔内容〕基礎／総論／各論（女性／小児期／高齢者／うつ病／糖尿病／高血圧・虚血性心疾患／悪性新生物／疼痛／夜間排尿／災害・ストレス等）／認知行動療法マニュアル付

元東邦大　鳥居鎮夫編

睡　眠　環　境　学

10158-4　C3040　　　　　B5判　232頁　本体8500円

「良い眠りをどのように作り出すか」をテーマとして、睡眠をとりまく環境と諸問題を解説。〔内容〕睡眠の生理心理／リズム／眠りの質を高める／生活リズム／ストレス／高齢者の眠り／幼児の眠り／寝室／寝具／音楽／アルコール／入浴／香り

前東京医歯大　井上昌次郎著

眠　り　を　科　学　す　る

10206-2　C3040　　　　　A5判　224頁　本体3800円

眠り（睡眠）を正しく理解するためその本質を丁寧に解説。〔内容〕睡眠論のあらまし／睡眠と覚醒はいつ芽生えるか／二種類の脳波睡眠／生物はどのように眠るか／睡眠が乱れるとどうなるか／眠りは人生を豊かにする／睡眠とうまく付き合う他

産総研　石田直理雄・北大　本間研一編

時　間　生　物　学　事　典

17130-3　C3545　　　　　A5判　340頁　本体9200円

生物のもつリズムを研究する時間生物学の主要な事項を解説。生理学・分子生物学的な基礎知識から、研究方法、ヒトのリズム障害まで、幅広く新しい知見も含めて紹介する。各項目は原則として見開きで解説し、図表を使ったわかりやすい説明を心がけた。〔内容〕生物リズムと病気／生物リズムを司る遺伝子／生殖リズム／アショフの法則／レム睡眠／睡眠脳波／脱同調プロトコール／社会性昆虫／ヒスタミン／生物時計の分子システム／季節性うつ病／昼夜逆転／サマータイム／他

国際医療福祉大　矢﨑義雄総編集

内　科　学　（第10版）

32260-6　C3047　　　　　B5判　2548頁　本体29000円
32261-3　C3047　　　　　B5判（4分冊）本体29000円

「朝倉内科」節目の大改訂10版。図表はさらに読み取りやすく印象に残るデザインに刷新。本文と図表の対応も一目瞭然で調べやすくなった。国家試験出題基準を満たすとともに、各論にはこの数年における進展や発見をまとめた「新しい展開」をもうけた。さらには、乳腺疾患や子宮癌等の婦人科系疾患、災害・避難生活における疾患も新たに追加し、内科医に要求される守備範囲の広さに応えた。携帯に便利な分冊版には、各巻に総索引をつけ、常に全体像が見えるよう工夫した。

上記価格（税別）は 2013 年 10 月現在